Rudolf ■ Grande ■ Henningsen

Die Struktur der Persönlichkeit

Die Struktur der Persönlichkeit

Theoretische Grundlagen zur psychodynamischen Therapie struktureller Störungen

Herausgegeben von **Gerd Rudolf**
Tilman Grande
Peter Henningsen

Unter Mitarbeit von Manfred Cierpka, Myria Fabregat-Ocampo, Hildegard Horn, Thorsten Jakobsen, Marianne Junghan, Rainer Krause, Joachim Küchenhoff, Claudia Oberbracht, Claudia Pauli-Magnus, Doris Pouget-Schors, Franz Resch, Henning Schauenburg, Stefanie Wilke

Mit 24 Abbildungen und 15 Tabellen

Schattauer

Bibliografische Information der Deutschen Nationalbibliothek:
Die Deutsche Nationalbibliothek verzeichnet diese Publikation in der Deutschen Nationalbibliografie; detaillierte bibliografische Daten sind im Internet über http://dnb.d-nb.de abrufbar.

Besonderer Hinweis:
Die Medizin unterliegt einem fortwährenden Entwicklungsprozess, sodass alle Angaben, insbesondere zu diagnostischen und therapeutischen Verfahren, immer nur dem Wissensstand zum Zeitpunkt der Drucklegung des Buches entsprechen können. Hinsichtlich der angegebenen Empfehlungen zur Therapie und der Auswahl sowie Dosierung von Medikamenten wurde die größtmögliche Sorgfalt beachtet. Gleichwohl werden die Benutzer aufgefordert, die Beipackzettel und Fachinformationen der Hersteller zur Kontrolle heranzuziehen und im Zweifelsfall einen Spezialisten zu konsultieren. Fragliche Unstimmigkeiten sollten bitte im allgemeinen Interesse dem Verlag mitgeteilt werden. Der Benutzer selbst bleibt verantwortlich für jede diagnostische oder therapeutische Applikation, Medikation und Dosierung.
In diesem Buch sind eingetragene Warenzeichen (geschützte Warennamen) nicht besonders kenntlich gemacht. Es kann also aus dem Fehlen eines entsprechenden Hinweises nicht geschlossen werden, dass es sich um einen freien Warennamen handelt.

Schattauer
www.schattauer.de

Printed in Germany
Umschlagabbildung: Bronzino, Bildnis der Eleonora von Toledo
Satz: Reproduktionsfertige Vorlagen von den Autoren/Herausgebern
Gedruckt und gebunden von Esser printSolutions GmbH, Bretten
ISBN 978-3-608-42680-9

Dritter Nachdruck, 2019

Lektorat: Lektorat und redaktionelle Bearbeitung durch die Autoren/Herausgeber

Vorwort zum 1. Nachdruck

In diesem erstmals im Jahr 2002 veröffentlichten Band finden sich eine Reihe von grundlegenden Arbeiten zur theoretischen Begründung des Strukturbetreffs sowie darauf bezogene klinisch-diagnostische und therapeutische Ansätze. Inzwischen wurde das Werk durch andere wichtige Veröffentlichungen ergänzt, u.a. durch *Strukturbezogene Psychotherapie* (Rudolf 2004/2006, Schattauer) oder *OPD* (Arbeitskreis OPD 2006, Huber).

Als das Buch 2002 erschien, konnte man noch nicht ahnen, dass mit der Wendung der OPD von der Diagnostik zur Therapie (2006) durch den Entwurf einer OPD-basierten strukturbezogenen Psychotherapie in Form eines Therapiemanuals (2004/2006) ein starkes klinisches Interesse an diesen Themen und eine lebhafte theoretische Diskussion dazu beginnen würde. Die Tatsache, dass beide Bücher den Heigl-Preis erhielten, mag darauf hinweisen, dass sie im psychodynamischen Bereich Zeichen für eine neue Entwicklung setzten. Der vorliegende Band dokumentiert mit seinen Konzepten und Diskussionen den Beginn dieser Entwicklung; nachdem er eine Weile vergriffen war und weiterhin von vielen Interessierten nachgefragt wurde, wird er jetzt in seiner ursprünglichen Form neu aufgelegt. An dieser Stelle ist dem Verlag und speziell Herrn Dr. Wulf Bertram für sein Engagement herzlich zu danken.

Heidelberg, im Herbst 2008 **Gerd Rudolf**

Vorwort

Nachdem das Paradigma des unbewussten psychischen Konfliktes das psychodynamische Krankheitsverständnis lange Zeit bestimmt hatte, wurden im Kontext des zunächst noch unscharfen Begriffes der „frühen Störung“ mehr und mehr Entwicklungsdefizite der Persönlichkeit beachtet, welche geeignet sind, Beziehungen dysfunktional zu gestalten und das Ich in seinen regulativen und adaptiven Funktionen zu beeinträchtigen. Kernbergs Arbeiten der 70er Jahre, welche die Persönlichkeit in unterschiedlichen möglichen Funktionsniveaus beschrieben, förderten eine strukturelle Betrachtungsweise. Auch der Erstherausgeber (G. R.) hatte bereits 1977 versucht, in seinem Buch „Krankheiten im Grenzbereich“ dem damals gültigen Trieb- und Konfliktmodell der psychischen Störung eine strukturelle Sicht zur Seite zu stellen. In seinem 1993 erstmals erschienenen Lehrbuch und in den folgenden vier Auflagen entwickelte er eine Synopsis der Strukturentwicklung und der Grundkonflikte. Parallel dazu formulierte die Arbeitsgruppe Struktur der OPD, die er federführend leitete, einen operationalisierten Entwurf der strukturellen Funktionen und ihres Integrationsniveaus. In der weiteren Entwicklung wurden in seiner Arbeitsgruppe Checklisten, Fokuslisten und empirische Untersuchungen zur Strukturthematik realisiert. So war es naheliegend, dass in einem Symposion anlässlich seines 60. Geburtstags die Struktur der Persönlichkeit zum Thema gemacht wurde.
Der vorliegende Band gibt von seiner Hand nicht nur einen ausführlichen definitorischen Überblick zur Strukturthematik im Sinne der OPD, sondern auch einen ersten systematischen Entwurf strukturbezogener Psychotherapie. Eine ganze Reihe von befreundeten Kolleginnen und Kollegen haben aus ihrer jeweiligen entwicklungspsychologischen, kindertherapeutischen, affektpsychologischen, familiendynamischen, psychiatrischen, psychoanalytischen etc. Sichtweise wertvolle Beiträge zum Thema geliefert. So verfolgt das vorliegende Buch das Ziel, ein psychodynamisches Modell der Persönlichkeit und ein Konzept für die Therapie der strukturellen Störungen bereitzustellen, wie sie vor allem bei den schweren Persönlichkeitsstörungen beobachtet werden.
Unser Dank gilt den sehr kooperationsbereiten Mitautoren, ferner Frau S. Billeter, welche die Texte schrieb, Herrn Dipl.-Psych. C. Gaggia, der das Buch fertig stellte, und Herrn Dr. W. Bertram vom Schattauer-Verlag, der uns freie Hand ließ und uns geduldig begleitete.

Heidelberg, im Frühjahr 2002

Gerd Rudolf
Tilman Grande
Peter Henningsen

Inhalt

Teil I: Psychodynamische Strukturkonzepte und ihr Kontext

Einleitung

Der erste Beitrag von Gerd Rudolf gibt einen systematischen Überblick über das derzeitige, funktionale Verständnis der Persönlichkeitsstruktur und ihrer Beeinträchtigungen, so wie es auch in der Operationalisierten Psychodynamischen Diagnostik (OPD) als Achse IV: „Struktur" beschrieben wird. Neben einer detaillierten Darstellung einzelner Aspekte der Struktur gilt das Augenmerk dabei besonders der zusammenfassenden Schilderung und der entwicklungspsychologischen Fundierung der strukturellen Funktionen sowie ihrer Beziehung zu anderen psychodynamisch relevanten Konzepten wie Konflikt und Trauma.

Die folgenden vier Beiträge beleuchten dieses zentrale funktional-psychodynamische Konzept von Struktur, indem sie es in Kontrast setzen zu Strukturkonzepten aus anderen psychoanalytischen, psychiatrischen und philosophischen Traditionen. Doris Pouget-Schors entfaltet den historischen Hintergrund der verschiedenen Phasen psychoanalytischer Konzeptbildung zum Strukturbegriff allgemein und zur Struktur der Persönlichkeit im Besonderen. Dabei geht sie auch auf die Vorläufer der operationalisierten Struktur-Diagnostik wie die Strukturdiagnose nach Kernberg ein. Joachim Küchenhoff gewinnt aus der Untersuchung philosophischer und psychiatrischer Strukturkonzepte wie der Strukturdynamik von Janzarik Gesichtspunkte, die zum besseren Verständnis z. B. des Verhältnisses von Statik und Dynamik, aber auch von Aktualität und Potentialität von Struktur beitragen. Auch Rainer Krause und M. Fabregat-Ocampo gehen von der Vielschichtigkeit psychoanalytischer und sozialwissenschaftlicher Strukturbegriffe aus, um dann einen vereinheitlichenden Vorschlag zu entwickeln, wie das Niveau der Struktur situationsbedingt aus der Verbindung von Affektausdruck, Sprache und Blickverhalten erschlossen werden kann. Marianne Junghan analysiert mit Blick auf Bezüge zum Strukturbegriff der OPD die Tradition der jungianischen Konzepte zur „Struktur der Seele", zum „Ich" und zum „Selbst" und stellt dabei die Verwendbarkeit der Strukturachse der OPD auch im Feld der analytischen Psychologie fest.

Struktur als psychodynamisches Konzept der Persönlichkeit

Gerd Rudolf

1. Struktur als Ganzes

1.1 Psychoanalytische Wurzeln des Strukturbegriffs

Es gibt wahrscheinlich keine wissenschaftliche Disziplin, in welcher der Begriff „Struktur" nicht verwendet würde. Er wird immer dann herangezogen, wenn es gilt, den inneren Aufbau eines Ganzen, seine Regelhaftigkeiten und funktionalen Zusammenhänge, so wie die Geschichte seiner Entstehung zu kennzeichnen. In diesem Sinne lassen sich in allem Gewordenen Strukturen beschreiben, Strukturen der Erdkruste und der Kristalle, Strukturen der Sprache und der Musik, Strukturen der Bevölkerung und des Gesundheitssystems und natürlich auch die Struktur der einzelnen menschlichen Person und ihrer Beziehung zu anderen. Wir beschäftigen uns im folgenden ausschließlich mit der Struktur der Persönlichkeit, und dabei speziell mit psychodynamischen, d.h. psychoanalytisch fundierten Modellen.
Struktur im psychologischen Sinne stellt immer ein Konstrukt dar, in welchem psychische Funktionsweisen und psychische Repräsentanzen aus der Erlebenswirklichkeit eines Menschen mit ihren bewussten und unbewussten Anteilen abstrahiert sind. Die Gefahr ist immer gegeben, strukturelle Aspekte des Erlebens gewissermaßen zu verdinglichen („Das Ich") und ihnen dadurch einen Status von Realität vergleichbar der eines Körperorgans zuzuweisen (Rudolf 1977).
Freuds Konzept des psychischen Apparates (1908, 1923) – heute würden wir sagen des psychischen Systems – mit seinen Substrukturen Ich, Es und Über-Ich, seiner Unterscheidung von bewusst und unbewusst, seinen dynamischen, genetischen und adaptiven Aspekten bildet das **klassische analytische Strukturmodell**. Einen umfassenden Überblick über das psychoanalytische Persönlichkeitsmodell Freudscher Prägung auch in seinen weiteren Entwicklungen gibt Rapaport in seinem Buch „Die Struktur der psychoanalytischen Theorie" (1959); im Blick auf seine strukturelle Betrachtungsweise könnte es ebenso gut „Die psychoanalytische Theorie der Struktur" heißen.

– Der topographische Gesichtspunkt verweist darauf, dass es bewusste und unbewusste Bereiche des Psychischen gibt, sodass Verhalten stets auch unbewusst determiniert ist.

- Der dynamische Gesichtspunkt besagt, dass Verhalten durch triebhafte Motivationen determiniert ist; da der Trieb stets ein Ziel hat und ein Objekt sucht, ist Verhalten zielgerichtet.
- Der ökonomische Aspekt unterstellt, dass Verhalten durch seelische Energie determiniert sei.
- Der genetische Aspekt verweist darauf, dass Verhalten durch vorausgegangene Entwicklungen mitbestimmt ist. Von zentraler Bedeutung ist dabei die Geschichte der Triebentwicklung im Kontext zwischenmenschlicher Erfahrungen und ihre Internalisierung.
- Der adaptive Gesichtspunkt betont, dass Verhalten durch die Notwendigkeit zur Anpassung an die äußere Lebenswirklichkeit bestimmt ist.

Die genannten Aspekte sind in einem ganzheitlichen psychischen Gefüge – der Struktur – integriert; darin lassen sich Substrukturen wie z.B. das Ich, das Über-Ich oder das Ich-Ideal unterscheiden.
Eine etwas andere Akzentsetzung hat der Strukturbegriff in der Verknüpfung von Persönlichkeitsstruktur oder **Charakterstruktur**. Dazu entstanden besonders Ende der 20er Jahre viele psychoanalytische Arbeiten (Freud 1908 „Charakter und Analerotik", Adler 1912 „Über den nervösen Charakter", Abraham 1925 „Psychoanalysestudien zur Charakterbildung", Alexander 1928 „Der neurotische Charakter", Reich 1928 „Über Charakteranalyse"). In diesen Modellen wird vor allem der Gegensatz zwischen der Symptomneurose einerseits und der Charakterneurose andererseits hervorgehoben: Der Charakter als Ganzes fungiert als Schutz gegen innere Ängste und äußere Konflikte. Hier wird die Strukturierung der Persönlichkeit vor allem im Zusammenhang mit dem lebensgeschichtlich geprägten und gewachsenen Charakter gesehen.
Seit Beginn der 40er Jahre hatte sich das psychoanalytische Interesse in besonderer Weise auf die Struktur des Ich, seine Funktionen und seine Entwicklung gerichtet (Hartmann 1939).
Das Ich als psychisches System wurde eingehend untersucht und beschrieben. Aus der Vielfalt psychoanalytischer Konzepte lassen sich drei zentrale Aufgaben des Ich herausheben: Die erste beinhaltet die nach innen gerichtete Aufmerksamkeit für eigene Bedürfnisse und Affekte und die Notwendigkeit, diese so zu steuern, dass das intrapsychische Gleichgewicht und die äußere Handlungsfähigkeit gewahrt bleiben. Dies geschieht durch den unbewussten Vorgang der Abwehr, der mittels spezieller Abwehrmechanismen die Binnenregulation sichert. Die zweite zentrale Aufgabe des Ich ist die nach außen gerichtete Adaptation, die mithilfe der Ich-Funktionen bewältigt wird. Den dritten Aufgabenschwerpunkt des Ich bildet seine Selbstorganisation: Das Ich muss sich selbst aufbauen und strukturieren, es muss sich mithilfe der integrativen Funktion zusammenfügen und zusammenhalten und nach außen abgrenzen. Beim Aufbau des Ich spielen Prozesse der Verinnerlichung eine zentrale Rolle,

indem die Erfahrungen mit wichtigen Anderen zunehmend in das Ich hineingenommen werden und zu einem Teil von ihm werden.

Die Lehre von der Struktur und den Funktionen des Ich bildeten für lange Zeit den Kern struktureller Betrachtung in der Psychoanalyse. Von Blanck und Blanck (1974) wurde ein solcher ich-struktureller Ansatz als angewandte Ichpsychologie konzeptuell und im Blick auf therapeutische Interventionen weiterentwickelt.

Teils triebpsychologisch fundiert, teils ich-psychologisch beeinflusst, sind die Konzepte der **Neurosenstruktur**, welche Schultz-Hencke und seine Schüler in den 50er Jahren entwickelt haben (Schultz-Hencke, 1951). Dieses Konzept betont die Tatsache, dass es nicht der ursprüngliche Triebkonflikt ist, der das klinische Erscheinungsbild prägt, sondern seine Folgeerscheinungen, so z.B. die auf der Grundlage von Verdrängungen entstandenen Lücken der Wahrnehmung und des Erlebens und die unbewussten Haltungen, in denen Anteile des Verdrängten spürbar werden. Die so entwickelten Bilder einer depressiven, zwanghaften, hysterischen oder schizoiden Neurosenstruktur können beim einzelnen Patienten in reiner Form auftreten, zumeist aber lassen sich mehrere Strukturanteile nebeneinander beobachten. Die diagnostischen Formulierungen lauten dann z.B. depressive Struktur mit hysterischen Anteilen oder schizoid-zwangsneurotische Neurosenstruktur. So wird in diesem Strukturbegriff die konfliktneurotisch bedingte Entwicklung der Gesamtpersönlichkeit im Hinblick auf das Zusammenspiel von unbewusstem und bewusstem Verhalten beschrieben. Dieses Modell der Neurosenstruktur erlaubt es, viele diagnostische Fäden zu verknüpfen. Depressive Neurosenstruktur z.B. umfasst das äußerlich sichtbare klinische Bild des depressiven Erlebens und der depressiven Symptomatik, ebenso wie die spezifische Konfliktdynamik der depressiven Objektbedürftigkeit und die ungelebte Latenz der oralen Gier. Zugleich wird deutlich, dass dieses Modell keine Trennung von Struktur und Konflikt intendiert, sondern gerade seine Verknüpfung beschreibt.

Der Kommentar zu den Psychotherapierichtlinien (Faber und Haarstrick, 1991) greift das Thema auf: „Struktur und Konflikt haben jedes einen ätiologischen Rang in der seelischen Krankheitsentstehung. Die Struktur bildet die „passiv-kausale“ Matrix der Krankheit im Sinne einer „Material-Ursache“ (der klassischen Ursachenlehre), die durch ihre Eigengesetzlichkeit den Charakter der Neurose entscheidend mitbestimmt, z.B. als depressive, zwangsneurotische oder narzisstische Neurosenstruktur. Der Konflikt dagegen prägt das Krankheitsgeschehen im Sinne eines „aktiv-kausalen“ Faktors, der die Gleichförmigkeit struktureller Gestörtheit durchbricht, verändert, aktualisiert, auch provoziert, z.B. als akut wirksame, angstneurotische oder phobische Störung oder als aktueller Beziehungskonflikt. Das strukturelle Moment muss auf aktuelle Konflikterlebnisse warten, die es in der seelischen Krankheit zur Geltung bringen; die Konflikte bedürfen der Anlehnung an die Struktur, um intrapsychisch zur Wirkung zu kommen“.

Struktur wird hier als Matrix verstanden, als Bereitliegendes, welches anfällig werden lässt für krankheitswertige Störungen, somit eine Disposition begründet, welche in aktuellen Belastungssituationen zur Symptombildung führt.
Eine weitere und für unsere Begriffsbildung entscheidend wichtige Entwicklung vollzieht sich in den 60er und 70er Jahren, als unter dem Einfluss von Jacobson (1954) und Kohut (1971) das Konzept des Selbst weiterentwickelt wurde. **Das Selbst**, früher weitgehend mit dem Ich synonym verwendet, erfährt nun eine eigene Charakterisierung. Seine Aufgabe ist die Gewinnung eines Selbstbildes und dessen Konstanterhaltung in der Erfahrung der Identität sowie die Aufrechterhaltung des Selbstwertes. Ein differenziertes, integriertes, von den Objekten sicher abgegrenztes Selbst, das sich seiner Identität und seines Wertes bewusst ist, stellt die Voraussetzung dar für die Herstellung tragfähiger Objektbeziehungen. Während sich das Konzept Ich dadurch kennzeichnen lässt, dass es intentional auf die Außenwelt gerichtet, d.h. neugierig, emotional, bedürfnishaft auf die Objekte bezogen ist, wird bei dem Konstrukt Selbst der Aspekt der Reflexivität betont. Hier macht das Ich sich selbst zum Gegenstand der Wahrnehmung, es reflektiert sein Tun und Erleben und gewinnt dadurch ein Bild der eigenen Person und ihrer Beziehung zur Welt (Rudolf 1993, 63f.).
Das Thema der **Objektbeziehungen** bildet einen weiteren Schwerpunkt struktureller Diagnostik. Die Konzepte der Objektbeziehungspsychologie (Balint, Bowlby, Fairbairn, Spitz, Klein), die von Kernberg (1976) integriert wurden, machen deutlich, wie aus den Beziehungserfahrungen der Kindheit durch Internalisierung Struktur wird. Aus der internalisierten, zur Struktur gewordenen Erfahrung resultiert die Gestaltung und Regulierung jeder neuen Beziehung. Verinnerlichte positive Erfahrungen haben eine sicherheitsgebende Funktion. Wurden keine ausreichend guten inneren Objekte internalisiert, kann sich die Persönlichkeit unter äußeren und inneren Belastungen nicht selbst stabilisieren, sie gerät unter den Erregungsdruck negativer Affekte und destruktiver Impulse und erlebt ihre inneren Objektbilder als bedrohlich, strafend und verfolgend. Umgekehrt hat die sicherheitsgebende frühe Bindung des Kleinkindes einen starken positiven Entwicklungsanreiz für den Aufbau der intrapsychischen Struktur. Es wird gewissermaßen eine seelische Bühne errichtet, auf der die Vorstellungen von den wichtigen Anderen entstehen und affektiv besetzt werden können (Schneider 1995).
Kernberg spricht 1976 erstmals von **struktureller Analyse** und von der Möglichkeit, das **Funktionsniveau der Persönlichkeit** gestuft zu beschreiben (neurotisches, Borderline-, psychotisches Organisationsniveau der Persönlichkeit). Er stützt sich dabei auf Kriterien aus dem Ich-Bereich wie Reife der Abwehr, Fähigkeit zur Realitätsprüfung, Fähigkeit zur Impulskontrolle und Angsttoleranz, ebenso wie auf Kriterien der Reife, bzw. Unreife der Objektbeziehungen.

1.2 Struktur und Funktion

Struktur als Ganzes ist ein System, dessen einzelne Elemente eng miteinander verbunden sind und sich z.T. gleichsinnig auswirken; möglicherweise beschreiben manche der aufgeführten Strukturelemente verschiedene Aspekte des gleichen Geschehens, zum Beispiel den intrapsychischen und den interpersonellen Aspekt. Andere Substrukturen wirken keineswegs gleichsinnig, sondern gegenläufig bis zur Konflikthaftigkeit, z.B. dort, wo sie verschiedene Interessen vertreten, etwa genuin eigene Bedürfnisse auf der einen und internalisierte Normen auf der anderen Seite. Funktion der Struktur als Ganzem ist es, die intrapsychische und psychosomatische Organisation und Regulation so zu leisten, dass ein gewisses Wohlbefinden und Selbstwertgefühl sichergestellt ist und interpersonell die Beziehungen zu den wichtigen Anderen auf eine individuell befriedigende Weise aufrecht erhalten werden.
Das geschieht in zwei Richtungen:

- Einer intentionalen Richtung im Sinne eigener, vom Ich ausgehender, auf die Objekte gerichtete Ausrichtung und Handlungsinteressen. Dabei steht die aktive, produktive, konfliktlösende, gestaltende Aktivität im Vordergrund.
- eine pathische Ausrichtung, in der die Welt, die auf das Selbst einwirkt, bewältigt oder ertragen werden muss. In Anlehnung der Entgiftungsfunktion des Körpers, der mithilfe spezieller Enzyme die unverträglichen Stoffe lösen, binden und ausscheiden muss, ist es die Funktion der psychischen Struktur, „toxische" Zustände (wie z.B. Verlassen-Sein, narzisstische Kränkung, Bedürfnisfrustration, Enttäuschungsaggression, Angstüberflutung, etc.), die das Selbst im Umgang mit der Objektwelt erleidet, abzubauen, um das innere Gleichgewicht und Beziehungsgleichgewicht zurückzugewinnen.

Wir werden später im Sinne der OPD Struktur definieren als „Struktur des Selbst in seiner Beziehung zu den Objekten". Für diese Bereiche – Selbst, Beziehung, Objekte – bedeutet Struktur die Verfügbarkeit über intrapsychische und interpersonelle regulierende Funktionen, mit deren Hilfe die Person ihr inneres Gleichgewicht und ihre Beziehungsfähigkeit nach außen sicherstellt.
Alle strukturellen Elemente lassen sich, bezogen auf die Gesamtpersönlichkeit als **„Fähigkeit zu"** kennzeichnen. Wenn das betreffende strukturelle Element auf einem guten Niveau entwickelt und integriert ist, verfügt die Persönlichkeit über eine bestimmte psychische Fähigkeit (z.B. die Fähigkeit, ihre eigenen Affekte differenziert wahrzunehmen oder die Fähigkeit, sich empathisch auf andere auszurichten usw.). In diesem Sinne ist Struktur kein metapsychologisches Konstrukt von mehr oder weniger spekulativem Charakter; alle strukturellen Funktionen können handlungsnah bzw. erlebnisnah operationalisiert und empirisch untersucht werden.

Die strukturellen Funktionen haben drei Zielrichtungen, indem sie
- **differenzieren**, d. h., sie untersuchen Ganzheiten auf Unterschiedlichkeiten hin
- **integrieren**, d. h., sie verknüpfen Unterschiedliches zu neuen Ganzheiten
- **regulieren**, indem sie Systemgleichgewichte schaffen, bzw. wiederherstellen und zu erhalten suchen.

Die meisten der strukturellen Funktionen lassen sich schwerpunktmäßig einer der drei Gruppen zuordnen, einige beinhalten auch mehrere Aspekte. Was ihre Bewusstheit betrifft, so verlaufen viele der regulierenden Funktionen nicht bewusst, während die Aufgabe des Integrierens und Differenzierens zumeist mit Selbst-Bewusstheit verknüpft ist.

1.2.1 Differenzierende strukturelle Funktionen

Durch Differenzierung wird Ganzheitliches unterteilt, es werden Unterschiede gemacht und die Dinge auseinandergehalten. In dem strukturellen Thema der **Selbst-Objekt-Differenzierung** wird z.B. beschrieben, dass die ursprüngliche Ungeschiedenheit des Erlebens von Ich und Objektwelt durch Grenzziehungen zwischen dem Selbst und den Objekten eine wichtige Differenzierung erfährt. Die strukturelle Funktion der Selbst-Objekt-Differenzierung markiert einerseits einen Entwicklungsschritt, der in der frühen Persönlichkeitsentwicklung erfolgt ist. Sie beschreibt des Weiteren die ständig erforderliche Leistung, Selbst und Objekte immer wieder auseinanderzuhalten. Es muss gewissermaßen Differenzierungsarbeit geleistet werden, um eine realitätsgerechte Wahrnehmung des Selbst und der Objektwelt sicherzustellen. (Vgl. Abs. 2.2.1.)
Die strukturelle Funktion der **Affektdifferenzierung** beschreibt eine weitere Differenzierungsaufgabe. Affekte müssen in der Eigenwahrnehmung auseinandergehalten, sie müssen präzise wahrgenommen und sprachlich eindeutig benannt werden können.
Auch die **Selbstreflexion** als ein Aspekt der Selbstwahrnehmung stellt einen Vorgang der Differenzierung dar, in dem genau hingeschaut und unterschieden werden muss, damit die unterschiedlichen psychischen Innenbewegungen wahrgenommen und verstanden werden können. Dazu gehört auch die Fähigkeit, sich selbst im Unterschied zu andern in seinen Eigenheiten charakterisieren zu können.
Die strukturelle Fähigkeit, **variable Bindungen** an verschiedene Objekte aufbauen zu können, setzt ebenfalls eine Fähigkeit zur Differenzierung voraus. Auch hier geht es darum, Unterschiede zu machen, indem z.B. für die Eltern, die Kinder, die Partner und Freunde unterschiedliche innere Objektrepräsentanzen aufgebaut und unterschiedliche äußere Beziehungsformen gestaltet werden.
Als Differenzierung kann auch die strukturelle Fähigkeit zur **Loslösung** verstanden werden, d.h. das innere Loslassen eines bis dahin emotional hoch

besetzten Anderen. Die differenzierende Wahrnehmung, dass der andere nicht mehr da ist, während ich noch da bin, mobilisiert in der Regel schmerzliche Traueraffekte, so dass es auch hier Energie kostet, an der differenzierten Wahrnehmung des Getrenntseins festzuhalten.

1.2.2 Integrierende strukturelle Funktionen

Differenzierung und Integration sind einander entgegengesetzt und bilden doch gemeinsam ein Ganzes. Manche strukturellen Funktionen sind nur aus diesem Wechselspiel zu verstehen.
Während in der Differenzierung aus Ganzem Unterschiede herausgearbeitet werden, schließt Integration Verschiedenes zu Ganzheiten zusammen.
Als erstes Beispiel sei die **ganzheitliche Objektwahrnehmung** genannt. Sie setzt zum Einen voraus, dass eine kognitive Differenzierung zwischen Selbst und Objekt erfolgt ist. Zum Anderen basiert sie entwicklungspsychologisch auf der Fähigkeit, positive Objekterfahrungen und negative Objektaspekte, die in der frühen Erfahrung mit der wichtigsten Beziehungspersönlichkeit zunächst unverbunden nebeneinander stehen, auf die gleiche Person zu beziehen. Damit wird anerkannt, dass neben Erwünschtem auch hochgradig Unerwünschtes von der gleichen Person ausgehen kann. Die Nichtintegration beider Aspekte bildet die Grundlage für später auftretende Dissoziierungs- und Spaltungsvorgänge, in welchen z.B. negative Aspekte auf ferner stehende entworfen werden. Das gleiche Prinzip ist bei der Integration von positiven und negativen Selbstaspekten wirksam.
Auch **Selbstbild** und **Identität** werden nicht einfach durch Eigenwahrnehmung aufgedeckt, sondern sie werden integrativ konstruiert. Die Potentialität des Selbst mit seinen unterschiedlichen Möglichkeiten muss zu einem Ganzen zusammengefügt werden: So bin ich selbst (Selbstbild), das bin ich über die Zeit hinweg (Identität). Der psychische Aufwand besteht darin, viele Teilaspekte, z.B. psychische, sexuelle, biographische, soziale, kulturelle und die daraus resultierenden Widersprüche zu überbrücken, damit die Überzeugung eines kohärenten Selbst geschaffen werden kann.
Die strukturelle Fähigkeit zur **Internalisierung** und die Fähigkeit, **objektbezogene Affekte** auszubilden, beschreibt die Hereinnahme des Andern in mein System, und damit die Integration beider Teilsysteme zu einem Ganzen.
Die gelungene Integration der Wahrnehmung des Selbst und der Objekte führt dazu, dass ein facettenreiches Bild beider Substrukturen gezeichnet werden kann. Je geschlossener dieses Bild ist, desto plastischer kann es an andere vermittelt und von ihnen verstanden werden. Insofern stellen auch Aspekte Kommunikation (**Verstehen von Affekten**, **Reziprozität**) integrative Leistungen dar, indem die realitätsgerechte Wahrnehmung des Andern in seiner emotionalen Ausrichtung auf mein Selbst und umgekehrt meine Einstellung zum Andern zu einem ganzheitlichen Vorgang des Verstehens oder der Gemein-

samkeit im Sinne von Reziprozität zusammengefügt werden. Im letzten Fall der Reziprozität erfolgt die Integration über das Individuum hinaus, indem zwei Personen sich zu einem System des „Wir“ zusammenschließen.
Die Fähigkeit zur Integration ist die wichtigste Voraussetzung dafür, dass ein Individuum im Laufe seiner lebensgeschichtlichen Entwicklung Erfahrungen in sich hineinnimmt und aneignet und dadurch heranreift. Es wird daher das Funktionsniveau der Struktur ausdrücklich bezogen auf die Qualität der Integration (gutes, mäßiges, geringes Integrationsniveau, Desintegration) beschrieben werden.

1.2.3 Regulierende strukturelle Funktionen

Das Herstellen von Gleichgewichten ist ebenfalls eine wichtige strukturelle Funktion. Bedürfnisse und Triebimpulse drängen an und müssen gesteuert werden (**Impulssteuerung**). Ihre Befriedigung oder Frustration mobilisiert Affekte, die ebenfalls zu regulieren sind (**Affekttoleranz**). Dieses Geschehen kann auch unter dem Aspekt der Abwehr betrachtet werden. Die **Abwehr** mit ihren speziellen Mechanismen ist das im traditionellen psychoanalytischen Verständnis bedeutsamste Regulationssystem, welches dazu dient, intrapsychische Spannungszustände zu regulieren.
Ein weiteres Bemühen um Homöostase gilt der Regulation von Nähe und Distanz zwischen dem Selbst und den Objekten. Hier tritt die strukturelle Funktion der **Kontaktaufnahme** und der **emotionalen Mitteilung** in Kraft, welche geeignet sind, den Anderen heranzuholen oder zu distanzieren.
Selbstwertregulierung ist ebenfalls in diesen Bereich der strukturell steuernden Funktionen einzuordnen, da es auch bzgl. des Selbstwertes gilt, ein veränderliches System immer wieder ins Gleichgewicht zu bringen.
Vorgänge der Steuerung betreffen in vergleichbarer Weise die Regelung von Affekten, die Regelung des Selbstwertes und die Steuerung von Handlungsimpulsen (Wünschen, Bedürfnissen, Trieben). Es wird daher der Steuerungsvorgang hinsichtlich seiner Teilaspekte nochmals gesondert betrachtet.
Als Determinanten des Regulierungsprozesses lassen sich mehrere Einflussgrößen unterscheiden:

– Die **Intensität des zu Steuernden**. Wenn die Intensität der Bedürfnisse und Triebimpulse, der mobilisierbaren Affekte und des Selbstwertanspruchs durchschnittlich ausgeprägt ist, gelingt es mit durchschnittlichem psychischem Aufwand ein verändertes Gleichgewicht wieder einzuregulieren, d.h. Affekte abklingen zu lassen, Bedürfnisse aufzuschieben oder zu erfüllen oder den Selbstwert zurückzugewinnen. Unter der Voraussetzung konfliktneurotischer Entwicklung und erst recht bei struktureller Störung kann die Triebintensität so intensiv und handlungsnah, können die Affekte so heftig und kann das vorgegebene Selbstwertniveau so großartig oder so reduziert sein, dass es psychisch nur schwer gelingt, rasch wieder in eine Mittellage zurückzufinden und die Handlungsmöglichkeit zurückzuerlangen.

- Die **Reaktionsschwelle**. Nah verwandt mit dem Vorgenannten, aber doch als etwas Eigenes verstehbar, lässt sich die Reaktionsschwelle bestimmen für die Auslösung von Affekten, die Beeinträchtigung des Selbstwerterlebens oder das Erleben der Bedürfnisfrustration. Als Ausdruck der strukturellen Störung ist die Reaktionsschwelle deutlich herabgesetzt, was bedeutet, dass der Einzelne in besonderem Maße störbar, beeindruckbar, kränkbar, frustrierbar, etc. erscheint.
- Die **Intensität der Reaktion**. Die Auswirkungen von Bedürfnisfrustrationen, Selbstwertverletzungen oder mobilisierte Affekte zeigen eine große individuelle Schwankungsbreite. Im Falle neurotischer Konflikthaftigkeit oder bei mäßig integriertem Strukturniveau bietet sich das Bild der "Übersteuerung", d.h. die Reaktionen werden verzögert, reduziert oder ganz vermieden. Bei gering integriertem Strukturniveau zeigt sich das Bild der Untersteuerung bei gleichzeitiger Entdifferenzierung: Es resultieren heftige und bedrohliche Affekte, schwere niederschmetternde Kränkungen, unkontrollierbare Impulsausbrüche, die entsprechend schwer zu regulieren sind.
- Die **Dauer der Reaktion**. Alle Regulierungsvorgänge haben eine Zeitgestalt. Bei guter struktureller Integration lassen sich Destabilisierungen des psychischen Systems binnen Minuten oder Stunden einregulieren. Das in Schwingung versetzte System kann nach einiger Zeit der Erregung wieder gedämpft werden und seine zielgerichtete Handlungsfähigkeit zurückgewinnen. Dieser Ablauf erfolgt bei unterschiedlichen Affekten in verschiedener Zeitgestalt: Wut verraucht binnen Stunden, Trauer klingt in Wochen und Monaten ab. Bei reduziertem strukturellem Niveau sind die Reaktionen anhaltend, und es ist schwierig, das Gleichgewicht des Wohlbefindens zurückzuerlangen. Das bedeutet, dass der Betreffende nachhaltig beeinträchtigt ist; sie oder er kann nicht aufhören zu weinen, zu essen, zu wüten, sich gekränkt oder enttäuscht zu fühlen. Entsprechend heftig sind die Gegenmaßnahmen, die ergriffen werden, um die unkontrollierbaren Zustände notfallmäßig zu steuern. Durch Einfrieren der Affekte, durch Spaltung und Projektion, das heißt durch Verlagerung der intrapsychischen Spannungen in den interpersonellen Raum oder durch agierendes Handeln im Kontext der Affekte und Impulse (z.B. aggressives oder sexuelles Impulshandeln, Essanfälle, Selbstbeschädigung, aggressives oder hypersexuelles Agieren) bilden die notfallmäßigen Gegenmaßnahmen, um dysphorische Spannungszustände zu unterbrechen.
- Die **Qualität der Reaktion**. Wie kann die psychische Struktur einen aufwallenden Affekt, einen andrängenden Impuls oder eine Selbstwertlabilisierung regulieren? Zum Ersten muss sie dieses Erleben zulassen und aushalten, was bei durchschnittlichem Strukturniveau gelingt, bei reduziertem Strukturniveau jedoch zu unerträglichen Systemspannungen führen

kann (eingeschränkte Affekttoleranz oder Frustrationstoleranz). Ein Großteil aller strukturellen Störungen resultiert aus der Unfähigkeit, heftige Affekte und Handlungsimpulse auszuhalten und der daraus resultierenden Notwendigkeit, ebenso heftig darauf zu antworten. Die Reife bzw. Unreife der an dieser Stelle mobilisierten Abwehr entscheidet mit über das klinische Erscheinungsbild. Die ursprüngliche Annahme der Affektforschung war es, dass aus dem Spektrum der Basisaffekte die positiven (Freude, Interesse, Stolz) ausfallen, während die anhedonischen Affekte (Wut, Ärger, Verachtung, Ekel, Trauer, Angst) überstark ausgeprägt sind. Es hat sich jedoch gezeigt, dass die Affekte bei strukturellen Störungen nicht nur quantitativ anders sind (weniger Freude, mehr Ärger), sondern qualitative Eigenheiten aufweisen (Schultz 1999). Die Affekte sind weniger eindeutig und zwar nicht nur subjektiv für den Patienten schwer zu unterscheiden (eingeschränkte Affektdifferenzierung), sondern auch für den Außenbeobachter im nonverbalen Ausdruck wenig eindeutig gegeben. Innerhalb der ausgedrückten Affekte überwiegen inhaltlich anhedonische Affekte, die sich als maladaptiv kennzeichnen lassen. Sie sind maladaptiv, weil sie wenig geeignet sind, konflikthafte Beziehungssituationen im gewünschten Sinne zu beeinflussen. Zu diesen Affekten gehören Enttäuschung, Verzweiflung, Hilflosigkeit, Leere. Solche Affekte vermitteln dem Selbst nur wenig Handlungsanleitung, mit deren Hilfe es seine Situation verändern könnte. Im Grunde appellieren diese Affekte an ein omnipotentes Objekt, welches aufgefordert wird, etwas, das als sehr negativ erlebt wird, wieder gutzumachen (Rudolf 2000, S. 118f).

Das hier anklingende Thema des Verhältnisses von Konflikt und Struktur wird später aufgegriffen (vgl. 1.7).

1.2.4 Strukturelle Wertmaßstäbe (Über-Ich, Ich-Ideal) und die Abwehr

An dieser Stelle, wo davon die Rede ist, dass Affekte, Impulse oder Selbstwertschwankungen reguliert werden müssen, richtet sich die Aufmerksamkeit auch auf die gewachsenen inneren Maßstäbe, welche mit darüber entscheiden, ob das Andrängende als alarmierend intensiv erlebt und entsprechend beantwortet werden muss. In der herkömmlichen psychoanalytischen Begriffsbildung stellt das Über-Ich eine solche internalisierte Sollensnorm (das darfst du tun/nicht tun) und das Ich-Ideal eine Seiensnorm (so soll ich sein/nicht sein) dar. Für das Verständnis struktureller Prozesse ist von Bedeutung, dass bei reduziertem Strukturniveau nicht nur die Impulse heftiger, die Affekte überwältigender und der Selbstwert labiler ist, sondern auch die Bewertungsinstanzen eine andere Qualität aufweisen: Beim mäßigen Strukturniveau treten die Züge eines strengen Über-Ich deutlich hervor; es besteht die Tendenz, sich für geringfügige Übertretungen übermäßig zu kritisieren; zugleich erscheint das Über-Ich aber auch „bestechlich, beurlaubbar“. Bei gering integriertem Strukturniveau dagegen scheint kein handlungsleitendes Wertesystem vorzuliegen; Schuld wird nicht intrapsychisch erlebt, sondern reflektorisch anderen zugewiesen oder führt zu selbstbestrafendem, autoaggressivem oder selbstschädigendem Verhalten. Schließlich sind auch die in der Konfliktspannung zwischen archaisch-heftigen Impulse und überwältigenden Affekten auf der einen Seite und auf der anderen Seite übersteigerten Selbstidealen und strengen oder unzuverlässigen Über-Ich-Instanzen entstehenden Spannungen nur durch ebenso unreife Abwehrmechanismen zu lösen. Im typischen Falle verlagert eine interpersonelle Abwehr das intrapsychische Konfliktgeschehen in die interpersonelle Welt, so dass die eigenen unerträglichen Affekte und Impulse im Anderen gemieden oder bekämpft werden müssen. Das Selbst hat sich gerettet, um den Preis einer vergifteten Außenwelt. Hier wird also deutlich, wie anders sich neurotische Konflikte vor dem Hintergrund eines reduzierten Strukturniveaus darstellen.

1.2.5 Verknüpfung von Regulation und Integration

Die Regulation von Affekten, Impulsen und Selbstwert steht immer im Dienst der Integration, denn die zu steuernden Bereiche müssen in das gesamte Verhaltens- und Erlebensmuster integriert werden. Ein aggressiver Impuls z.B. kann nicht für sich alleine und unabhängig von anderen Bereichen reguliert werden. Das intendierte aggressive Verhalten muss bzgl. seiner Folgen für die sozialen Beziehungen und das soziale Ansehen antizipierend durchdacht werden (insofern rechnen wir die Fähigkeit zur Antizipation zu den steuernden Strukturbereichen). Ferner wird das intendierte aggressive Verhalten vor dem Hintergrund eigener Wertnormen (Über-Ich) geprüft und bzgl. Kategorien wie gut/böse oder richtig/falsch bewertet und mit Sanktionen belegt. Schließlich wird der aggressive Impuls vor der Hintergrundfolie des eigenen Ich-Ideals daraufhin untersucht, wie nah oder fern ein solches Verhalten dem eigenen Ideal käme.

Zum Wesen der strukturellen Störung gehört es, dass eine solche regulierende und integrierende Gesamtabstimmung nicht gelingt. Mangelnde Impulssteuerung bedeutet nicht nur erhöhte Impulsivität (im Sinne von Triebdruck), sondern fehlende Integration des Handlungsimpulses in die übergeordneten Verhaltensstrategien, so dass die impulsive Handlung ohne Rücksicht auf ihre psychischen und interpersonellen Konsequenzen zum Durchbruch kommt.

1.3 Strukturelles Funktionsniveau

Struktur ist abgestimmtes, geordnetes Funktionieren. Das Gesamt der verfügbaren bzw. nicht verfügbaren Funktionen kennzeichnet das Funktionsniveau der Struktur. Im OPD-System wird dieses als Integrationsniveau in vier Stufen unterteilt: gutes, mäßiges, geringes Integrationsniveau und desintegriertes Niveau (Definition in 3.1). Auf den vier Stufen wird zum einen eine zunehmend geringe Verfügbarkeit über die strukturellen Funktionen beschrieben; zum andern zeigen sich auf den verschiedenen Stufen andere Qualitäten des Selbsterlebens und Objekterlebens.

- **Gut integriert:** Psychisches Erleben kann in einem psychischen Binnenraum durchaus in Form von intrapsychischen Konflikten – erfahren und strukturiert werden. Die Affekte sind dem Selbst verfügbar und für das Objekt erfahrbar; durch ihre positiven Aspekte führen sie zur Belebung und Synchronisation von Beziehungen.
- **Mäßig integriert:** Es überwiegt der Modus der Übersteuerung, Affekte werden weniger wahrgenommen und sind weniger verfügbar; Handlungsimpulse werden gegen die eigene Person gerichtet und erhöhen den psychischen Innendruck.
- **Gering integriert:** Es überwiegt der Modus der Untersteuerung; Affektüberflutung und Impulshandlungen bestimmen das Bild des Verhaltens. Das Erleben der eigenen Affekte ist mitunter schwer in Worte zu fassen. Angst und Ärger imponieren als diffuse Erregung und Bedrohung, Depression als Leere, Verlust als Enttäuschung und Zurückweisung, Beschämung als Auslöschung, Freude und Stolz, wenn überhaupt erfahrbar, als Rausch oder Ekstase. Das Erleben und Mitteilen dieser Affekte bringt dem Betroffenen wenig Erleichterung und ist zudem nicht gut geeignet, die Objekte positiv zu beeinflussen. Insofern sind diese Affekte weitgehend maladaptiv.
- **Desintegriert:** Fragmentierung und Desintegration überwiegen. Viele strukturelle Fähigkeiten sind gering ausgeprägt, es herrscht jedoch nicht immer eine affektintensive Desintegration im Sinne psychotischer Zusammenbrüche vor, sondern es können Restituierungen geschaffen werden, welche auf den ersten Blick stabil, auf den zweiten Blick unflexibel und starr erscheinen. Der Kontakt ist durch Gefühle der Fremdheit und Eigentümlichkeit bestimmt.

1.4 Reifung der Struktur

Für die psychische Struktur haben Reifungs- und Entwicklungsaspekte eine zentrale Bedeutung. Die Struktur, so wie sie zu einem bestimmten Zeitpunkt des Lebens besteht, ist in starkem Maße Produkt der individuellen Lebensgeschichte, sowohl was die thematischen Inhalte des Psychischen angeht als auch was das Reifungs- und Integrationsniveau betrifft. Die allgemeinen Entwicklungsprinzipien sind die der menschlichen Entwicklungspsychologie, sie werden unter besonderer Berücksichtigung psychoanalytischer Ansätze, z.B. bzgl. der Abwehrtheorie, des Konzepts der Repräsentanzen, des Modells der Internalisierung und Psychisierung etc beschrieben. Unter dem Einfluss bestimmter pathogener äußerer Faktoren und unter Mitwirkung angeborener Dispositionen kommt es zu eingeschränkter Reifung struktureller Elemente, welche später ein reduziertes (mäßiges, geringes, desintegriertes) Integrationsniveau aufweisen. Das bedeutet, dass die jeweilige Funktion störbar und unverlässlich ist (Vulnerabilität) bzw. dass sie qualitativ andersartige Funktionsweisen erkennen lässt, welche dysfunktional und symptomwertig sind.

Die Struktur des Individuums erfährt ihr Fundament in der lebensgeschichtlichen frühen Entwicklung des Kleinkindes: Entwicklung des Systems der Nähe/Kommunikation, des Systems der Bindung, des Systems der Autonomie, des Systems der Identität (Rudolf 2000).

Jedes dieser Systeme benötigt zu seiner Ausreifung fördernde Bedingungen in der Familie und den wichtigsten Betreuungspersonen. Wenn hier durch psychosoziale Belastungsmomente massive Beeinträchtigungen bestehen, werden die basalen Fähigkeiten (Nähe und Verständigung herstellen, das wichtige Objekt internalisieren, die eigene Autonomie erarbeiten, zu einer Überzeugung von Identität gelangen) nicht entwickelt.

Gestörte Reifungsprozesse in diesen Systemen führen zur Ausbildung unterschiedlicher Grundkonflikte, welche sowohl Aspekte der strukturellen Vulnerabilität wie auch der Disposition zu neurotischen Konflikten beinhalten. Als maßgeblich für die gesunde und gestörte Entwicklung dürfte die **Passung** anzusehen sein, welche zwischen den äußerlich gegebenen Entwicklungsbedingungen mit ihren fördernden und störenden Einflüssen und den individuell gegebenen Bedürfnissen und Erfordernissen des Kindes bestehen. Die individuelle Seite des Kindes ist dabei stark von seiner **genetischen Ausstattung** bestimmt, d.h. von seinen Anlagen, seinen Begabungen, seiner Sensibilität usw. So kann es geschehen, dass ein anlagenmäßig stabil ausgestattetes Kind stärkere Beeinträchtigungen ohne strukturelle Störungsfolgen durchläuft, während umgekehrt ein Kind mit entsprechenden Dispositionen sich mit durchschnittlichen Entwicklungsbedingungen schwer tut. Angeborene oder perinatal erworbene Schädigungen sind, ebenso wie später eingetretene zerebrale Schäden, geeignet, die Reifung bestimmter struktureller Funktionen zu beeinträchtigen.

1.5 Strukturelle Folgen der Traumatisierung

Neben der angeborenen Disposition, der früh erworbenen Schädigung und den psychosozialen Familienbedingungen spielt die psychosoziale Traumatisierung eine weitere wichtige Rolle für die Strukturentwicklung bzw. Störung. Traumatisierung im Kindesalter im Sinne von Vernachlässigung, aggressiver Misshandlung, sexuellem Missbrauch usw. sind dazu angetan, massive strukturelle Störungen zu bewirken. Während entwicklungsbedingte strukturelle Störungen darin zum Ausdruck kommen, dass bestimmte strukturelle Funktionen nicht ausgereift sind und unzureichend zur Verfügung stehen, sind frühe Traumen geeignet, bestimmte Bereich der Struktur zu beschädigen oder zu zerstören. Sie hinterlassen in der Struktur Ausfälle, welche die Besonderheit aufweisen, dass sie nicht habituell bei jeder beliebigen an die Struktur gerichteten Anforderungen zum Tragen kommen, sondern nur in Situationen, die in einem assoziativen Kontext mit der Traumatisierung stehen. Dann allerdings kommt es zum kompletten Zusammenbruch einzelner Regulationsfähigkeiten, zur Überflutung mit extremen Affekten der Panik, Verzweiflung und Hilflosigkeit und zu notfallmäßigen Reaktionen des Dissoziierens oder Agierens.

1.6 Struktur und Konflikt

Früher versuchten klinische Diskussionen nicht selten zu entscheiden, ob für das psychodynamische Verständnis einer Störung eher ein Konfliktmodell oder ein Strukturmodell herangezogen werden müsse. Dieses Entweder-Oder ist heute weitgehend relativiert. Nur bei einem kleinen Teil der Störungen handelt es sich um ganz überwiegend konfliktdynamisch oder überwiegend strukturdynamisch zu verstehende Zusammenhänge. Sehr viel häufiger müssen beide Ebenen zusammengedacht werden. Unsere empirischen Untersuchungen an stationären Patienten haben folgende Verknüpfung von OPD-Konflikten und Strukturniveau erkennen lassen (Grande et al 1998). Das desintegrierte Niveau wurde dabei wegen geringer Häufigkeit ausgeklammert; die Prozentangaben pro Integrationsniveau addieren sich zu über 100%, da die beiden Hauptkonflikte berücksichtigt werden.

Tab. 1: Struktur und Konflikt

Konflikt/ Integrations-niveau	Autonomie Abhängigkeit	Selbstwert	Schuld	Versorgung Autarkie	Unterwerfung Kontrolle	Ödipal
Gut	0	26	21	32	37	58
Mäßig	24	44	37	50	19	17
Gering	62	65	23	15	12	12

Es zeigt sich auf dem gut integrierten Niveau eine ansteigende Reihe von dem seltenen Autonomie-Abhängigkeitskonflikt bis zu dem häufigen Ödipalen Konflikt und auf dem gering integrierten Niveau die umgekehrte Rangreihe mit häufigen Autonomie-Abhängigkeits- und Selbstwertkonflikten, abfallend bis zum ödipalen Konflikt.

Selbstwert- und Autonomieabhängigkeitskonflikt stellen offenbar am ehesten die Schnittstelle zwischen Konflikten und eingeschränktem strukturellem

Funktionsniveau dar, d.h. die für die Patienten bedeutsamen Themen müssen sowohl auf der einen wie auf der anderen Ebene beschrieben werden. So enthält der Autonomie-Abhängigkeitskonflikt die Zweifel an der eigenen Existenz und Existenzberechtigung (d.h. vor allem an der eigenen Liebenswertheit) verbunden mit dem Wunsch, unabdingbar zu jemandem zu gehören. Intensive Nähewünsche und große Näheängste drängen das Verhalten in die eine oder andere Richtung. Die Angst vor der Verlorenheit des Alleinseins steht neben der Angst, in einem allzu engen Miteinander verloren zu gehen. Die Konflikthaftigkeit dieses Geschehens wird am ehesten nachvollziehbar, wenn die strukturell bedingte Verfassung des Selbst berücksichtigt wird (als die einer sehr fragilen, wenig abgegrenzten und sehr objektbedürftigen Formation und auch die des Objekterlebens, in welchem die wichtigen Objekte eben so omnipotent wie bedrohlich und enttäuschend imponieren können). Es sind also die strukturellen Bedingungen dafür verantwortlich, dass die Konflikte auf einer vergleichsweise unreifen Ebene ausgetragen werden müssen und daraus ihre außerordentliche affektive Brisanz beziehen (überwältigende Ängste, unstillbares Verlangen, wütende Erregung, schmerzliche Verzweiflung). Vor dem Hintergrund dieser strukturellen Verfassung beinhaltet auch der Selbstwertkonflikt nicht nur das neurotisch-konflikthafte Bemühen um den eigenen Wert, sondern den verzweifelten Versuch, die eigene Existenzberechtigung durch grandiose Selbstaufwertung zu retten oder sich aufgrund der eigenen Minderwertigkeit verworfen zu fühlen. So lassen sich die Grundkonflikte (aus denen die OPD-Konflikte erwachsen) aus einer strukturellen Perspektive folgendermaßen charakterisieren:

Grundkonflikt der Nähe (disponierend für die neurotischen Konflikte Autonomie/ Abhängigkeit und Selbstwert):

- Es besteht scheinbar kein eigenes Selbst, d.h. kein Erleben und kein Bild des Selbst
- Das eigene Selbst, speziell das Körper-Selbst erscheint fremd
- Die selbstreflexive Wahrnehmung, speziell für eigene Affekte ist erheblich erschwert
- Es besteht keine Toleranz für die andrängenden, hochintensiven und undifferenzierten Affekte
- Die Objekte erscheinen fremd, häufig bedrohlich oder sogar als Verfoger
- Das Selbst muss sie fürchten und vor ihnen schützen
- Es gelingt nur schwer, einen verstehenden Kontakt, eine empathische Beziehung zwischen Selbst und Objekten herzustellen
- Beziehungen hinterlassen keine Spuren im Sinne der Internalisierung

Grundkonflikt der Bindung/depressiver Grundkonflikt (disponierend für die neurotischen Konflikte Autonomie/Abhängigkeit, Selbstwert und Schuld):

- Ein schwaches, bedürftiges, bemühtes Selbst;
- bemüht um Anpassung, welche die Zuwendung der Objekte sichern könnte;
- bemüht um Steuerung der Impulse und Affekte, welche die Objektbeziehung gefährden könnten
- bemüht, das idealisierte Bild der Objekte aufrechtzuerhalten und Objektenttäuschungen zu verarbeiten
- Unfähigkeit, die passive Erfahrung des Verlassenwerdens und des Verlustes zu ertragen

Grundkonflikt der Autonomie (disponierend für die neurotischen Konflikte Schuld, Versorgung/Autarkie und Unterwerfung/Kontrolle):

- Ein Selbst voller Angst gegenüber seinen eigenen expansiven aggressiven und sexuellen Impulsen und den zugehörigen Affekten, welche die wichtigen Objekte treffen könnten.
- Ausgesprochene Steuerungs- und insbesondere Vermeidungsbemühungen, auch im Hinblick auf emotionale Kommunikation
- Vermeidung aktiver Loslösung von den Objekten

Grundkonflikt der Identität (disponierend für die neurotischen Konflikte Unterwerfung/Kontrolle und ödipal):

- Schwer zu trennen, wo strukturelle Auffälligkeiten Konfliktfolgen sind (z.B. die Unmöglichkeit, eigene Identitätsaspekte leben zu dürfen) und wo strukturelle Defizite wirksam werden (Unreife der Integration von Identitätsaspekten).
- Hier setzt sich der Zweifel fort: was an dem Selbst und seinen Affekten ist echt und was aufgesetzt?
- Was an sexuellen Impulsen ist genuin und was ist sexualisierte Abwehr?
- Was am Selbstwert ist begründet und was narzisstisch aufgebläht?
- Was an den Beziehungen zu den Objekten ist wirklich und was ist „als ob"?
- Entsprechend schwer gelingt die Funktion der Realitätsprüfung, Antizipation etc.

Für die Belange der Diagnostik und Psychotherapie scheint es unerlässlich, Konflikt und Struktur als zwei Dimensionen des gleichen Geschehens zu berücksichtigen und die Konsequenzen ihrer Verknüpfung vor allem für das Verständnis der Beziehungsgestaltung im therapeutischen Geschehen zu beachten.

1.7 Struktur und Ethik

Wenn man sich das Verhalten vergegenwärtigt, welches in der modernen Gesellschaft vor dem Hintergrund christlich-abendländischer Wertüberzeugungen als ethisch wünschenswert gilt, dann wird rasch erkennbar, dass ein solches Verhaltensideal um so weniger verwirklicht werden kann, je reduzierter das Strukturniveau ist. Alles, was sich im positiven Sinne als „Tugend“ charakterisieren lässt (z.B. Toleranz, Rücksicht, Verantwortungsbewusstsein, Dankbarkeit und erst recht die heute schon altmodisch wirkenden christlichen Tugenden (z.B. Demut, Gehorsam, Bescheidenheit, Nächstenliebe) können unter der Voraussetzung eines wenig integrierten Strukturniveaus nur schwer realisiert werden. Mögliche Zusammenhänge sind:

- Wenn die eigene Impulswelt (z.B. bezüglich oral-gieriger, aggressiv-destruktiver und sexueller Impulse) nicht gesteuert und sozial verträglich gestaltet werden kann und sich in Richtung auf Andere entlädt, dann werden diese unter Umständen belastet, bedroht, gefährdet, geschädigt und in letzter Konsequenz zu Opfern gemacht.
- Bei der Objektwahrnehmung auf gering integriertem Strukturniveau erscheint der Andere entweder als verfügbares nützliches und damit ausbeutbares Objekt oder als bedrohliches und damit aggressiv abzuwehrendes Objekt („Für mich sind die anderen Menschen entweder Nützlinge oder Schädlinge“, sagt ein Patient mit einer schweren Persönlichkeitsstörung, „Die mir nutzen können nutze ich, die mir schaden wollen mache ich fertig“).
- Wenn bei eingeschränktem Strukturniveau der Andere habituell als bedrohliches, angreifendes, verfolgendes Gegenüber erfahren wird, besteht für den Patienten darüber hinaus die Notwendigkeit zu präventiv-aggressivem Verhalten, welches von den Andern als ungerechtfertigt, bedrohlich, ungerecht, unberechenbar erfahren wird.
- Wenn bei gering integriertem Strukturniveau die Fähigkeit des empathischen Verstehens stark herabgesetzt ist, fehlt die Möglichkeit zu einer Übernahme der Perspektive des anderen, welche dazu führen würde, dass auch sein Interesse oder zumindest sein Leiden berücksichtigt wird. Die Logik des „Was du nicht willst, das man dir tue, das füg‘ auch keinem Anderen zu“ ist für einen solchen Menschen nicht gegeben.
- Wenn bei gering integriertem Strukturniveau die Fähigkeit reduziert ist, objektbezogene Affekte zu generieren, ist die Möglichkeit zu eigenem prosozialen Verhalten stark eingeschränkt: Einstellungen der Fürsorglichkeit, Verantwortlichkeit für Andere fehlen, Dankbarkeit und Verbindlichkeit werden nicht erlebt, Schuldgefühle als Bewertung von eigenem aggressiv-beschädigenden Verhalten werden nicht erfahren, Trauer über den Verlust und Abschied des Anderen ist nicht zugänglich.

- Wenn bei geringem Strukturniveau die eigene narzisstische Kränkbarkeit stark ausgeprägt ist und der eigene narzisstische Anspruch auf Anerkennung ebenso stark ist wie die Geringschätzung für Andere, besteht ein hohes Risiko für unsoziales und unethisches Verhalten.
- Wenn die Ich-Funktion der Antizipation wenig ausgeprägt ist, so dass die Konsequenzen des eigenen Verhaltens für die Entwertung oder Beschädigung der Objekte oder die Zerstörung der Beziehungen nicht vorhergesehen werden können, resultiert wiederum ein stark konfliktträchtiges Verhalten.

Es ist also das Fehlen eigener differenzierter Innenwahrnehmungen, die Einschränkung von Steuerungsmöglichkeiten, das Überflutet-Werden durch narzisstische Kränkungen, die bevorzugte Wahrnehmung des Anderen als enttäuschend und bedrohlich, die fehlende Möglichkeit, empathisch in den Anderen hineinzuschauen und seine Perspektiven vorübergehend zu übernehmen, welche zwangsläufig dazu führt, dass bei einem gering integrierten Strukturniveau die Rechte des Andern (im weitesten Sinne die Menschenrechte) nicht beachtet werden. Das Fehlen stabiler Beziehung und Bindung führt dazu, dass die Anderen immer wieder zu Opfern des eigenen kränkenden, entwertenden, ausbeuterischen und destruktiven Verhaltens werden (im Vergleich dazu werden bei einem mäßig integrierten Strukturniveau diese Impulse und Affekte meist gegen die eigene Person gerichtet und führen zu Selbstentwertung, Selbstschädigung, Selbstblockierung).

Was in einer früheren Zeit als „moral insanity“ gewertet wurde, können wir heute psychodynamisch als Ausdruck unreifer Beziehungsstrukturen verstehen. Mit seinem erwachsenen Repertoire von Verhaltensmöglichkeiten verhält sich der Patient auf niedrigem Strukturniveau wie ein Säugling, dem die lebensnotwendige primäre Liebe (im Sinne Balints) verweigert wurde und der dadurch in einen Erregungssturm von Frustration und Enttäuschung gestürzt wird oder allmählich lernt, sich präventiv-aggressiv oder abschottend auf solche Enttäuschungen oder Angriffe einzustellen.

Aus unserer psychotherapeutischen Perspektive würden wir annehmen, dass sich jemand nur „ethisch“ verhalten kann, wenn mit ihm im Verlaufe seines Lebens auch ethisch umgegangen wurde. Dort, wo das nicht der Fall ist, d.h. dort wo eine menschliche Person von klein auf überwältigenden körperlich aggressiven, sexuellen oder psychisch entwertenden Angriffen ausgeliefert war, wird sich schwerlich eine Verhaltensstruktur entwickeln können, die eine prosoziale Grundorientierung zum ethischen Maßstab hat. Schwer und immer wieder nur im Einzelfall einer Tat, nicht nur des Individuums, zu beantworten ist in diesem Zusammenhang die forensische Frage der Verantwortlichkeit und Schuldfähigkeit eines Menschen, dessen Selbsterleben und Welterleben durch eine wenig integrierte Persönlichkeitsstruktur bestimmt ist.

2. Strukturelle Aspekte im Einzelnen

Nachdem im vorigen Kapitel die Struktur als Ganzes untersucht wurde, erfolgt nun eine Diskussion einzelner Bereiche. Sie sind zusammengefasst in zwei große Gruppen:

- Aspekte des Selbsterlebens
- Aspekte des Objekterlebens

Es wird dabei nicht unbedingt in der Reihenfolge der OPD-Struktur vorangegangen, und es werden auch Gesichtspunkte erörtert, die bislang in der OPD nicht vorkommen.

2.1 Aspekte des Selbsterlebens

2.1.1 Selbst als reflexives Bewusstsein vom Ich

Das Selbst bildet den verlässlichen Rahmen für alle psychischen und körperlichen Vorgänge, die zu mir gehören und über deren Vorhandensein und Meinhaftigkeit ich mir bewusst werden kann.

Bewusstsein des eigenen Selbst heißt, dass ich meine Aufmerksamkeit auf mich selbst zurückwende und dabei Erlebender und Erlebtes in einem bin, d.h. Subjekt der Wahrnehmung und wahrgenommenes Objekt zugleich. Auf der körperlichen Ebene kann dieser Vorgang leichter veranschaulicht werden. Wenn z.B. das Kleinkind mit seinen Händen nach seinen Füßen greift, erfährt es die Verflechtung von „ich bin es, der greift" und „ich bin es, der ergriffen wird" und damit ein körperlich gesamtes „das alles bin ich selbst".

2.1.2 Der psychische Binnenraum

Das Erleben des Selbst ist gebunden an die Entwicklung eines **seelischen Binnenraums,** d.h. einer inneren Bühne, auf der die eigenen Gedanken, Fantasien, Erinnerungen, Gefühle, Objektbilder, Selbstaspekte, etc. interagieren und von einem introspektiven Ich differenziert wahrgenommen werden können; es existiert eine reflexive Funktion im Sinne Fonagys. Die so erfahrenen psychischen Akte können zudem sprachlich bezeichnet werden, d.h. es kann mit einer gewissen Distanz psychisch mit ihnen umgegangen werden; sie sind nicht bloß wie bei strukturellen Störungen vorüberrauschende, namenlose, körpernahe Zustände der Erregung und Anmutung.

Zu den psychischen Vorgängen im seelischen Binnenraum gehören vor allem auch die Aushandlungs- und Entscheidungsprozesse zwischen widersprüchlichen Impulsen, Bedürfnissen, sowie zwischen gegensätzlichen Affekten und die Suche nach Lösungen bei konflikthaften Interessengegensätzen zwischen

psychischen Subsystemen. Unter strukturellen Gesichtspunkten ist es von großer Wichtigkeit, dass diese Aushandlungen im eigenen Binnenraum gehalten werden können, ohne dass z.B. bedrohliche Impulse oder negative Affekte nach außen verlegt und den anderen zugeschrieben werden. Es sind also insbesondere Entscheidungs- und Homöostasebemühungen, welche als psychisch spannungsreiche Vorgänge im psychischen Binnenraum ablaufen. Die Metapher eines vorhandenen psychischen Binnenraumes verweist somit auf zwei bedeutsame strukturelle Funktionen: Zum einen die Fähigkeit, Konflikte intrapsychisch auszutragen (eine regulative Funktion) und zum anderen die Fähigkeit, die eigenen psychischen Vorgänge auf einer „inneren Bühne" wahrnehmen zu können (eine reflexive Funktion).
Ein weiterer wichtiger Aspekt des psychischen Binnenraums wird in dem Kapitel Objektbeziehungen abgehandelt. Es geht dabei um die Internalisierung von Beziehungserfahrungen und die Errichtung sowie affektive Besetzung von Objektrepräsentanzen. Diese bilden die Voraussetzung für die emotionale Bindung an wichtige Andere.

2.1.3 Psychisches Selbst und Selbstrepräsentanzen

Die psychosomatische Doppelnatur des Menschen bringt es mit sich, dass jeweils die Perspektive des psychischen Selbst oder die des Körper-Selbst (vgl. 2.1.4) hervorgehoben sein kann. Das psychische Selbst umfasst die geistigen, moralischen, sozialen Aspekte der Person und ihrer Autonomie im Umgang mit der Objektwelt.
Die Fähigkeit zur Integration macht es möglich, die unterschiedlichen psychischen und körperlichen Aspekte der Meinhaftigkeit - meine Gedanken, meine Überzeugungen, meine Erfahrungen, meine Absicht, meine Gefühle, meinen Körper – in einem Ganzen („Ich – Selbst") zu verdichten.
Die Entwicklung des Selbst basiert auf den Erfahrungen, welche das Subjekt in der Begegnung mit der Objektwelt macht. Die Erfahrung und Bewertung seiner eigenen Handlungsmöglichkeiten und Erlebensweisen führen zur Ausbildung von kohärenten Vorstellungsbildern des Selbst (Selbstrepräsentanzen). Dabei erfolgt die Bewertung des eigenen Selbst in Anlehnung an die Bewertung durch die wichtigen Anderen.
Unter gegebenen kulturellen Bedingungen kann das individuelle Selbst auf Teile seiner Autonomie verzichten und sich dem kollektiven Gruppen-Selbst einer Familie oder ethnischen Gruppe unterordnen. Der für abendländische Menschen selbstverständliche Anspruch auf ein individuelles Selbst findet sich keineswegs in allen Kulturen, bereits bei einem Teil der Migranten wird ein „Familien-Selbst" als vorrangig handlungssteuernd erkennbar.
Beim Vorliegen struktureller Störungen wird das Erleben eines kohärenten psychischen Selbst als Quelle der eigenen Intention und Handlungen und als Träger der eigenen Identität nicht erreicht.

2.1.4 Das Körper-Selbst

Der Begriff des Körper-Selbst umfasst das für das jeweilige Alter und Geschlecht kennzeichnende Körper-Erleben und die Erfahrung körperlicher Lebendigkeit und lustvoller körperlicher Kompetenz, ebenso wie die bildhafte Vorstellung (Körperbild), seine Konturen (Körperschema), seine narzisstische Bewertung (körperlicher Selbstwert) und seine sexuelle Identität. Bei gut integriertem Strukturniveau kann der eigene Körper als lebendig, lustvoll erfahren und hinsichtlich seiner Erscheinung und seiner Bewertung realitätsgerecht eingeschätzt werden. Beim Vorliegen struktureller Störungen erscheint das Körper-Selbst ebenso unscharf konturiert und unlebendig wie das psychische Selbst. Die dadurch verloren gegangene Selbstverständlichkeit der Körperlichkeit kann zur Folge haben, dass der Körper instrumentalisiert und manipuliert wird oder in seiner Fremdheit zum Gegenstand ängstlicher Überlegungen und Überzeugungen wird.

Die Einschätzung des Körper-Selbst erfolgt stets unter dem Einfluss gesellschaftlicher Idealbilder, welche sich im Laufe von Jahrzehnten verändern. Da die wenigsten Menschen dem jeweils gültigen körperlichen Schönheitsideal wirklich entsprechen, stehen sie vor der Aufgabe, die narzisstisch kränkende Differenz zwischen Real- und Idealbild zu ertragen oder zu verarbeiten, was bei reduziertem Strukturniveau besonders schwer gelingt.

2.1.5 Selbstreflexion und Selbsterkenntnis

Der Blick auf sich selbst und in sich hinein bedeutet mehr als eine beliebige Wahrnehmung, er bewirkt eine Konfrontation mit sich selbst und nicht selten eine Erschütterung. Im Sinne des *cogito, ergo sum* tritt auf diese Weise die Tatsache der eigenen Existenz in das Bewusstsein und ihr schließt sich die Frage an, "wenn es mich wirklich gibt, wer bin ich dann?" Die reflexive Ein-Sicht in die eigene existierende Person ist ein erster Schritt auf dem Weg zum Ziel der Selbst-Erkenntnis und des Selbst-Verständnisses. Das Vorliegen struktureller Störungen beinhaltet in der Regel die Schwierigkeit, das eigene Selbst zum Gegenstand der Reflexion zu machen und in umfassender Weise sich selbst zu begegnen.

2.1.6 Introspektion und Affektdifferenzierung

Der Vorgang der Selbstreflexion erlaubt nicht nur den Blick auf das Gesamt-Selbst und die Identität (und damit die Wahrnehmung der eigenen Existenz), sondern auch den Blick auf die Einzelheiten innerpsychischer Abläufe. Dabei spielt die Wahrnehmung der eigenen Impulse und Bedürfnisse eine wichtige Rolle, ebenso wie die Fähigkeit, eigene affektive Zustände unterscheiden zu können. Affektdifferenzierung im engeren Sinne bedeutet die Fähigkeit, auf introspektivem Wege eigene emotionale Verfassungen unterscheiden zu kön-

nen, z.B. ob eine Erregungsspannung mehr Angst oder Wut beinhaltet, ob in der Trauer auch Enttäuschungshass eingebunden ist, ob freudige Erregung durch Schuldgefühle und Angst begleitet wird etc. Strukturell eingeschränkte Fähigkeit zur Affektdifferenzierung ist oft mit einer Tendenz zur Affektvermeidung verknüpft. Bei weitgehend fehlender Fähigkeit zur Affektdifferenzierung werden einfach nur positive oder negative Befindlichkeiten benennbar (es geht mir schlecht, geht mir gut) oder es besteht eine Affektleere.
Neben der Fähigkeit zur differenzierten Wahrnehmung bildet die Fähigkeit, das Wahrgenommene auszuhalten und damit umzugehen, eine wichtige strukturelle Aufgabe (Affekttoleranz).
Die introspektive Wahrnehmung nimmt freilich nicht nur die Affekte und Impulse zur Kenntnis, sondern auch die Inhalte der Gedanken und Überzeugung, die Angst- und Wunschfantasien, die Erinnerungen an zurückliegendes Geschehen oder die Erinnerungen an eigene Träume. Von struktureller Bedeutung ist bei alledem nicht in erster Linie der Inhalt, sondern die Fähigkeit zur differenzierten Wahrnehmung auf der einen und die Fähigkeit zum Umgang mit dem Wahrgenommmenen auf der anderen Seite.

2.1.7 Ideal-Selbst und Selbstverwirklichung

Der Vorgang der Selbstreflexion erlaubt es, ein Bild der eigenen Person zu gewinnen, so wie es sich hier und jetzt aktualisiert und wie es zeitüberdauernd gewachsen ist. Die selbstreflexive Frage nach dem eigenen Bild – „wer bin ich?“- zieht die Frage nach sich, „wer möchte ich sein vor dem Hintergrund meiner eigenen Ansprüche und in den Augen der andern?“ oder: „wer sollte ich sein in der Erwartung der mir wichtigen Andern?“ oder „wer möchte ich sein in Verwirklichung meiner eigenen Träume?“ So ist das Selbst niemals nur faktisch, sondern immer auch Potentialität in der Spannung zwischen dem, was es gegenwärtig ist (Real-Selbst) und was es sein möchte (Ideal-Selbst) und der adaptiven Notwendigkeiten, in dem, was es sein soll und sein muss. Der Versuch, zwischen all diesen Klippen auf ein virtuelles, persönliches Ziel zuzusteuern, lässt sich als Vorgang der Selbstverwirklichung beschreiben.
Wenn der adaptive Druck durch das, was sein soll und sein muss, zu großes Gewicht bekommt und das Überleben nur in der weitgehenden Verstellung möglich ist, entsteht etwas, das als „Falsches Selbst“ beschrieben wird.

2.1.8 Unbewusste Selbstaspekte und Selbstentfaltung

Das Selbst durchläuft eine lebenslange Entwicklung, in welcher Aspekte der Reifung, der Differenzierung und Integration wirksam sind. Die dem Selbst innewohnende Bereitschaft zu Wachstum und Reifung wird insbesondere in der analytischen Psychotherapie C.G. Jungs und in der humanistischen Psychologie hervorgehoben. Sie wird in diesen Verfahren als zentrale Ressource für die therapeutische Entwicklung angesehen. Die Schritte der Selbstentfaltung verlaufen zunächst als unbewusste Reifungsschritte. Die Annäherung an und Auseinandersetzung mit diesen inneren Bildern spielt im Bereich von Kunst und Kreativität eine bedeutsame Rolle. Hier ist die Nahtstelle zu den unbewussten Selbstaspekten, die in Träumen, Fantasien, Imaginationen und anderen psychischen Produktionen zum Vorschein kommen und auf unfertige und vorläufige Selbstentwürfe verweisen. Während die unter 1.7 genannte Selbstverwirklichung eine aktive Bemühung und Leistung darstellt, lässt sich die Selbstentfaltung eher als ein Reifungsgeschehen verstehen, welches im Lebensablauf erfolgt. Dies geschieht in der Begegnung mit den Entwicklungsaufgaben und Lebensthemen, welche mit den unterschiedlichen Lebensepochen verknüpft sind.

Die Reifungsschritte der Selbstentfaltung sind beim Vorliegen struktureller Störungen erschwert, weil die alters- und situationsangemessene Selbstwahrnehmung durch die „kindlichen" Aspekte des Selbsterlebens und Objekterlebens wesentlich erschwert ist. In der Psychotherapie der narzisstischen Persönlichkeitsstörung spielt dieses Thema eine wichtige Rolle.

2.1.9 Selbst als Akteur

Das Bewusstsein des eigenen Selbst beinhaltet die Überzeugung, dass die eigenen Gedanken, Gefühle, Entscheidungen und Handlungen einem eigenem Zentrum entstammen, d.h. dass das Selbst als Akteur wirkmächtig ist. Das Erleben der Meinhaftigkeit in diesen Bereichen beschränkt sich nicht auf das bewusste Selbst, sondern bezieht auch die vorbewussten und unbewussten Stufen ein, welche mich spüren lassen, dass „etwas in mir" am Werke ist.

Die vitale Kraft, welche das Selbst dabei erlebt, lässt sich aus der Intentionalität ableiten (vgl. Kapitel 2.2.2). Mit zunehmender struktureller Störung verblasst die Erfahrung des Selbst als Akteur; und das Selbst fühlt sich leer. Dinge geschehen einfach, so als handle eine fremde Macht in der eigenen Person oder als werde die eigene Person weitestgehend von äußeren Mächten gelenkt. An die Stelle der Möglichkeit, aus sich selbst heraus zu handeln, tritt die Notwendigkeit, nach Stimuli zu suchen bzw. auf die scheinbar von außen kommenden Störungen und Bedrohungen zu reagieren.

Die Fähigkeit des Selbst, sich zu orientieren könnte ebenfalls an dieser Stelle abgehandelt werden, wird aber wegen ihrer Nähe zur Intentionalität unter den Aspekten des Objekterlebens (Kap. 2.2.3) diskutiert.

Der Mangel an Orientierung muss nicht in jedem Falle ein strukturelles Merkmal sein, differentialdiagnostisch ist an konfliktbedingte Orientierungsstörungen zu denken, z.B. unbewusste Protesthaltungen, persistierende Elternbindung

oder Identifikationen mit einem Elternteil, wodurch der Aufbau einer eigenen persönlichen, sozialen und psychosexuellen Identität und Lebensorientierung erschwert wird.
Orientierungsstörung als strukturelles Merkmal liegt vor, wenn die basale Ausgestaltung eines individuellen Selbst beeinträchtigt ist, sodass der Patient in seinem subjektiven Erleben nicht genau wahrnehmen kann, wer er/sie ist, wohin er/sie gehören möchte, welche Lebensform zu ihm/sie passt, welche Tätigkeit sein/ihr Interesse wecken könnte.

2.1.10 Abwehr

Abwehr ist ein besonders wichtiges Konstrukt in der Psychoanalyse, das in vielen Details empirisch gut untersucht ist. Zentrale Funktion der Abwehr ist es, aus Selbstschutzgründen affektiv und bedürfnishaft wichtige Aspekte des Selbst und der Objekte aus der Wahrnehmung auszublenden, sowie zugehörige Handlungsimpulse und Emotionen zu unterdrücken. Insofern Abwehr bevorzugt als gegen Impulse und Affekte gerichtet verstanden wurde, war sie ein bedeutsamer Bestandteil der psychoanalytischen Triebtheorie. Der psychoanalytischen Ichpsychologie galt die Abwehr als wichtige Funktion des Ich und dort als stabilisierendes Element des intrapsychischen Gleichgewichts. Vor diesem Hintergrund ist Abwehr auch für ein integratives Strukturmodell unverzichtbar. Hier kann das strukturelle Integrationsniveau durch die Art der Abwehrorganisation definiert werden. Die Qualität und Effizienz der Abwehr, d.h. ihre Flexibilität und Stabilität liefern dafür ebenso Hinweise wie das Spektrum der bevorzugten (eher reifen oder unreifen) Abwehrmechanismen. Ein besonders deutlicher qualitativer Sprung erfolgt von dem mäßig integrierten Strukturniveau (das noch weitgehend durch intrapsychische Abwehrvorgänge gekennzeichnet ist) zu dem gering integrierten Strukturniveau (wo die Abwehr bereits weitreichende interpersonelle Folgen hat).

2.1.11 Identität

Die Integration von psychischen, körperlichen, sexuellen, sozialen und kulturellen Aspekten des Selbst, seine Kohärenz und seine Konstanz über die Zeit hinweg begründen die Erfahrung einer individuellen und unverwechselbaren Identität. Speziell die kulturellen Aspekte der Identität spiegeln die Übernahme von zeittypischen und gesellschaftstypischen Rollenmustern wider (Ich als türkische Frau in einer deutschen Gesellschaft). Strukturelle Störungen beinhalten häufig Unsicherheit und Unschärfen der Identität in dem Sinne, dass einzelne Teilaspekte herausfallen oder überbetont sind. Der Betreffende ist sich bestimmter Identitätsaspekte nicht sicher (z.B. sexuelle Identität) und/oder betont einzelne Teilbereiche (z.B. die soziale oder körperliche Seite der Identität). Bei gering integriertem Strukturniveau ist eine sichere psychosexuelle oder soziale Ausrichtung nicht verfügbar oder es werden zu verschiedenen Zeiten ganz verschiedene Seiten der eigenen Person erlebt.

2.1.12 Denken und Erinnern

Denken und Erinnern werden in diesem strukturellen Zusammenhang des Selbsterlebens diskutiert, weil sie im psychischen Binnenraum ablaufen. Zentrale Vorgänge im psychischen Binnenraum betreffen das Denken und das Erinnern. In beiden Fällen werden assoziative Begriffsverknüpfungen mit Bedeutungssetzungen und Bewertungen verbunden. Beide Vorgänge sind prinzipiell konfliktfrei vorstellbar, sie können aber beim Vorliegen von brisanten abgewehrten, schmerzlichen Ereignissen der Vergangenheit oder Entscheidungen für die Zukunft unter starken Affektdruck geraten und beeinträchtigt werden. Der Betreffende kann nicht mehr "richtig" denken; das deklarative Gedächtnis mit seinen sprachlich begrifflichen Bezeichnungen von Ereignissen steht ihm nicht mehr zuverlässig zur Verfügung.
Das wäre die konfliktbedingte Störung einer strukturellen Funktion, welche typischerweise situativ in Erscheinung tritt. Wenn die Konflikte sehr massiv und mit nahezu traumatischer Intensität erfahren wurden, können die Ausfälle des Denkens und Erinnerns habituell auftreten und dadurch strukturell imponieren.
Strukturelle Störungen des Denkens und Erinnerns im eigentlichen Sinne erscheinen aber im Gegensatz zu den konfliktbedingten Lücken und Ausfällen als Veränderungen in der Qualität des Denkens. Es ist der erhöhte Anteil des primärprozesshaften Denkens, welcher die sekundärprozesshaft logischen, an Sprache gebundenen Denkoperationen auflockert. (Leichsenring 1995)
Als ein weiterer Störungsmodus ist es vorstellbar, dass hochgradig affektiv belastende Erfahrungen gar nicht psychisiert und mentalisiert werden konnten; sie sind dann nur in einem szenischen, körpernahen prozeduralen Gedächtnis gespeichert und äußern sich als körpernahe Erregungsspannung und heftige diffuse Affekte, ohne klare kognitive Vorstellungen. Diese Vorgänge spielen im Zusammenhang mit der Trauma-Erfahrung eine besondere Rolle.

2.1.13 Bewusstsein

Viele strukturelle Aspekte sind unbewusst, die meisten verlaufen jedenfalls unreflektiert, so wie komplexe Bewegungsabläufe des Körpers unreflektiert ablaufen. Dennoch ist auch das Bewusstsein eine Funktion der Struktur. Wenn in der Selbstreflexion das Dasein eines Selbst und in der empathischen ganzheitlichen Wahrnehmung des Objekts das Sosein des Anderen erfahren wird, resultiert daraus das Bewußtwerden des eigenen Ich als erlebender, denkender, fühlender Struktur. Das beinhaltet gewissermaßen eine Doppelung: Indem das Ich sich selbst zum Objekt seiner Wahrnehmung macht und dadurch sein Selbst erfährt, wird es sich zugleich dieses Vorgangs bewusst. Ebenso kann es sich des Vorgangs bewusst werden, dass es sich emotional und kognitiv auf die Objektwelt ausrichtet. Das Descartische cogito ergo sum kann in diesem Sinne verstanden werden, wobei das cogitare (Denken) darauf hinweist, dass mit dem Wahrnehmen nicht nur eine Sinnesempfindung gemeint ist, sondern ein Vorgang, der Erlebtes in Sprache fasst. Nur ein Lebewesen, das einen Begriff und ein Wort besitzt für Ich, kann dieses gedoppelte Ich (das Ich, das wahrnimmt und denkt und das Ich, das wahrgenommen und gedacht wird) als Akt des Bewusstseins (ich bin es, der wahrnimmt und wahrgenommen wird) erfahren. In diesem Sinne verstanden, erübrigt sich der einst so wichtig genommene Begriff des Bewusstseins weitgehend, da er in dem der Selbstreflexion aufgeht.

2.2 Aspekte des Objekterlebens

2.2.1 Selbst-Objekt-Differenzierung

Zu der Fähigkeit introspektiver Differenzierung gehört die eindeutige Zuordnung des Erlebten bzgl. Innen- oder Außenwelt. Zwischen der Welt der äußeren Objekte und der Welt des inneren Erlebens wird eine deutliche Grenze von Ich und Nicht-Ich erfahren, und es gibt Konsens mit den Objekten über den Verlauf dieser Grenze. Ohne diese Scheidung gibt es keine deutliche Wahrnehmung des eigenen Selbst und kein eindeutiges Erleben des Objekts als des „Anderen". Die psychodynamische Theorie unterstellt, dass es Kraft kostet, diese Trennung vorzunehmen und aufrechtzuerhalten, weil es dem basalen Bedürfnis entspricht, sich mit dem wichtigen Anderen als verschmolzen oder primäre Einheit vorzustellen. Das wäre ein paradiesischer Urzustand, in dem alle meine Wünsche und Bedürfnisse im Anderen aufgehoben und alle Gegensätze und Widersprüche aufgelöst sind.

2.2.2 Die basale Objektbezogenheit: Intentionalität

Intentionalität ist ebenso ein Aspekt des lebendigen Selbsterlebens wie der emotionalen Ausrichtung auf die Objekte (Rudolf 1977, 1979). Es ist die Vitalität des Ich, das sich neugierig interessiert der Objektwelt zuwendet und einen Spannungsbogen zwischen Ich und Welt errichtet. Im Zustand der intentionalen Ausrichtung erscheint die Welt grundsätzlich gut, ein faszinierendes Objekt, welches interessante Tätigkeitsfelder bereit hält und dazu herausfordert, sich ihr ambitioniert zuzuwenden. Intentionales Interesse imponiert als eine strukturelle Funktion, die in besonderer Weise aus der erfolgreichen frühen Beziehungsaufnahme, dem gelungenen Attunement resultiert. Der Säugling, der in seiner neugierigen Aufmerksamkeit für die Objektwelt die adäquate Spiegelung erfährt, entwickelt eine freudige Wachheit, die den Vorläufer jenes späteren ambitionierten Engagements bildet. Hierzu gehört auch das Engagement, wel-

ches Menschen für Tätigkeiten in ihrem intermediären Raum (im Sinne Winnicotts) auf geistigem, künstlerischen oder sportlichem Gebiet aufbringen.
Die intentionale Störung lässt all das verblassen, der emotionale Bezug zur Objektwelt bleibt vage, was sich in der Beziehung zu den Menschen besonders negativ auf die emotionale Kommunikation auswirkt: Es springt kein Funke über, es fällt schwer, sich verständlich zu machen, es gelingt dem Betreffenden nicht, sein Herz an jemanden oder etwas zu hängen.

2.2.3 Orientierung

Die Fähigkeit, sich zu orientieren, d.h. seinem Leben in wichtigen Zielsetzungen eine Richtung zu geben, könnte als Fähigkeit des Selbst auf der Seite des Selbsterlebens abgehandelt werden. Sie wird aber wegen der in ihr enthaltenen Gerichtetheit auf die Objektwelt im Zusammenhang mit dem Objekterleben besprochen und zwar im Anschluss an das Thema der basalen Ausrichtung, der Intentionalität.
Das Selbst erlebt nicht nur seine Existenz im jeweiligen Augenblick, sondern auch seine langfristige Ausrichtung in seinen zielgerichteten Verhaltensweisen; es hat die Fähigkeit zur Orientierung, z.B. im Sinne einer beruflichen, partnerschaftlichen, sexuellen, weltanschaulichen, religiösen Ausgerichtetheit. Zu den strukturellen Fähigkeiten im Zusammenhang mit Selbstbild und Identität gehört die Fähigkeit zur Orientierung. Sie meint die Fähigkeit, die Richtung der eigenen Lebensentwicklung als Entwurf aufzubauen und dessen Realisierung mit einer Mischung von Ausdauer und Flexibilität zu verfolgen. Im einzelnen kann es dabei gehen um:

– **Berufliche Orientierung:** Eine gewisse Kontinuität und Zielgerichtetheit der eingesetzten Bemühungen, um die Entwicklung von Fertigkeiten, Kenntnissen und Qualifikationen, die in eine Berufstätigkeit einmünden können. (Beispiel für berufliche Orientierungsstörung: Patientin machte Abitur, begann eine Lehre als Verkäuferin, ohne sie abzuschließen, jobbte einige Jahre und engagierte sich in politischen Gruppen, arbeitete vorübergehend als ungelernte Bühnenbildnerin, begann ein Studium der Innenarchitektur, das sie aufgab, als sie schwanger wurde).
– **Partnerschaftlich-sexuelle Orientierung:** Die Ausbildung einer Präferenz für einen bestimmten Typus von Partnerschaft und bestimmte Formen sexueller Erfahrung (Beispiel partnerschaftlich-sexueller Orientierungslosigkeit: Patientin lebte als Jugendliche eher zurückgezogen, band sich dann an einen verheirateten Mann, zog nach der Trennung von ihm in eine WG, wo sie sich an eine gleichaltrige Frau anschloss und zu ihr eine sexuelle Beziehung entwickelte, aus einer flüchtigen Beziehung zu einem jungen Mann wurde sie schwanger und beschloss, das Kind zusammen mit der Freundin aufzuziehen; das Verlassenwerden von der Freundin erlebte sie halb als Katastrophe, halb als Erleichterung).

- **Wertorientierung:** Die Fähigkeit, sich in den eigenen Plänen, Entscheidungen und Handlungen an inneren Leitlinien und Wertüberzeugungen zu orientieren. Diese sind in Abschnitt 1.2.4 als Über-Ich und Ich-Ideal beschrieben.

2.2.4 Empathie

Die Anerkennung der Getrenntheit von Selbst und Objekt macht unübersehbar deutlich, dass das Objekt „anders ist als ich", das heißt, fremd (Alterität). Um diese Fremdheit zu überwinden müssen Bemühungen aufgewandt werden, den Anderen zu verstehen. Die wichtigste Voraussetzung dafür ist die Empathiefähigkeit. Es ist das Vermögen, sich vorübergehend in den Anderen „hineinzuversetzen", seine Perspektiven zu übernehmen und die Welt aus seiner Sicht wahrzunehmen. Nachdem das Selbst sich probehalber mit dem Anderen identifiziert hat, kehrt es, angereichert durch diese Erfahrungen, zu sich selbst zurück. Es weiß jetzt oder hat zumindest eine Vermutung, was in dem Anderen vorgeht.
Unter starkem Druck eigener Konflikte kann es schwer fallen oder unmöglich werden, sich in den Andern (z.B. einen enttäuschenden Partner) hineinzuversetzen. Die strukturelle Störung der Empathie imponiert jedoch als eine dauerhafte Einschränkung dieser Fähigkeit. Es ist dem Betreffenden schlechterdings nicht vorstellbar, wie es „in dem Anderen" aussieht. Es werden aber auch keine Bemühungen dazu unternommen, weil sie nicht dem eigenen Interesse dienen.

2.2.5 Ganzheitliche Objektwahrnehmung

Die Differenzierung von Selbst und Objekt und die Fähigkeit zur Empathie bilden die Voraussetzung dafür, dass der Andere als der akzeptiert werden kann, der er „wirklich" ist, d.h. als ein Subjekt mit eigenen Bedürfnissen, Erfahrungen und Überzeugungen. Das bedeutet, dass es, aus der Perspektive meiner eigenen Interessen, gute und schlechte Seiten an ihm gibt: Gute Seiten, die meinen Interessen entgegenkommen, schwierige Seiten, die mich fordern und frustrieren.
Es versteht sich, dass auch diese Funktion durch aktuelle Beziehungskonflikte eingeschränkt sein kann. Entscheidend für die Einschätzung als strukturelle Störung ist die habituelle Nichtverfügbarkeit über die Fähigkeit, Andere ganzheitlich sowie differenziert wahrzunehmen und die Tendenz, sie schwarz oder weiß zu sehen.

2.2.6 Internalisierung

Während ein strukturelles Merkmal wie Empathiefähigkeit in jedem Augenblick der Interaktion (z.B. auch im therapeutischen Gespräch) beobachten wer-

den kann, erscheint die Internalisierungsfähigkeit als Ergebnis einer abgelaufenen Entwicklung. Auf der Grundlage lebensgeschichtlich früher Entwicklungen haben die Beziehungen zu wichtigen Anderen im psychischen Binnenraum Spuren hinterlassen. Es wurden Objektrepräsentanzen gebildet, das heißt emotional besetzte Bilder des Anderen, Beziehungsrepräsentanzen und emotionale Einstellungen des Selbst zum Andern sowie des Anderen zur eigenen Person. Diese sind maßgeblich dafür, wie Beziehungen erlebt und reguliert werden.
Die basale, früh erworbene Erfahrung bleibt bestehen als Fähigkeit, neue Beziehungen im späteren Leben im eigenen Selbst zu verankern. Wir betrachten die Fähigkeit zur Internalisierung als eine strukturelle Funktion, die wohl recht zeitstabil ist, aber auch durchaus veränderbar ist (z.B. im Verlauf von Psychotherapien).

2.2.7 Loslösung

Wenn die Fähigkeit, Beziehungen zu internalisieren, eine basale und früh erworbene strukturelle Funktion darstellt, dann ist die Fähigkeit, sich vom Objekt zu lösen, eine weitere wichtige Grundfunktion. Sie setzt voraus, dass das Selbst gereift ist, indem es in einer sicheren Bindung eine wichtige Beziehungserfahrung in sich aufgenommen hat. Sie setzt ferner voraus, dass seine Autonomie inzwischen soweit gediehen ist, dass es die Loslösung von dem internalisierten Objekt zu leisten vermag. Ein Erwachsener, der über diese Funktion verfügt, ist nicht nur in der Lage, Bindungen einzugehen, sondern auch Abschied zu nehmen, sich unter Traueraffekten von wichtigen Menschen aktiv zu lösen oder passiv erfahrene Trennungen, z.B. durch den Tod wichtiger Personen zu verarbeiten. Im Falle struktureller Störungen werden Abschiede übersprungen, Trauer wird nicht erlebt bzw. als völlig unerträglich abgewehrt, z.B. verleugnet.

2.2.8 Variabilität der Bindung

Nach der Fähigkeit, überhaupt Bindungen einzugehen, indem emotional besetzte Objektrepräsentanzen errichtet wurden, bedeutet es einen weiteren Differenzierungsschritt, unterschiedliche Qualitäten von Gebundenheit, d.h. eine Vielfalt verschiedener Internalisierungen zu entwickeln. So ist die emotionale Bindung an die eigenen Eltern und Großeltern anders gestaltet als die Bindung an eine geliebte Partnerin oder einen Partner oder wiederum anders als die zu den eigenen Kindern, zu langjährigen Freunden oder Mitarbeitern. Im Falle struktureller Störungen herrscht ein Alles-oder-Nichts-Prinzip der Gebundenheit/Nichtgebundenheit, egal an welches Objekt. Die jeweiligen Beziehungen haben nicht eine individuelle Qualität, welche auf das jeweilige Objekt bezogen wäre.

2.2.9 Objektbezogene Affekte

Die generelle Fähigkeit, sich zu binden und variable Bindungen einzugehen, lässt sich an einer weiteren strukturellen Fähigkeit ablesen. Sie beinhaltet die Fähigkeit spezielle Affekte auf wichtige Objekte zu richten. Gemeint sind damit weniger Affekte wie Ärger oder Interesse, die aus aktuellen Bedürfniskonstellationen resultieren, sondern Affekte, welche aus Beziehungserfahrungen abgeleitet sind. Dazu gehören Dankbarkeit, Verpflichtung, Sorge ebenso wie das Erleben von Schuld und Scham und nicht zuletzt von Trauer. Auf die fehlende Trauerfähigkeit war im Zusammenhang mit der Unfähigkeit zur Loslösung schon hingewiesen worden.

2.2.10 Kontaktaufnahme

Die bisher genannten objektbezogenen Strukturmerkmale liegen gewissermaßen bereit, um bei Bedarf zum Einsatz zu gelangen. Sie sind das Ergebnis gelungener wichtiger Beziehungserfahrungen, beginnend in der frühen Kindheit und bilden die Voraussetzung für gelungene Beziehungen im Erwachsenenleben.
Kontaktaufnahme meint die strukturelle Fähigkeit, sich interessiert auf Andere auszurichten und eine Beziehung zuzulassen. Gemeint ist damit ein allgemeines intentionales Interesse, nicht ein triebspezifisch gefärbtes, z.B. sexuell-erotisches Interesse. Dabei spielt es keine Rolle, ob die emotionale Ausrichtung und die damit eröffnete emotionale Nähe aktiv gesucht oder durch die Aktivität des Anderen passiv erfahren werden.

2.2.11 Fähigkeit zum Affektausdruck

Nach der allgemeinen intentionalen Ausrichtung auf das Objekt ist es wichtig, das eigene Interesse, die eigene emotionale Verfassung so zum Ausdruck bringen zu können, dass der Andere sie verstehen kann. Worte allein, so wichtig sie sind, vermögen das nicht zu leisten; es ist notwendig, dass es gelingt, die eigene affektive Verfassung auch nonverbal durch Mimik, Sprechweise, Körperhaltung usw. zum Ausdruck zu bringen und mitzuteilen. Dabei ist die oben bereits beschriebene strukturelle Fähigkeit zur Affektdifferenzierung eine wichtige Voraussetzung; nur die differenziert entstandenen eigenen Affekte können auch verstehbar kommuniziert werden. Es ist nicht immer leicht, zu unterscheiden, ob die Fähigkeit, die eigenen Affekte auszudrücken vor dem Hintergrund von Konflikten abgewehrt, d.h vermieden wird oder ob die Fähigkeit, eigene Affekte wahrzunehmen und mitzuteilen, strukturell wenig entwickelt ist.

2.2.12 Fähigkeit, fremde Affekte zu verstehen

Die Fähigkeit, fremde Affektmitteilungen, vor allem aus der Mimik, der Stimme und dem körperlichen und verbalen Verhalten zu entschlüsseln, bedeutet eine wichtige strukturelle Voraussetzung für gelingende Kommunikation. Freilich kann das Nicht-Verstehen-Können des Anderen durch vielfältige neurotisch konflikthafte Faktoren eingeschränkt sein, z.B. durch schizoide Kontakt- und Beziehungsvermeidung. Die Unterscheidung zwischen strukturellen und konflikthaften Störungen dürfte nicht immer leicht sein. Bei neurotischer Konflikthaftigkeit ist die Fähigkeit erhalten, auf unbewusstem Wege dennoch zu kommunizieren, während bei struktureller Störung die Fremdheit des Anderen und die eigene Ratlosigkeit in den Vordergrund treten und z.B. in der Gegenübertragung als Desinteresse, Verwirrung oder Befremden erlebt werden.

2.2.13 Fähigkeit zur Reziprozität

Als Ergebnis gelungener Kommunikation lässt sich ein Erleben von „Wir“ herstellen. Das Subjekt und sein Gegenüber haben sich ausgetauscht und sich verstanden und einen Konsens über ihre wechselseitige Ausrichtung erzielt; sie sind in eine Beziehung eingetreten und können nunmehr auch Regeln bilden, wie die Beziehung vor Schäden geschützt werden kann.
Auf der Grundlage einer strukturellen Störung entsteht eine solche Wechselseitigkeit nicht, es bleibt ein Gefühl des Aneinandervorbeiredens, Sich-Missverstehens, Sich-Verwirrens, keine Verbindlichkeit hergestellt zu haben. Am Ende der Interaktion ist kein Gefühl von „Wir“ entstanden.

3. Strukturelle Diagnostik nach OPD

3.1 Die Strukturachse in der Operationalisierten Psychodynamischen Diagnostik (OPD)

Als der Arbeitskreis OPD 1992 seine Arbeit aufnahm, wurde neben den Achsen Krankheitserleben, Beziehung, Konflikt und Syndrom auch eine Achse Struktur entwickelt. Die Arbeitsgruppe (Buchheim (München), Ehlers (Stuttgart), Küchenhoff (Basel), Muhs (Mannheim), Pouget-Schors (München), Rüger (Göttingen), Seidler (Heidelberg), Schwarz (München), Moderator: Rudolf (Heidelberg) stellt sich die Aufgabe, die oben kurz skizzierten psychoanalytischen Konzepte in einen konzeptuellen Rahmen zu integrieren, der sich der Ich-Psychologie, der Selbstpsychologie und Objektbeziehungspsychologie gleichermaßen verpflichtet fühlt und sie verhaltensnah zu operationalisieren. Das Ergebnis der mehrjährigen Arbeit dieser Kommission ist das System der sechs strukturellen Dimensionen, wie sie heute in der OPD-Strukturachse beschrieben werden (Arbeitskreis OPD 1996, 2. Auflage 1998; Rudolf et al. 1995, 1998). In Anlehnung an Rudolf (1996) lässt sich folgender Überblick geben. Hier wird polarisiert zwischen den gut entwickelten und integrierten strukturellen Funktionen einerseits und – ohne Abstufungen – die Störungen, die daraus resultieren, dass die strukturellen Fähigkeiten nicht zur Verfügung stehen.

Die Ebene der Selbstwahrnehmung

Strukturell verankerte Fähigkeiten	Fähigkeit zur Selbstreflexion Fähigkeit zur Gewinnung von Selbstbild und Identität, Fähigkeit zur Introspektion und Differenzierung eigener Affekte.
Strukturelle Störungen	Selbstreflexion und Introspektion eingeschränkt, Unvertrautheit mit dem eigenen Selbstbild, Unsicherheit bezüglich der eigenen Identität, Schwierigkeit, eigene Affekte zu Differenzieren.

Die Ebene der Selbststeuerung

Strukturell verankerte Fähigkeiten	Fähigkeit, eigene Impulse zu steuern und zu integrieren Fähigkeit, den Selbstwert zu regulieren Toleranz für eigene Affekte Das Selbst als Urheber eigenen Wollens und Handelns Fähigkeit zur Antizipation.
Strukturelle Störungen	Impulse: Übersteuerung oder Durchbruch. Selbstentwertende, autoaggressive, selbstbestrafende Tendenzen, Selbstwertregulierung schwierig, hohe Kränkbarkeit, Unverträglichkeit belastender Affekte, Wenig Urheberschaft eigenen Handelns.

Die Ebene der Abwehr

Strukturell verankerte Fähigkeiten	Fähigkeit, seelisches Gleichgewicht bei inneren und äußeren Konflikten durch bestimmte Abwehrmechanismen zu erhalten oder wiederherzustellen.
Strukturelle Störungen	Abwehr unflexibel, versagend, Vorherrschen „unreifer“ Abwehrmechanismen, Abwehr stärker interpersonell statt intrapsychisch.

Die Ebene der Objektwahrnehmung

Strukturell verankerte Fähigkeit	Fähigkeit der Selbst-Objekt-Differenzierung Empathiefähigkeit Fähigkeit, äußere Objekte ganzheitlich, kohärent, mit eigenen Absichten und Rechten wahrzunehmen, Fähigkeit, objektbezogene Affekte zu erleben (Sorge, Anteilnahme, Schuld).

Strukturelle Störungen	Unsichere Grenzen zwischen Selbst und anderen, fehlende empathische Einfühlung in den anderen, dem anderen keine eigenen Absichten und Rechte zuerkennen können, den anderen bevorzugt als bedürfnisbefriedigend/verfolgend erleben, wenig objektbezogene Affekte erleben.

Die Ebene der Kommunikation

Strukturell verankerte Fähigkeiten	Fähigkeit, sich emotional auf andere auszurichten Fähigkeit, sich anderen emotional mitzuteilen Fähigkeit, affektive Signale des anderen zu entschlüsseln, Erleben von Reziprozität.
Strukturelle Störungen	Fehlendes emotionales Interesse für andere, Schwierigkeit der emotionalen Mitteilung an andere, Schwierigkeit des emotionalen Verstehens anderer.

Die Ebene der Bindung

Strukturell verankerte Fähigkeiten	Fähigkeit, innere Repräsentanzen des anderen zu errichten und affektiv zu besetzen Fähigkeit, Objekte loszulassen und zu trauern, Fähigkeit, variable und triadische Bindungen einzugehen, Fähigkeit, Interaktionsregeln zum Schutz von Bindungen entwickeln zu können.
Strukturelle Störungen	Eingeschränkte Fähigkeit zur Bindung und Lösung, der andere ist nur in Realpräsenz wirklich,

Strukturelle Störungen	der andere ist in seiner emotionalen Bedeutung austauschbar, wunschgeleitete und dyadische Beziehungen herrschen vor, Mangel an internalisierten positiven Objekten, Vorherrschen strafender, entwertender innerer Objekte, Bedrohung durch innere Leere.

Die funktionsfähige Struktur und die strukturelle Störung sind einander als zwei qualitative Pole gegenübergestellt. Um eine Abstufung vornehmen zu können, wurden **vier Integrationsniveaus** operational definiert: Gute, mäßige, geringe Integration und Desintegration.

Gute Integration: bedeutet, dass die oben erwähnten Funktionen prinzipiell verfügbar sind und über Belastungssituationen hinweg erhalten oder wiedergewonnen werden können. Die Struktur stellt den psychischen Innenraum zur Verfügung, in dem intrapsychische Konflikte ausgetragen werden. Konflikthaftes Geschehen kann die strukturellen Möglichkeiten zeitweise beeinträchtigen. In der Gegenübertragung werden jene deutlichen Gefühlsregungen spürbar, welche durch die Übertragung von Konflikten mit historisch erlebten Personen ausgelöst werden.

Mäßige Integration: Die Verfügbarkeit über die genannten Funktionen ist erhalten, doch situativ herabgesetzt. Die intrapsychischen Konflikte haben archaischere Inhalte und heftigere Affekte. Es werden überhöhte Idealvorstellungen und rigide Strafinstanzen sichtbar. Die Gegenübertragung ist durch gelegentlich schwer aushaltbare Affekte gekennzeichnet, die sich auf relevante Beziehungserfahrungen zurückführen lassen.

Geringe Integration: Die Verfügung über die intrapsychisch und interpersonell regulierenden Funktionen ist deutlich eingeschränkt. Ein seelischer Binnenraum ist wenig entwickelt, unbewusste Bedürfnisregungen richten sich direkt an den anderen, was dazu führt, dass nicht intrapsychische Konflikte, sondern interpersonelle Probleme vorherrschen. Die Gegenübertragung ist durch die Heftigkeit und anhaltende Wirkung von Gefühlsregungen gekennzeichnet.

Desintegration: Ein kohäsives Selbst konnte nicht ausgebildet werden, bei Belastungen besteht die Gefahr der psychotischen Desintegration und psychotischen Restituierung. Die fragile Struktur erlangt ihre Stabilität dadurch, dass wesentliche Triebimpulse und narzisstische Bedürfnisse abgespalten oder verleugnet werden.

Das OPD-Manual (Arbeitskreis OPD 1996, 2. Auflage 1998) gibt detaillierte klinische Beispiele für diese vier Integrationsniveaus in den sechs strukturellen Dimensionen.
Was ist eine **strukturelle Störung?** Wenn auf der Grundlage früh beeinträchtigter Persönlichkeitsentwicklungen bestimmte Integrationsschritte nicht erfolgen konnten und daher strukturell verankerte Funktionen nicht sicher zur Verfügung stehen, sprechen wir von **struktureller Vulnerabilität**. Hier liegt eine Disposition vor, die im Falle spezifischer Anforderungen an die Persönlichkeit in das Erscheinungsbild der strukturellen Störung mündet. Beispiel: Ein junger, in seinem Objekterleben strukturell vulnerabler Patient, der sich von andern nicht gut abgrenzen kann und deren Absichten leicht missversteht, kann sich vorübergehend durch sozialen Rückzug stabilisieren. Mit beginnender Berufstätigkeit ist er gezwungen, Schritte der Annäherung, der Einfühlung, der Abgrenzung, des wechselseitigen Verstehens zu tun. Da er diese Funktionen nicht zuverlässig zur Verfügung hat, scheitert er in den Beziehungen, gerät unter den Druck von Angst und Wut, er erlebt das Tun der andern als Schikane und Mobbing, gerät selber in einen Zustand zunehmender Anspannung, Verwirrung und Leistungsfähigkeit.
Die drei Stufen mäßig integriert, gering integriert, desintegriert, beschreiben drei Ausprägungsgrade struktureller Vulnerabilität bzw. Störung. Die Stufe gut integriert ist strukturell unauffällig, was aber nicht bedeutet, dass jemand mit gut integrierter Struktur zwangsläufig „gesund“ ist. Es ist vielmehr möglich, dass neurotisch unbewusste Konflikte vor dem Hintergrund einer gut integrierten Struktur ausgetragen werden können.

3.2 Die Heidelberger Fokusliste

In der klinischen Anwendung wird die Struktur der Persönlichkeit auf den sechs Dimensionen bezüglich der vier möglichen Integrationsniveaus eingeschätzt. In der praktischen Arbeit erwies es sich als hilfreich, operationale Modellsätze über das Erleben und Verhalten des Patienten zu haben, welche die Entscheidung für ein bestimmtes Strukturniveau erleichtern. Es erschien nützlich, die sechs Strukturdimensionen jeweils durch Unterpunkte zu differenzieren. Zu diesem Zweck wurden Listen von Modellsätzen entwickelt, anhand derer die strukturellen Dimensionen (z.B. Selbstwahrnehmung, Selbststeuerung usw.) eingeschätzt werden konnten. Aus diesen Materialien entwickelten wir eine **Struktur-Checkliste** (Rudolf et al. 1998), die etwa 60 Strukturgesichtspunkte auf den vier Integrationsniveaus beschreibt.
In einer Reihe von Therapiestudien (Grande et al. 1997, 98a, 98b, Rudolf 2000) zeigte sich zwischen der geringen Differenzierung der sechs Strukturdimensionen und der hohen Auflösung der rund 60 Strukturthemen aus der Checkliste eine Liste von 21 strukturellen Punkten besonders praktikabel.

Diese Merkmale sind nach unserer Erfahrung gut geeignet, die strukturelle Situation eines Patienten zu kennzeichnen. In unserer klinisch therapeutischen und wissenschaftlichen Arbeit wählen wir aus dieser Liste jene Foki aus, welche als behandlungsbedürftige Schwerpunkte der Störung im Strukturbereich identifiziert wurden (max. drei Strukturfoki neben 1-3 Konfliktfoki und 1 Beziehungsfokus nach OPD).

Heidelberger Fokusliste

Selbstwahrnehmung

Selbstreflexion: Fähigkeit, sich selbst überhaupt zum Gegenstand der Wahrnehmung und Reflexion zu machen.
Selbstbild: Fähigkeit, verschiedene Aspekte des Selbst wahrzunehmen und zu integrieren.
Identität: Fähigkeit, das Selbstbild über die Zeit stabil und kohärent zu halten.
Affektdifferenzierung: Fähigkeit, eigene Affekte wahrzunehmen und zu differenzieren.

Selbststeuerung

Affekttoleranz: Fähigkeit, eigene Affekte zu tolerieren und mit ihnen steuernd umzugehen.
Selbstwertregulation: Fähigkeit, den Selbstwert zu regulieren.
Impulssteuerung: Fähigkeit, eigene Triebimpulse zu steuern und zu integrieren.
Antizipation: Fähigkeit, die Folgen eigener Handlung zu antizipieren und dies für ihre Steuerung nutzbar zu machen.

Abwehr

Intrapsychische Abwehr: Fähigkeit, Konflikte intrapsychisch zu erleben und auszutragen vs. interpersonelle Abwehr.
Flexibilität der Abwehr: Fähigkeit, die Abwehr zu lockern und Triebimpulse bzw. Affekte zuzulassen.

Objektwahrnehmung

Selbst-Objekt-Differenzierung: Fähigkeit, die Quelle bestimmter Intentionen (Affekte, Impulse, Gedanken) im Selbst oder den Objekten zu verorten.
Empathie: Fähigkeit, das Erleben und die Perspektive Anderer empathisch nachzuvollziehen.
Ganzheitliche Objektwahrnehmung: Fähigkeit, Objekte mit ihren guten und schwierigen Seiten wahrnehmen zu können.
Objektbezogene Affekte: Fähigkeit, objektbezogene Affekte wie Trauer, Dankbarkeit, Scham, Schuld, Freude zu erleben und auszudrücken.

Kommunikation

Kontakt: Fähigkeit, sich auf andere emotional auszurichten und mit ihnen einen Kontakt herzustellen.
Verstehen fremder Affekte: Fähigkeit, fremde Affekte zutreffend zu dekodieren.
Mitteilen eigener Affekte: Fähigkeit, eigene Affekte zutreffend auszudrücken.
Reziprozität: Fähigkeit, eine „Wir-Situation“ in Bezug auf die gemeinsamen kommunikativen Aufgaben herzustellen.

Bindung

Internalisierung: Fähigkeit, gute innere Objektbilder auszubauen und lebendig zu erhalten.
Loslösung: Fähigkeit, sich innerlich von Objekten zu lösen und sie zu betrauern.
Variabilität der Bindung: Fähigkeit, variable/triadische Bindungen zu verschiedenen Objekten herzustellen und aufrechtzuerhalten.

3.3 Die Gruppierung der Strukturmerkmale

Abschließend soll die Logik der 20 wichtigsten Strukturmerkmale nochmals dadurch deutlich gemacht werden, dass sie entsprechend ihrem inneren Zusammenhang, ihrer thematischen Verwandtschaft inhaltlich gruppiert werden. Grundlage der Anordnung sind klinisch-inhaltliche Diskussionen über Merkmalszusammenhänge. Die Systematik, die sich von jener der OPD-Strukturdimensionen geringfügig unterscheidet, hat sich in der Diagnostik und in empirischen Untersuchungen bewährt. Die hier vorgestellte Anordnung ist nicht zwangsläufig identisch mit korrelativen Zusammenhängen wie sie z.B. durch Faktorenanalysen klinischer Daten ermittelt werden können.
Das Strukturmodell umfasst fünf beobachtungsnahe Merkmalsgruppen, die sich am Verhalten des Patienten und speziell an seinem Umgang mit Affekten ablesen lassen (obere Reihe). Eine weitere Merkmalsgruppe (untere Reihe) enthält basale Einschätzungen des Reifungsniveaus der Persönlichkeitsstruktur. Die sechs Gruppen werden im Folgenden charakterisiert.

Abb. 1: Struktur, Das Selbst in der Beziehung zu den Objekten

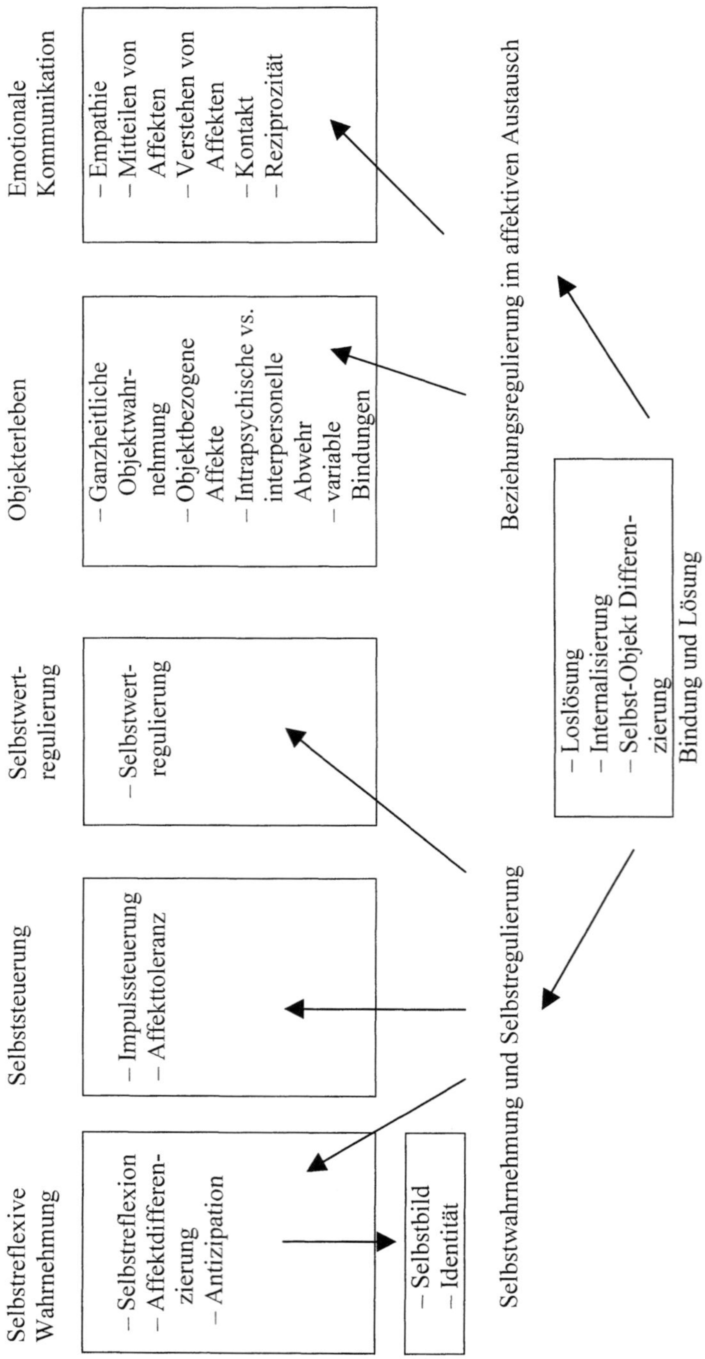

Bindung und Lösung (Basale Objektbeziehung)

Während die Strukturmerkmale der oberen Ebene vor allem in ihrer Affektivität direkt erlebbar und beobachtbar sind, erscheinen die drei Items des unteren Clusters weniger verhaltensnah. Sie werden als basal bezeichnet, weil sie komplexer Natur sind, inhaltlich mit vielen Merkmalen der oberen Reihe zusammenhängen und zudem aus einer entwicklungspsychologischen Perspektive besonders wichtige Reifungsschritte darstellen.

- In dem Merkmal **Selbst-Objekt-Differenzierung** wird die Herausdifferenzierung des Selbst aus der dyadischen Ungeschiedenheit beschrieben und die Fähigkeit, zwischen Ich-Erleben und Objekterleben sicher zu unterscheiden. Insofern ist Selbst-Objektdifferenzierung sowohl Vorraussetzung für eine gelingende Selbstreflexion als auch für eine realitätsgerechte Wahrnehmung. Beeinträchtigte Selbst-Objektdifferenzierung führt zu verschwommener Erlebnisschilderung, in denen Selbst und Objekt projektiv verwechselt werden.
- Das Merkmal **Internalisierung** beschreibt die Hereinnahme der Beziehungserfahrungen mit wichtigen Anderen in Form von internalisierten Objektrepräsentanzen. Es geht, sowohl in der biographischen Erfahrung wie in der aktuellen Situation um die Frage, ob der Andere überhaupt affektive Spuren im Selbst hinterlassen hat und welche affektive Qualität diese Vorstellungen vom Anderen haben. Auch dieses Merkmal muss aus den Berichten über das Erleben des Anderen erschlossen werden. Die Fähigkeit zur Internalisierung bildet eine Voraussetzung für das Erleben objektbezogener Affekte und die Fähigkeit, variable Bindungen einzugehen, aber auch indirekt für die Fähigkeit, sich selbst zu beruhigen (Affekttoleranz) und den eigenen Selbstwert zurückzugewinnen (Selbstwertregulierung).
- Das Merkmal **Loslösung** setzt die Fähigkeit zur Internalisierung voraus, geht aber darüber hinaus; es beschreibt die Fähigkeit, je nach Erfordernis zwischen Bindung und Lösung wechseln zu können, d.h. sich von Objekten verabschieden oder ihren Verlust betrauern zu können. Das wird aus lebensgeschichtlichen Darstellungen gut ablesbar.

Die obere Ebene benennt fünf strukturell verankerte Fähigkeiten, die sich zum einen aus der Selbstschilderung der Patienten entnehmen lassen zum anderen „live“, etwa im diagnostischen Gespräch beobachten lassen: Drei von ihnen sind auf Selbstwahrnehmung und Selbstregulierung bezogen, zwei weitere beschäftigen sich mit der Beziehungsregulierung im affektiven Austausch.

Selbstreflexive Wahrnehmung

Die ersten drei Merkmale beschreiben strukturelle Funktionen der Selbstreflexion, die beiden folgenden das Ergebnis des selbstreflexiven Prozesses.

- Das Merkmal **Selbstreflexion** beschreibt die Fähigkeit, sich in das eigene Selbst einzudenken, von außen auf sich selbst zu schauen und dadurch eine Binnenkommunikation und ein Selbstverständnis zu ermöglichen.
- Das Merkmal **Affektdifferenzierung** benennt als wichtigen Aspekt der Binnenkommunikation die Fähigkeit, eigene Affekte introspektiv zu unterscheiden und sich durch das lebendige affektive Erleben selbst verstehen zu können.
- Das Merkmal **Antizipation** wird in die selbstreflexive Gruppe aufgenommen, weil es ein Über-sich-Selbst-Nachdenken bedeutet (was geschieht mit mir und den Anderen, wenn ich folgendes tue). Mit dem Ziel einer langfristigen adaptiven Planung werden die sozialen Folgen des eigenen Tuns beschrieben. Bei mäßigem Strukturniveau fällt es schwer, eigene Interessen und ihre Folgen zu durchschauen, weil die Objektinteressen ein Übergewicht haben.
- Das Merkmal **Selbstbild** beschreibt die Tatsache, dass das von den Objekten getrennte Selbst mit sich reflexiv umgehen kann und unter Berücksichtigung der Rückmeldung Anderer zu einem Bild der eigenen Person gelangt.
- Das Merkmal **Identität** beschreibt die aus dem Vorigen entwickelte Gewissenheit des Mit-Sich-Selbst-Gleichbleibens über die Zeit hinweg, ebenso wie die Integrierung unterschiedlicher Selbstaspekte zu einem ganzen Selbst.

Selbststeuerung

Diese Regulationssysteme betreffen die Steuerung der eigenen Impulswelt und der eigenen Affektivität.

- Das Merkmal **Impulssteuerung** beschreibt die Fähigkeit, regulierend mit Wünschen, Bedürfnissen und Triebimpulsen umzugehen und sie in das Gesamtverhalten zu integrieren.
- Das Merkmal **Affekttoleranz** kennzeichnet die Fähigkeit, mit Bedürfnisfrustrationen, d.h. mit anhedonischen Affekten umzugehen, aber auch heftige positive Affekte zu integrieren.

Selbstwertregulierung

Ein weiteres wichtiges Regulationssystem dient der Herstellung bzw. Wiederherstellung und Erhaltung des Selbstwertes.

- Das Merkmal **Selbstwertregulierung** wurde wegen seiner großen klinischen Bedeutung (es wird in Therapieverläufen besonders häufig als Fokus gewählt) herausgehoben. Es geht hier um die Fähigkeit, erlebte Zurückweisungen und Kränkungen auszugleichen bzw. den eigenen Wert sicherzustellen.

Objekterleben

Diese vier Merkmale beschreiben strukturell verankerte Einstellungen zu den Objekten. Sie bilden eine wichtige Voraussetzung für die äußere Beziehungsgestaltung.

- Das Merkmal **ganzheitliche Objektwahrnehmung** beschreibt die Fähigkeit, Andere realitätsgerecht in ihren unterschiedlichen Aspekten erleben zu können.
- Das Merkmal **objektbezogene Affekte** meint auf der Linie der internalisierten Beziehungsrepräsentanzen die Fähigkeit, wichtige Objekte mit differenzierten Emotionen zu besetzen, was bedeutet, sich nicht nur situativ über jemanden freuen oder ärgern zu können, sondern vor allem auch intrapsychische Affekte wie Schuld, Dankbarkeit, Verbundenheit auf wichtige Objekte zu richten.
- Das Merkmal **intrapsychische vs. interpersonelle Abwehr** verweist darauf, dass bei fehlendem psychischen Binnenraum eigene Probleme am Anderen oder über den Anderen abgehandelt werden müssen.
- Das Merkmal **variable Bindungen** beschreibt die Fähigkeit, affektiv unterschiedlich geartete Beziehungsrepräsentanzen errichten und in der Beziehungsrealität umsetzen zu können.

Emotionale Kommunikation

Die fünf Items erfassen, was sich zwischen dem Selbst und dem Objekten an Vorgängen des Verstehens unterscheiden lässt.

- Das Merkmal **Empathie** meint die Fähigkeit, sich in vorübergehender Identifizierung in den Anderen hinein zu versetzen und ihn gefühlsmäßig verstehen zu können.
- Die Fähigkeit, sich intentional auf die Objekte ausrichten zu können (**Kontakt**), sich ihnen gegenüber emotional deutlich zu artikulieren (**Mitteilen von Affekten**) und ihre emotionalen Signale entschlüsseln zu können (**Verstehen von Affekten**) sind die Voraussetzung dafür, ein reziprokes kommunikatives System aufbauen zu können (**Reziprozität**).

3.4 Die klinische Bedeutung der strukturellen Merkmalsgruppen

Die fünf Cluster der verhaltensnahen Ebene enthalten jeder eine ausgeprägte **affektive Qualität,** d.h. sie beinhalten die Fähigkeit, Affekte zu generieren, sie auf Objekte zu richten, sie zu unterscheiden, zu steuern, zu tolerieren oder im kommunikativen Austausch zu verwenden. Es geht hier, vereinfacht gesagt, vor allem um die **Struktur der Affektivität**, welche das Verbindungsstück zwischen Selbst und Objekt bildet.
Die Cluster der oberen Ebene haben außerordentlich wichtige **therapeutische Bedeutung**. Viele psychotherapeutische Interventionen setzen hier an: Patienten erfahren z.B. in der therapeutischen Beziehung die Möglichkeit, objektgerichtete Affekte zuzulassen und zu kommunizieren. Sie lernen, mit diesen Affekten steuernd und tolerierend umzugehen und erfahren dabei ihre Motivationsstrukturen, die mit den Affekten verbunden sind. Sie werden mit ihren Selbstwertschwankungen konfrontiert und lernen, den Selbstwert zu stabilisieren. Sie üben sich darin, introspektiv ihre Affekte wahrzunehmen und sie handlungsleitend zu nutzen. Das führt dazu, dass sie ihre kommunikativen Aktivitäten der Kontaktaufnahme, der Versuche sich zu verständigen, intensivieren. Diese Vorgänge sind verbunden mit einem eigenverantwortlichen Umgang mit der eigenen Abwehr (z.B. Zurücknahme von Projektionen).
Als Fazit einer im solchen Sinne erfolgreichen strukturellen Therapie können Veränderungen dokumentiert werden: die Zunahme der selbstreflexiven Wahrnehmung, der Selbststeuerung, der Selbstwertregulierung, des kommunikativen und verstehenden Umgangs mit Objekten (vgl. Kapitel Strukturbezogene Psychotherapie).

4. Fazit

Der vorgelegte Entwurf unterscheidet sich von früheren strukturellen Ansätzen in einer Reihe von Punkten:

- Es wird in dem strukturellen Konzept nicht auf den engen Begriff des Ich und seiner Funktionen zentriert, sondern auf den weiteren Begriff des Selbst und seiner Beziehungen zu den Objekten.
- Die objektbeziehungspsychologische Perspektive erlaubt eine weitreichende Dynamisierung dieses Strukturkonzepts. Wenn es in der Ich-Psychologie um eher statische Beschreibungen von Ich-Stärke/Ich-Schwäche im Sinne von vorhandenen/defizitären Eigenschaften der Person ging, sprechen wir hier von dynamisch wirksamen Dispositionen, welche sich auf frühe Beziehungserfahrungen zurückführen lassen. Indem die strukturellen Gegebenheiten als Auswirkungen früher Beziehungskonflikte (Grundkonflikte) verstanden werden, wird – was für die Therapie von besonderer Bedeutung ist – auch ein konfliktdynamisches Verständnis möglich.

- Nicht zuletzt haben sich die hier beschriebenen Strukturmerkmale in der praktischen Arbeit bewährt. Es wurden ausschließlich solche Merkmale beibehalten, von denen sich zeigen ließ, dass sie von verschiedenen Untersuchern reliabel eingeschätzt werden können. Merkmale, bei denen das nicht der Fall war, die zwar klinisch gerne verwendet werden, aber doch zu vieldeutig sind, um operationalisiert zu werden, wurden beiseite gelassen (Beispiele: „Realitätsprüfung, Autonomie des Selbst, Reifung der Persönlichkeit, Urteilsfähigkeit").
- Der psychotherapeutische Umgang mit strukturellen Störungen im beschriebenen Sinne erlaubt eine große Bandbreite von Zielsetzungen. Sie beginnen bei einer verhaltensnahen Einstellungsänderung gegenüber dem eigenen Tun: Das Annehmen der eigenen Schwierigkeiten als in der eigenen Persönlichkeit mitverankert und die Verantwortungsübernahme dafür als Voraussetzung für die Erarbeitung neuer Bewältigungsstrategien (Ziele, die im Rahmen von ambulanten Kurzzeittherapien oder stationären Psychotherapien erreicht werden können). Die therapeutischen Zielsetzungen reichen aber auch bis zur Internalisierung neuer Beziehungserfahrungen (Ziele von ambulanten Langzeittherapien).
- Die mangelnde Berücksichtigung von strukturellen Befunden speziell in ambulanten Langzeittherapien hat in der Regel sehr problematische Folgen: Der Dialog zwischen Patient und Therapeut vollzieht sich nur scheinbar auf einer psychologischen Ebene mit scheinbar bedeutsamen Erklärungsversuchen und Einsichten auf beiden Seiten. Im Therapieverlauf wird aber mehr und mehr deutlich, dass kein therapeutischer Entwicklungsprozess stattfindet und dass stattdessen die Beziehungsverwicklungen und Symptombildungen zunehmen. Die strukturellen Probleme, die erst jetzt als solche erkannt werden, sind häufig schon im Anfangsbefund deskriptiv niedergelegt, aber nicht als Hinweise auf eine strukturelle Problematik verstanden worden. Eine solide strukturelle Diagnostik gehört zu jenen Aufwendungen, die sich vor Therapiebeginn unbedingt lohnen, weil das Vorliegen struktureller Störungen eine völlig andere therapeutische Haltung und therapeutische Zielsetzung erfordert. Die therapeutischen Aspekte werden in dem Beitrag „Strukturbezogene Psychotherapie" (in diesem Band) beschrieben.

Literatur

Arbeitskreis OPD (Hrsg) 1996 Operationalisierte Psychodynamische Diagnostik. Grundlagen und Manual. Bern: Huber. 2. Auflage 1998

Abraham K (1925) Psychoanalytische Studien zur Charakterbildung. Int Psychoanal Bibliothek 16: 1-64

Adler A (1912) Über den nervösen Charakter. München: Bergmann JF

Alexander F (1928) Der neurotische Charakter. Int Zschr f Psa 14

Balint M (1937) Frühe Entwicklungsstadien des Ich. Primäre Objektliebe. In Balint A und Balint M. Die Urformen der Liebe und die Technik der Psychoanalyse. (Deutsch: Fischer Frankfurt 1966)

Balint M (1968) The Basic Fault – Therapeutic Aspects of Regression. Tavistock: London (Deutsch: Stuttgart: Klett 1970)

Blanck R, Blanck G (1974) Ego-Psychology: Theory and Practice. New York: Columbia University Press. (Deutsch: Angewandte Ich-Psychologie. Stuttgart: Klett Cotta. 1988)

Faber FR, Dahm A, Kallinke D (1999) Kommentar Psychotherapierichtlinien. München: Urban und Fischer: 5. Auflage

Fairbairn WRD (1952) Psychoanalytic Studies of the Personality. Tavistock: London

Fonagy P, Target M (1997) Attachment and reflective function: The role in self organization. Development and Psychopathology 9: 679-700

Freud S (1908) Charakter und Analerotik. London: Imago Publishing GW-Band 7, 203-209

Freud S (1923) Das Ich und das Es. GW-Band 13: 237-289

Grande T, Rudolf G, Oberbracht C (1997) Die Praxisstudie analytische Langzeittherapie. Ein Projekt zur prospektiven Untersuchung struktureller Veränderungen in Psychoanalysen. In Leuzinger-Bohleber M, Stuhr U (Hrsg) Psychoanalyse im Rückblick. Gießen: Psychosozial-Verlag: 415-431

Grande T, Oberbracht C, Rudolf G (1998) Einige empirische Zusammenhänge zwischen den Achsen "Beziehung", "Konflikt" und "Struktur". In Schauenburg H, Buchheim P, Cierpka M, Freyberger HJ (Hrsg) OPD in der Praxis. Konzepte, Anwendungen, Ergebnisse der Operationalisierten Psychodynamischen Diagnostik. Bern: Huber: 121-138

Grande T, Rudolf G, Oberbracht C (1998) Die Strukturachse der Operationalisierten Psychodynamischen Diagnostik (OPD) Forschungsergebnisse zum Konzept und zur klinischen Anwendung. Persönlichkeitsstörungen PTT 2: 173-182

Grande T, Rudolf G, Oberbracht C (2000) Veränderungsmessung auf OPD-Basis: Schwierigkeiten und ein neues Konzept. In Freyberger (Hrsg) et al. Was leistet die OPD? Bern: Huber: 137-147

Hartmann H (1939) Ich-Psychologie und Anpassungsprobleme. Int Zschr Psychoanal 24: 62-135

Heigl-Evers A, Heigl F (1987) Die psychoanalytisch-interaktionelle Therapie – Eine Methode zur Behandlung präödipaler Störungen. In Rudolf G, Rüger U, Studt HH (Hrsg) Psychoanalyse der Gegenwart. Göttingen: Vandenhoeck & Ruprecht, 180-197

Jacobson E (1954) The self and the object world. Psychoanalytic study of the child 9: 75-127.

Kernberg OF (1976) Object relations theory and clinical psychoanalysis. New York Jason Aronson (Deutsch: Klett Cotta. Stuttgart 1979)

Kernberg OF(1977) The structural diagnosis of Borderline personality organisation. In Hartocollis P (ed) Borderline personality disorder. Int Univ Press New York: 87-121

Kernberg OF (1981) Structural interviewing. Psychiatr North Am 4: 169-195

Kohut K (1971) The analysis of the self. A systematic approach to the psychoanalytic treatment of narcissistic personality disorder. New York International University Press (Deutsch Suhrkamp: Frankfurt 1973)

Leichsenring F (1995) Borderline-Stile. Denken, Fühlen, Abwehr und Objektbeziehungen von Borderline-Patienten. Huber: Bern

Rapaport D (1959) The structure of psychoanalytical theory A systematizing attempt (Deutsch Klett: Stuttgart 1973)

Reich W (1928) Über Charakteranalyse. Internationale Zeitschrift für Psychoanalyse 14: 180-196

Rudolf, G (1977) Krankheiten im Grenzbereich von Neurose und Psychose. Ein Beitrag zur Psychopathologie des Ich-Erlebens und der zwischenmenschlichen Beziehungen. Vandenhoeck & Ruprecht, Göttingen.Nachdruck Deutscher Studienverlag (1987)

Rudolf G (1993) Psychotherapeutische Medizin. Ein einführendes Lehrbuch auf psychodynamischer Grundlage. Stuttgart: Enke

Rudolf G (1995) Diagnostik struktureller Störungen. In Schneider G, GH Seidler (Hrsg) Internalisierung und Strukturbildung in Psychoanalyse und Psychotherapie. Opladen: Westdeutscher Verlag: 311-328

Rudolf G (1979) Intentionalität: Die Geschichte des Begriffs und seine heutige Bedeutung für das Verständnis kommunikativer Vorgänge. Psychother Med Psychol 29: 39-115

Rudolf G (1996) Operationalisierte Psychodynamische Diagnostik (OPD) Die Einschätzung des Strukturniveaus. In Buchheim P, Cierpka M, Seifert Th (Hrsg) Lindauer Texte. Heidelberg: Springer

Rudolf G (2000) Die Entstehung psychogener Störungen ein integratives Modell. Prax Kinderpsychol Kinderpsychiatrie: 331-366

Rudolf G (2000) Psychotherapeutische Medizin und Psychosomatik. Ein einführendes Lehrbuch auf psychodynamischer Grundlage. 4. Auflage. Stuttgart: Thieme

Rudolf G, Buchheim P, Ehlers W, Küchenhoff J, Muhs A, Pouget D, Rüger U, Seidler GH, Schwarz F (1995) Struktur und strukturelle Störung. Zschr Psychosom Med 41: 197-212

Rudolf G, Grande T, Oberbracht C (1996) Erste empirische Untersuchungen zu einem neuen diagnostischen System: Die Operationalisierte Psychodynamische Diagnostik (OPD). Zschr. Psychosom. Med. Psychoanal. 42: 343-357

Rudolf G, Grande T, Oberbracht C (1997) A research strategy for measuring structural change in psychoanalytic psychotherapies. In Kächele H, Krause R, Mergenthalter O (Hrsg) Psychoanalytic process research Strategies II, 12 years later. In http: //www.uni-saarland.de / philfak/FB6/krause/Ulm 97

Rudolf G, Oberbracht C, Grande T (1998) Die Struktur-Checkliste. Ein anwenderfreundliches Hilfsmittel für die Strukturdiagnostik nach OPD. In Schauenburg H, Buchheim P, Cierpka M, Freyberger H.J. (Hrsg.) OPD in der Praxis. Konzepte, Anwendungen, Ergebnisse der Operationalisierten Psychodynamischen Diagnostik. Bern: Huber: 167-181

Schneider G (1995) Internalisierung und Strukturbildung: Einleitung und Überblick. In Schneider G, Seidler GH (Hrsg.) Internalisierung und Strukturbildung. Theoretische Perspektiven und klinische Anwendungen in Psychoanalyse und Psychotherapie. Opladen: Westdeutscher Verlag: 10-43.

Schulz S (1999) Affektive Indikatoren struktureller Störungen. Inauguraldissertation Universität des Saarlandes.

Schultz-Hencke H (1951) Lehrbuch der analytischen Psychotherapie. Stuttgart: Thieme

Spitz RA (1951) Psychological diseases in infancy. An attempt at their ideologic classification. PSA. Study of the child 6: 255-275

Strukturkonzepte in der psychoanalytischen Entwicklung[1]

Doris Pouget-Schors

Ich möchte nach einer ausführlicheren Übersicht über die Entwicklung des psychoanalytischen Strukturbegriffs kurz auf einen Vorläufer der OPD – Strukturachse eingehen, das auf einer frühen Arbeit Kernbergs (Kernberg, 1970) basierte Diagnostiksystem „Münchner Strukturniveau der Persönlichkeitsorganisation" unserer Münchner Arbeitsgruppe, um einen Teil des Entstehungsprozesses der OPD Strukturachse deutlich zu machen (Lohmer, 1992).

1. Struktur der Persönlichkeit

Was eine Struktur sei, ist trotz (oder vielleicht wegen) des immer ausgedehnteren Gebrauchs, den dieser Begriff seit rund 70 Jahren in allen Wissenschaften findet, keineswegs klar. Folgt man Luc Ciompi in seinem Buch „Affektlogik" zur Struktur der Psyche, erscheint das Psychische als eine Art „Organ" oder „Gewebe", das sich zum Zwecke der Wirklichkeitsbewältigung immer dichter und feiner zwischen dem Organismus und seiner Umwelt ausspannt, wobei es deren Textur in einem fortwährenden Austauschprozess sowohl kontinuierlich fortsetzt wie auch in etwas wesensmäßig anderes umsetzt. Das Psychische spielt sich in einem aus Fühlen und Denken, Körperlichkeit und Geistigkeit kombinierten „Doppelsystem" ab, das weitgehend der Polariät zwischen konkreter Materialität und abstrakter Relation zu entsprechen scheint. Nicht nur das Denken (und Reden), sondern auch das Fühlen erscheint wie ein internalisiertes und ökonomisiertes Probehandeln entlang den vorgezeichneten affektlogischen Operationsschemata.

Der Begriff „Struktur" erhält aus seiner lateinischen Wurzel „schichten, aus- oder nebeneinanderlegen, zusammenfügen, aufbauen, errichten" in allen Wissenschaften Hinweise auf die Art, wie ein Ganzes (z.B. ein Gebäude) gebaut ist oder wie die Teile eines Ganzen dauerhaft unter sich arrangiert sind. Der dynamische Aspekt, „wie die Beziehungen zwischen diesen Teilen beschaffen sind" gewinnt im Laufe der Zeit immer mehr Gewicht (Ciompi, 1982). Bastide beschreibt 1962 Struktur als „ein in sich verbundenes System, in welchem die

1 Ich danke Herrn Prof. M. von Rad für die Durchsicht des Manuskripts und für seine konstruktiven Veränderungsvorschläge.

Veränderung eines Elements notwendigerweise Veränderungen in den anderen Elementen nach sich zieht" (Bastide, 1962). Es wird also deutlich, dass in einer „Struktur" – so wie der Begriff von den strukturalistischen Wissenschaften gebraucht wird – ein invariates Grundprinzip in immer neuen Variationen zutage tritt, beide Komponenten, das Gleichbleibende (= die Invarianz) wie das Veränderliche (= die Varianz) sind sowohl nötig als auch ausreichend, um Struktur zu schaffen. Ciompi bezieht sich hier auf eine Definition von Piaget, die drei Elemente berücksichtigt: das Element der Totalität, da sämtliche Elemente der so definierten Struktur etwas Gemeinsames (nämlich die Invarianz) aufweisen und zusammen ein Ganzes bilden (ein Ganzes entsteht nur aufgrund von Gemeinsamkeit). Sie berücksichtigt das Phänomen von Transformation durch das Element der Varianz, die mit dem invariaten Anteil gekoppelt ist. Sie enthält schließlich das wichtige Phänomen der Autoregulation insofern, als durch die Forderung der Kombination der invariaten Komponente ein Rahmen bzw. eine Regel (ein „Gesetz") gesetzt ist, innerhalb dessen die freie Variation erst möglich oder gestattet ist. Ciompi kommt also zu der Definition, Struktur ist ein Produkt aus einer Invarianz und einer Varianz, unter Betonung der Tendenz zu dynamischen Aspekten (Ciompi, 1982).

Unter diesem Rahmen soll nun der psychoanalytische Begriff der Persönlichkeitsstruktur diskutiert werden. Die Persönlichkeit eines Menschen ist die relativ zeitstabile Organisation seiner psychischen Dispositionen sowie der integrativen und defensiven Anpassungsleistungen, die durch die Interaktion zwischen seiner inneren Welt und seiner Umwelt entstehen. Darin enthalten sind seine Identität, sein konstitutionell determiniertes Temperament und sein eigener Stil. Die Prägung erfolgt durch Muster affektiver und kognitiver Einstellungen samt der unbewußten Determinanten, Gewohnheiten, Begabungen, Interessen und Ideale, die das charakteristische Erleben, Denken, Handeln und Verhalten sich selbst wie anderen gegenüber bestimmen. Die Psychoanalyse verfügt insofern über eine eigene Persönlichkeitstheorie, als sie unter der Annahme der Determiniertheit durch lebensgeschichtliche Zusammenhänge beschreibt, wie der Mensch bzw. seine Persönlichkeit geworden ist. Von besonderem Interesse ist dabei die Art, wie diese Integration erreicht und Konflikte aus Innenwelt wie Umwelt gelöst werden. Dies führt zur Frage der inneren Struktur der Persönlichkeit. Die entsprechenden Definitionen befinden sich Moore und Fine zufolge auf unterschiedlichen Ebenen der Komplexität und sind selbst abhängig von spezifischen Theorien: im Trieb-Abwehr-Modell ist die Struktur die Abwehr, im dreiteiligen Strukturmodell sind die Strukturen überdauernde Motivationen, im Anpassungsmodell sind es überdauernde Funktionen und in der Objektbeziehungstheorie sind sie ein Produkt der Identifizierung (zit. n. Moore und Fine, 1990).

Die Persönlichkeitsstruktur umfaßt Aspekte psychischer Organisation, Differenzierung, zeitlicher Abstimmung und Musterbildung im Sinne von überdauernden Qualitäten und Charakteristika seelischer Aktivität (Meissner, 1979).

Sie ist das Ergebnis eines erlebnisbedingten Strukturierungsprozesses der Ich-Matrix hinsichtlich ihrer Organisation und damit auch ihrer Verfügbarkeit für das Individuum. Wesentlich bei der Entstehung von Struktur ist der Vorgang der Internalisierung. Der Aufbau der Ich-Struktur bestimmt das Wesen der manifesten Persönlichkeit bzw. der Identität (Argelander, 1977). Moore und Fine leiten Struktur aus der Interaktion von reifenden konstitutionellen Gegebenheiten und Umwelteinflüssen in den verschiedenen Entwicklungsphasen ab. Sie nimmt Form an durch Identifizierung in frühen Beziehungen, durch Lernen und Lösung von adaptiven Konflikten (a.a.O). Entgegen der Tendenz zu als „statisch" beschriebenen Eigenschaften wird heute der Prozesscharakter betont, evident durch Wandel und Entwicklung im Laufe eines Lebens.
Als zentral für das moderne psychoanalytische Denken kann ein dimensionales Konzept der psychischen Struktur angesehen werden. Kernberg folgend, werden mit dem Begriff Struktur grundlegende Regulationstypen bzw. die gesamte Organisation psychischen Funktionierens entlang eines Entwicklungs- und Reifegradienten erfasst, die sich hinsichtlich der Tragfähigkeit bei Belastungen an dimensionalen Merkmalen orientieren: die Folgen der Anpassung an Belastungen reichen von funktionellen bis zu pathologischen Lösungsversuchen. Beschrieben werden globale Niveaus oder Ebenen des Funktionierens, die einem spezifischen Aufbau, einer Organisation entsprechen (z.B. Kernberg, 1970).

2. Charakter versus Persönlichkeitsstruktur – kategoriale und dimensionale Modelle

Terminologische Überschneidungen und Unschärfen beim psychoanalytischen Strukturbegriff sind Ausdruck des jahrhundertlangen Dilemmas der biologischen Wissenschaften: Wird Struktur durch die Funktion determiniert, oder wird Funktion durch die Struktur bestimmt? Ersteres entspricht dem funktionellen dynamischen Ansatz der frühen Psychoanalyse Freuds (Trauma- bzw. Libidotheorie). Letzteres berücksichtigte er mit seiner Strukturtheorie in Modifikation früherer Persönlichkeitsmodelle.
Schultz-Hencke strebte in der Neo-Psychoanalyse eine systematische Ausformulierung der Neurosestrukturen Freuds an (schizoide, depressive, zwangsneurotische und hysterische Struktur bzw. ihre Mischformen sowie die neurasthenische Struktur als Ersatzkategorie). Hier wird die Bedeutung der Folgeerscheinungen des ursprünglichen Triebkonflikts betont (Zander und Zander, 1977). Darauf basierte auch die 1961 erschienene Darstellung strukturspezifischer „Grundformen der Angst" durch Riemann, der damit eine Tradition der Strukturtypen begründete (Riemann, 1984).
Eine solche klassische wie die neopsychoanalytische Denkweise, ist typologisch und damit kategorial orientiert und geht deskriptiv vor; sie fasst Persön-

lichkeit und Charakter häufig synonym in Verbindung mit der Trieb-Konflikt-Abwehr-Theorie. Die teils heute noch synonym verwendeten Begriffe Persönlichkeit und Charakter weisen an ihrem Ursprung gemeinsame Bedeutungen auf. Die Anwendungspraxis ergibt jedoch mit paralleler Erfassung der Bereiche Persönlichkeitsstruktur (dimensional) und Charakter (triebtheoretisch, kategorial) diagnostischen Spielraum. Patienten mit strukturellen Störungen können sehr unterschiedliche Charakterzüge aufweisen, je nach Persönlichkeitsstrukur, in die das Syndrom eingebettet ist. Manche Autoren plädieren dafür, Struktur stets in Relation zu einer Charakterdiagnose im Sinne der Triebtheorie in Beziehung zu setzen. S.O. Hoffmann und W. Hoffmeister verbinden strukturelle und charakterologische Merkmale in einem zweidimensionalen Operationalisierungsentwurf zur Beschreibung von Ausmaß und Beschaffenheit der Pathologie (Hoffmann, 1984/96).

3. Freuds Strukturtheorie und sein „Kristallgleichnis"

Bereits innerhalb der frühen Psychoanalyse fanden strukturelle Entwicklungen Interesse (Adler, 1912, Freud, 1905 d). Der Sprachgebrauch differenzierte jedoch noch nicht genügend zwischen Persönlichkeit und Charakter bzw. Ich, Selbst und Persönlichkeit. Der Begriff der Struktur selbst erscheint v.a. in Freuds dreiteiligem Strukturmodell mit seinen Instanzen Ich, Über-Ich und Es im Rahmen der triebtheoretischen Metapsychologie (Freud, 1923 b). Es enthält Gliederungsbegriffe für Klassen psychischer Funktionen bzw. Instanzen. Freud bemerkte zum Realitätsverlust bei Neurose und Psychose bzw. zum Fehlschlagen des Ichs in der Funktion, die verschiedenen Ansprüche der psychischen Instanzen miteinander zu versöhnen:
„Zwei Momente lassen sich aber sofort herausheben: Der Ausgang aller solchen Situationen wird unzweifelhaft von ökonomischen Verhältnissen, von den relativen Größen der miteinander ringenden Strebungen abhängen. Und ferner: es wird dem Ich möglich sein, den Bruch nach irgendeiner Seite dadurch zu vermeiden, dass es sich selbst deformiert, sich Einbußen an seiner Einheitlichkeit gefallen läßt, eventuell sich gar zerklüftet oder zerteilt ..." (Freud, 1924 b).
Dazu entwickelte er später sein „Kristallgleichnis":
„Wir wollen das Ich zum Gegenstand dieser Untersuchung machen ... Das Ich kann sich selbst zum Objekt nehmen, sich behandeln wie andere Objekte, sich beobachten ... Dabei stellt sich ein Teil des Ichs dem übrigen gegenüber. Das Ich ist also spaltbar, es spaltet sich während mancher seiner Funktionen, wenigstens vorübergehend. Die Teilstücke können sich nachher wieder vereinigen. Das ist gerade keine Neuigkeit, vielleicht eine ungewohnte Betonung allgemein bekannter Dinge. Anderseits sind wir mit der Auffassung vertraut, dass die Pathologie uns durch ihre Vergrößerungen und Vergröberungen auf normale Verhältnisse aufmerksam machen kann, die uns sonst entgangen

wären. Wo sie uns einen Bruch oder einen Riß zeigt, kann normalerweise eine Gliederung vorhanden sein. Wenn wir einen Kristall zu Boden werfen, zerbricht er, aber nicht willkürlich, er zerfällt dabei nach seinen Spaltrichtungen in Stücke, deren Abgrenzung, obwohl unsichtbar, doch durch die Struktur des Kristalls vorher bestimmt war." (Freud, 1933 a)
Diese eher statischen, im Rahmen des Strukturmodells entwickelten „Strukturverhältnisse der seelischen Persönlichkeit" blieb lange das am weitesten verbreitete Modell in der Psychoanalyse (umfassender Überblick, insb. zum Charakterbegriff, bei Hoffmann, 1984/96).

4. Der Konzeptwandel zur Strukturauffassung mit einem Entwicklungs- und Reifegradienten

Aus der heutigen Sicht sollte psychische Struktur als weites Konzept abgegrenzt werden von der zu engen Definition der Strukturtheorie, die Bedingungen beschreibt, die in der Psyche nach Auflösung des Ödipuskomplexes bestehen (Moore und Fine, 1990). Die Wende in der Auffassung der Persönlichkeitsstruktur beginnt mit Freuds (1914c) Einführung eines Entwicklungs- und Reifegradienten, der von den Psychosen über die narzißtischen Neurosen (im damaligen Sinne) zu den reifen Übertragungsneurosen führt. Hier deutet sich die heutige Perspektive struktureller Störungen bereits an. Bezüglich der Behandlung von Patienten mit mangelnder oder herabgesetzter Fähigkeit des Ichs zur Bindung von Erregungen sowie fehlenden reifen Abwehrformen, entstand damals jedoch zunächst eine Lücke in der Theorie der Technik (zit. n. (May-Tolzmann, 1990).
Systematisch wurden diese Erkenntnisse erst ab den 40-er Jahren rezipiert. Der Ich-Psychologe Hartmann rückte normale Vorgänge der Ich-Entwicklung und Anpassung und damit der Strukturbildung in den Mittelpunkt: Autonome Selbstregulation ersetzt die Regulation durch die Umwelt und stabilisiert Funktionsmodi, wobei das Ich resistent gegenüber regressiver „Instinktualisierung" wird (Hartmann, 1939). Rapaport bezog sich auf dauerhafte Determinanten von Verhalten wie Permanenz, Invarianz oder zumindest Struktur mit einer relativ langsamen Veränderungsrate (Rapaport, 1960). Gill beschrieb Strukturen in regelhaften, wiederkehrenden oder fixierten Entladungsmustern (Gill, 1967). Spitz, Rapaport und Gill forderten die Existenz von Strukturen, wenn das Verhalten Qualitäten von Kohärenz und Organisation, d.h. einen musterartigen oder konfiguralen Charakter zeigt (zit. n. Stolorow, 1978). Erikson (1950) zufolge impliziert Strukturbildung das Durchlaufen der entsprechenden psychosozialen Entwicklungsstufen des „epigenetischen Plans der Persönlichkeit" (Erikson, 1971). Der Konzeptwandel berücksichtigte also eine über das Strukturmodell hinausgehende Sichtweise, gestützt auf klinische Beobachtungen zur Rolle des Ichs und der Umwelt bei der Konstituierung der Persönlichkeitsstruktur. Lampl de Groot berücksichtigte 1963 den „in letzter Zeit" entwi-

ckelten strukturdynamischen Gesichtspunkt hinsichtlich der normalen Charakterbildung und Persönlichkeitsentwicklung bzw. deren Störungen und unterscheidet zwischen Übertragungsneurosen einerseits bzw. „borderline“[2] - Fällen, Psychosen, der Asozialität, und den so genannten Charakterstörungen auf der anderen Seite:

„Außerdem müssen wir beobachten, dass viele Patienten überhaupt nicht in eine der neurotischen Kategorien eingeordnet werden können. Sie zeigen die verschiedensten Störungen, Symptome, Hemmungen, depressive Zustände, usw., die wir gewöhnlich mit „neurotische Störungen“ bezeichnen, ganz zu schweigen von den schwereren Formen wie borderline -Fällen... .“

Nach Lampl-de Groot kann „die pathologische Charakterbildung in zwei Kategorien aufgeteilt werden:

1. Neurotisch Erkrankte zeigen verzerrte Charakterzüge infolge von Abwehrvorgängen, in welchen die Gegenbesetzung und Reaktionsbildung starre und irreversible Verhaltensschemata hervorgerufen haben, und zwar infolge sekundärer Regression auf primitive Stufen, auf denen ein Entwicklungsstop des Ichs stattgefunden hat.
2. Bei psychotischen und borderline-Patienten ist die Charakterbildung infolge eines frühen Stops der Ich-Reifung, der niemals überwunden werden konnte und einem primären Defekt in der Organisation der Ich-funktionen, des Ich-Ideals und der Über-Ich-Organisation hinterläßt, gescheitert. ... in der Praxis treffen wir natürlich immer auf Übergänge zwischen den verschiedenen Erscheinungen... .“ (Lampl-de Groot, 1963).

Wie eine Reihe späterer Autoren weist bereits Lampl-de-Groot auf Beziehungen zwischen der Gedächtnisentwicklung beim Kind und Gedächtnisprozessen hin, die Strukturbildung ermöglichen. Hier sei nur kurz angemerkt, dass inzwischen die interdisziplinäre Gedächtnisforschung im Bereich Psychoanalyse und Neurosciences eine Reihe von Beiträgen zu Funktionen der Struktur geleistet hat. Beispielsweise ist davon auszugehen, dass bei Patienten mit frühen Störungen andere Gedächtnismodelle zur Anwendung kommen müssen als bei solchen mit reifen Neurosen. Abwehrvorgänge wie Spaltung und Dissoziation spielen eine wesentliche Rolle bei der Verarbeitung traumatischer Erfahrungen, die u.a. ursächlich bei der Genese von frühen Störungen der Persönlichkeitsentwicklung gesehen werden können (Mertens, 1998; Person und Klar, 1997; Pouget-Schors, 1998).

Bestimmte Störungen erwiesen sich also ab den 50-er und 60-er Jahren als nicht durch triebmotivierte Konflikte zwischen den Instanzen verursacht, da angenommen wird, dass die Patienten nicht in der Lage sind, vollständige

---

2 Der Begriff "borderline group of neuroses" geht auf eine Arbeit von A. Stern 1938 zurück (Dulz, B., 2000: Borderline-Störung, Borderline-Persönlichkeit. In: Mertens, W. und Waldvogel, B. (Hrsg.), Handbuch psychoanalytischer Grundbegriffe, Kohlhammer, Stuttgart, 102-109.

Instanzen wie bei reifen Neurosen zu errichten. Vielmehr liegt ein durch schwere Konflikte bzw. Traumen geschwächtes oder in der Anlage unvollständig ausgebildetes Ich vor: Betroffen ist die Struktur der Ich-Organisation und deren Entwicklung. Balint betonte dies 1968 in Abgrenzung von neurotischen Konflikten mit seinem Begriff Grundstörung. A. Freud bereitete mit ihrem Konzept der „Entwicklungslinien“ den Boden für eine reifungsspezifische Perspektive. Sie unterschied zwischen neurotischer Pathologie und Entwicklungspathologie. Ihre ab 1963 veröffentlichten metapsychologischen Entwicklungsprofile für Kinder bzw. Erwachsene stellen Ansätze zur Operationalisierung der Persönlichkeitsstruktur dar (Freud, 1987a, Freud, 1987b), wie auch das Klassifikationssystem des Hampstead Index für Kinder (Sandler, 1962). Ab den 60-er Jahren rückten Struktur des Ichs, des Selbst, der internalisierten Objektbeziehungen sowie die Rolle von Selbstwertregulation und Separation-Individuation noch deutlicher in den Mittelpunkt. Dies diente dem Verständnis von Patienten mit „frühen“, präödipalen Persönlichkeitsstörungen, den „strukturellen Ich-Störungen“ (Fürstenau, 1977). Besonderheiten der Persönlichkeitsstruktur und Vorstellungen über den Strukturwandel als Ziel der psychoanalytischen Behandlung wurden schulenabhängig unterschiedlich gefaßt.

5. Strukturkonzepte verschiedener psychoanalytischer Schulrichtungen

Die ich-psychologische Sichtweise legt ihr Hauptgewicht auf das Studium habitueller Abwehrmechanismen, bzw. die relative Stärke des Ichs. Das Ich ist hier von der Abwehr, und die Gesamtpersönlichkeit vom abwehrenden Ich her konzipiert (Jappe, 1976). Eine entwicklungspsychologische Auffassung von Struktur vertreten Gedo und Goldberg in ihrem hierarchischen epigenetischen Modell des Seelenlebens. Die „Selbst-Organisation“ bildet den basalen Kern der Persönlichkeit (Gedo, 1981). Aus objektbeziehungstheoretischer Sicht ist Struktur ein Produkt von Identifikationen. Die strukturell organisierte Niederlegung primärer Einheiten – Selbst- und Objektrepräsentanzen, verknüpft mit spezifischen Affektzuständen – gilt als entscheidender Organisationsfaktor. Qualität und Abfolge von Objekterfahrungen des Kindes sind dabei entscheidend. Struktur wird hier eng mit entwicklungsbezogenen, genetischen und dynamischen Aspekten verknüpft. Das Erreichen der Objektkonstanz mit Überwindung der Gut-Böse-Spaltung des Objektbildes und die Ausbildung der Identität im Selbstbild bildet die strukturelle Voraussetzung für eine Entfaltung der dreiteiligen Struktur. Idealtypisch ermöglicht angemessenes Durchleben ödipaler Konflikte auf einem neurotischen Funktionsniveau schließlich den Eintritt in die reife Phase der Genitalität. Eine darauf basierende strukturelle dimensional orientierte Klassifikation Kernbergs (1970) wurde wegweisend. Sie umfaßt folgende Bereiche pathologischer Entwicklungen: Ich- und Über-Ich-Strukturen; internalisierte Objektbeziehungen; Entwicklung libidinöser und

aggressiver Triebderivate; Abwehrmechanismen des Ich einschließlich der Natur pathologischer Charakterzüge. Dabei werden drei Strukturebenen der Charakterpathologie unterschieden, orientiert an der Triebfixierung und mit Bezug auf Schweregrad, Prognose und therapeutische Implikationen (Kernberg, 1970):
1) eine höhere Ebene mit Überwiegen ödipaler Probleme
2) eine mittlere Ebene, auf der prägenitale, besonders orale Regressions- und Fixierungspunkte überwiegen.
3) eine niedere Ebene mit pathologischer Verdichtung von Triebstrebungen mit Überwiegen der prägenitalen Aggression (Borderline-Struktur).
Inzwischen liegt eine veränderte umfassende Klassifikation unter Auslassung der mittleren Strukturebene der Charakterpathologie, jedoch unter Einbeziehung der Psychosen vor (Kernberg, 1996). Zusätzlich wurde auch ein Diagnostikinstrument zur Erfassung von Strukturmerkmalen entwickelt (Clarkin, 1995). Die in den letzten Jahren von J. F. Clarkin, F. Yeomans und O.F. Kernberg entwickelte und im Stadium empirischer Überprüfung befindliche manualisierte übertragungsfokussierte Psychotherapie („Transference Based Psychotherapy" TFP) für Patienten mit Borderline-Störungen basiert auf diesen Grundlagen (Dammann, 2000).
In der Selbstpsychologie orientiert sich der strukturelle „Reifegradient" v.a. bei narzißtischen Störungen u.a. daran, ob z.B. das Größenselbst mit seinen grandiosen Vorstellungen im Laufe der Entwicklung abgebaut und in ein realitätsbezogenes Selbst mit einer Hinwendung „vom Narzißmus zum Objekt" eingebaut werden kann, sowie daran, wie die Selbstobjekte reifen (Kohut, 1976). Andernfalls kommt es zur narzißtischen Persönlichkeitsspaltung - einzelne Persönlichkeitsanteile sind nicht integriert, die „transmutierende Internalisation" ist nicht geglückt, dem Selbst fehlt eine verläßliche narzißtische Zufuhr. In drei Übertragungsformen läßt sich eine Ausformulierung unterschiedlicher Strukturebenen ausmachen, entsprechend drei Formen der Aktivierung des Größenselbst, gestuft von der archaischen bis zur (relativ) kohärenten Selbststruktur:
1) die verschmelzende Übertragung (primitive Idealisierung)
2) die Alter-Ego-Übertragung
3) die Spiegel-Übertragung

In M. Kleins bereits 1935 entworfenen Strukturkonzepten erhielten Begriffe wie Ich-Stärke, Abwehr, Integration und die entwicklungsbasierte Genese der Struktur weitgehende Modifikationen. Präödipale Beziehungen, Ängste, Abwehrmechanismen und adaptive Entwicklungen gehorchen den Mechanismen der „paranoid-schizoiden Position" bzw. der „depressiven Position", wobei ein Wandel von der Teilobjekt zur Ganz-Objekt-Beziehung wesentlich ist (Klein, 1972). Das Modell sieht keinen Abschluss der depressiven Position vor, da ihre Wirkungsweisen während des ganzen Lebens fortdauern. Merkmale struktureller Reifung hängen davon ab, ob das gute innere Objekt sicher genug introjiziert und gefestigt ist und die Ich-Stärke ausreicht, damit das Selbst nicht mehr den ständigen inneren Verfolgungsangriffen unreifer Teilobjekte ausgesetzt ist und der äußeren Gegenwart des Objekts bedarf (Riesenberg, 1976).

6. Empirische Ansätze zur Operationalisierung von Struktur

Die Persönlichkeitsforschung der klinischen Psychologie v.a. anglo-amerikanischer Prägung strebt faktorenanalytische Modelle an (etwa im Five Factor Model – „The Big Five" – mit den Dimensionen: Neurotizismus, Extraversion, Offenheit für Erfahrungen, Freundlichkeit, Bewußtsein (z.B. McCrae und John, 1992)). Die empirische Psychoanalyseforschung zu komplexen Konzepten wie der Persönlichkeitsstruktur hat deutliche Fortschritte zu verzeichnen, ging jedoch andere Wege über die Operationalisierung ihrer Konstrukte, etwa von Teilkomponenten wie der Ich-Stärke im Menninger-Projekt (Kernberg, 1972), der Ich-Funktionen (Bellak, 1973)) und der Abwehrmechanismen (Vaillant, 1971). Für das Heidelberger Katamneseprojekt wurde 1979 ein klinisches Rating auf der Basis psychoanalytischer Konstrukte wie psychosexueller Entwicklungsstand, Aspekte der Ich-Funktionen und der Über-Ich-Struktur, Entwicklung des Narzißmus, sowie emotionale Ausdrucksfähigkeit entwickelt („Heidelberger Rating": Engel et al., 1979).
Kernbergs Klassifikation (Kernberg, 1970) regte eine ganze Reihe von weiteren Arbeitsgruppen an: in Schweden entstand z.B. das Rating des Karolinska Psychodynamic Profile KAPP (Weinryb und Rössel, 1997). In Deutschland untersuchte u.a. Ermann die Ich-Struktur bei psychovegetativen Neurosen und stellte mit dem mittleren bzw. niederen Funktionsniveau (Ermann, 1982) bzw. „strukturellen Entwicklungsniveau" (Ermann, 1985) Verbindungen zu Kernberg her. In Göttingen bezog die Arbeitsgruppe um Schüßler die Strukturdiagnose nach Kernberg in die multiaxiale Diagnostik in der Psychosomatik mit ein (Schüßler, 1990).
Einen systematischen Ansatz zur Operationalisierung von Kernbergs frühem Modell (Kernberg, 1970) unternahm unsere Münchner Arbeitsgruppe „Münchner Strukturniveau der Persönlichkeitsorganisation" (Lohmer, 1992). Dieses stellt mit einem klinischen Glossar einen Lösungsansatz vor, der auf der Konstruktebene ein 3-stufiges **Strukturniveau der Persönlichkeitsorganisation** vorsieht. Kernberg unterschied hier 3 Niveaus: „higher level, intermediate level, lower level of character pathology". Innerhalb der klinisch orientierten Arbeitsgruppe wurden diese Strukturniveaus ausgearbeitet mit dem Ziel, die sog. „Frühstörungen" als „mittleres Strukturniveau" von den Neurosen bzw. Borderline-Syndromen abzugrenzen. Beurteilt werden:
1) Art und Pathologie der Objektbeziehung
2) Ich-Struktur und Abwehrmechanismen

3) Über-Ich- Entwicklung
4) Umgang mit libidinösen und aggressiven Triebimpulsen
5) Qualität der Angst
6) Patient-Therapeut-Beziehung

Für die klinische Anwendung und empirische Untersuchungen mit Aufnahme in die Klinik-Basisdokumentation entstand als Konsequenz eine schematische Übersicht zum Münchner Strukturniveau der Persönlichkeitsorganisation mit operationalisierten Struktur-Dimensionen (s. Anhang), die im Sommer 1993 erstmals in Heidelberg in der Struktur-Arbeitsgruppe der Operationalisierten Psychodynamischen Diagnostik OPD vorgestellt wurden (Pouget, 1993).
Aus der Heidelberger Arbeitsgruppe unter Leitung von Prof. Rudolf stammten das Modell der 17 Items umfassenden **ISO-Skalen** (Ich-Selbst-Objektbeziehungs-Items), ein Lösungsansatz auf der Item-Cluster-Ebene mit skalierten Abstufungen (Rudolf, 1995). Kongruenzen aus beiden Modellen bildeten nach Modifikationen, die auch andere Vorarbeiten wie das schwedische KAPP (Weinryb, 1991) und Neuentwicklungen berücksichtigen konnten, die Basis der Strukturachse der OPD[3].
Die Strukturachse erfasst relativ zeitstabile Strukturmerkmale der Persönlichkeit mit sechs *Dimensionen*: Selbstwahrnehmung, Selbststeuerung, Abwehr, Objektwahrnehmung, Kommunikation und Bindung (Arbeitskreis OPD, 1996; Rudolf, 1995). Eine multizentrische Feldstudie ergab hinsichtlich Anwendbarkeit, Praktikabilität und Reliabilität des Manuals anhand von Video-Interviews befriedigende Ergebnisse (Freyberger, 1996). Konsequent ließen sich empirische Zusammenhänge zwischen den Achsen „Beziehung", „Konflikt" und „Struktur" darstellen (Grande, 1998); eine wesentliche Weiterentwicklung stellt die Struktur-Checkliste dar (Rudolf, 1998).
Aus klinischer Sicht stellt sich die Frage, ob nicht die „weiten" Begriffe der Psychoanalyse bei der Operationalisierung durch reduktionistische Züge „denaturiert" (Meyer, 1990) werden. So könnte bei ausschließlicher Nutzung von Klassifikationssystemen eine Barriere entstehen, die den Blick für die Gesamtgestalt des Patienten und seiner Krankheit in ihrer individuellen lebensgeschichtlichen Ausgestaltung verstellt. Demgegenüber läßt sich einwenden, die OPD kann neben ihrem empirischen Wert gerade im klinischen Bereich dazu beitragen, den Begriffsrahmen bei der Erfassung der Persönlichkeitsstruktur zu präzisieren und für die psychoanalytische Diskussion fruchtbar zu machen.

---

3 Prof. P. Buchheim, München; PD W. Ehlers, Stuttgart; Prof. J. Küchenhoff, Basel; Dr. med. A. Muhs, Mannheim; Dr. med. D. Pouget-Schors, München; Prof. G. Rudolf, Heidelberg (Leitung); Prof. U. Rüger, Göttingen; Dr. med. F. Schwarz, München; PD G.H. Seidler, Heidelberg.

Anhang: Münchner Strukturniveau der Persönlichkeitsorganisation[1]

1 Art und Pathologie der Objekt-Beziehungen

Höheres Strukturniveau	**Mittleres Strukturniveau**	**Niederes Strukturniveau**
Selbst- und Objektrepräsentanzen		
Selbst- und Objektrepräsentanzen getrennt	Selbst- und Objektrepräsentanzen ausreichend getrennt	Selbst- und Objektrepräsentanzen unzureichend getrennt, Überwiegen bedrohlicher Anteile
Objektkonstanz		
Objektkonstanz, Sorge und Anteilnahme in Objektbeziehungen	Objektkonstanz gegeben, aber durch Entwertung reversibel störbar	Objektkonstanz ist nicht gewährleistet, sondern abhängig vom Bedürfnisstand oder „unreif" fixiert und ausschließlich
Autonomie, Ambivalenztoleranz		
Gewisse Autonomie, Ambivalenztoleranz	Wenig Autonomie und Ambivalenztoleranz, starke Anpassungsbereitschaft	Wenig Autonomie bzw. Pseudo-Autonomie, die Ambivalenztoleranz fehlt
Beziehungsgestaltung		
Konflikthafte ödipale neben konfliktfreien Beziehungen	Realpräsenz des Objekts und Bedürfnisbefriedigung sind zentral, daher Vermeidung von Rivalität	Vorwiegen dyadischer Beziehungen; Drei-Personenbeziehungen bei Spaltung oder zur Vermeidung von Nähe; auch Beziehungslosigkeit
Umgang mit Trennung		
Trennung mit Trauer erlebbar, löst keine überwältigende Angst aus	Trennung ist bedrohlich und führt zu Objektaustausch, Symptombildung	Trennung existenziell bedrohlich und führt zu Objektaustausch, Beziehungsabbruch oder wenig Reaktion, da wenig Bindung

1 D. Pouget, unveröffentlichtes Manuskript 1993. Danken möchte ich Prof. M. von Rad, Prof. O. Kernberg und Prof. S.O. Hoffmann für die hilfreichen Hinweise und Veränderungsvorschläge. Ich danke auch den Kolleginnen und Kollegen des Instituts für Psychosomatik der TU München und der Abt. für Psychosomatik München-Harlaching für ihre Unterstützung bei der klinischen Erprobung.

2 Ich-Struktur und Abwehrmechanismen		
Höheres Strukturniveau	**Mittleres Strukturniveau**	**Niederes Strukturniveau**
Art der Ich-Störung		
Funktionelle Ich-Störung mit konfliktbedingter Ich-Einschränkung	Partielle strukturelle Ich-Störung mit erheblicher Ich-Schwäche	Strukturelle Ich-Störung mit massiver Ich-Schwäche
Ich-Identität und Selbstbild		
Stabile Ich-Identität und differenziertes Selbstbild mit konfliktbedingter Einschränkung	Ausreichende Ich-Identität mit fragilem Selbstbild	Ich-Identitätsdiffusion mit rasch wechselnden, oft wenig realistischen Selbstbildern
Ich-Funktionen		
Ich-Funktionen konfliktbedingt eingeschränkt, Realtätsprüfung intakt	Angst-, Affekt- und Frustrationstoleranz eingeschränkt, Realitätsprüfung intakt	Angst-, Affekt- und Frustrationstoleranz deutlich geschwächt, Realitätsprüfung regressiv eingeschränkt
Abwehrmechanismen		
Vorwiegend Verdrängung und hemmende Abwehrmechanismen, unreife Abwehr reversibel	Verleugnung, Projektion, bei Belastung Spaltung und projektive Identifizierung	Verleugnung, Spaltung, projektive Identifizierung massive Idealisierung und Entwertung

3 Über-Ich-Entwicklung		
Höheres Strukturniveau	**Mittleres Strukturniveau**	**Niederes Strukturniveau**
Über-Ich-Integration		
Über-Ich streng, aber integriert; auch ungestörte Über-Ich-Ausprägung	Über-Ich rigide und streng, unzureichend integriert, daher Neigung zu Externalisierung	Archaisch-strafendes Über-Ich mit gestörter Über-Ich-Integration, daher Externalisierung
Schuldgefühle		
Verbunden mit Symptombildung, konflikt-bedingte Schuldgefühle teilweise erlebbar; de-pressive Verstimmungen	Schuldgefühle ausagiert über Selbstbestrafungsimpulse oder sadistische Objekte; depressive Verstimmungen oft chronisch	Schuldgefühle fehlen teilweise, aber auch teilweise vernichtend
Ich-Ideal und Selbstwertregulation		
Ich-Ideal überzogen, Regulierung des Selbstwertgefühls in Grenzen möglich	Ich-Ideal wird stabilisiert durch Idealisierung /Entwertung, auch durch Reaktionsbildung herabgesetzt; Selbstwert fragil, daher narzißtische Kränkbarkeit	Ich-Ideal vage / überzogen auch durch Reaktionsbildung herabgesetzt; Stabilisierung durch intaktes Größenselbst fehlt

4 Umgang mit libidinösen/ aggressiven Triebimpulsen

Höheres Strukturniveau	Mittleres Strukturniveau	Niederes Strukturniveau
Fixierungen		
Vorwiegend ödipale Trieb-Abwehr-Konflikte neben neutralisierten libidinösen und aggressiven Impulsen	Neben ödipalen Konflikten prägenitale symbiotische, orale und narzißtische Fixierungen	Vorwiegend prägenitale Fixierungen, libidinöse und aggressive Strebungen oft unzureichend neutralisiert
Impulskontrolle, Umgang mit Affekten		
Impulskontrolle vorhanden, spielerischer Umgang mit Affekten möglich	„Strukturierte Impulsivität" gefolgt von Schuldgefühlen; oder Ver-leugnung bzw. Unter-drückung von Affekten	Dissoziierte Impulsdurchbrüche, v.a. der oralen und aggressiven Partialtriebe
Symptombildung, Selbstdestruktion, Somatisierung		
Abgegrenzte Symptombildung, keine Selbstdestruktivität, Somatisierung in Konversion	Ansatzweise selbstdestruktive Züge, teilweise in ausgeprägter Somatisierung gebunden	Generalisiertes selbstdestruktives Verhalten, multiple Symptombildung

5 Qualität der Angst

Höheres Strukturniveau	Mittleres Strukturniveau	Niederes Strukturniveau
Angstthemen		
Umschriebene Ängste z.B. vor Verlust der Liebe des Objekts, Über-Ich-Ängste	Ausgeprägte generalisierte Ängste, z.B. vor Verlust des Objekts	Angst vor Selbstverlust, Vernichtung und vor Verlust des Objekts; Existenzbedrohung
Manifestation von Angst		
Angst ist teilweise in Symptom oder Charakterabwehr gebunden	Direkter Durchbruch von Angst bzw. Ausdruck in Leere / umschriebener Depersonalisation	Diffuse, frei flottierende Angst, Angstüberflutung Depersonalisationszustände

6 Patient-Therapeut-Beziehung		
Höheres Strukturniveau	**Mittleres Strukturniveau**	**Niederes Strukturniveau**
Angaben von Beschwerden		
Angabe von umschriebenen Symptomen und Konflikten	Angabe eher diffuser Beschwerden, kaum umschriebene Konflikte	Angabe diffuser, wechselnder, undifferenzierter Beschwerden
Arbeitsbündnis		
Tragfähiges Arbeitsbündnis kann rasch entstehen	Bildung und Aufrechterhaltung eines stabilen Arbeitsbündnisses erschwert	Arbeitsbündnis fragil, von Idealisierung und Entwertung bedroht, Abbruchsgefährdung der Therapie
Übertragung		
Gute Übertragungs- und ausgeprägtere Distanzierungsfähigkeit	Übertragungs-/ Distanzierungsfähigkeit eingeschränkt, negative Übertragung bei Konflikten	Agieren in der Über-tragung, Distanzierungsfähigkeit eingeschränkte, rasch negative Übertragung
Gegenübertragung		
Der Therapeut fühlt sich als abgegrenzte Person, zwischen Einfühlung und beobachtender Distanz	Der Therapeut fühlt sich zur Übernahme von Ich- und Über-Ich-Funktionen verführt	Der Therapeut fühlt sich zur Übernahme von Ich- und Über-Ich-Funktionen gedrängt durch projektive Identifikation und Abgrenzungsprobleme

Literatur

Arbeitskreis Operationalisierte Psychodynamische Diagnostik OPD (Hrsg) (1996) Operationalisierte Psychodynamische Diagnostik. Grundlagen und Manual. Huber: Bern. 2. korr. Aufl. 1998

Adler A (1912) Über den nervösen Charakter. München: Bergmann JF

Argelander H (1977) Diskussionsbeitrag zu P. Fürstenaus Arbeit „Die beiden Dimensionen des psychoanalytischen Umgangs mit strukturell ich-gestörten Patienten“. Psyche 31: 208-215

Bastide R (1962) Senses et usages du terme „structure“, Mouton & Co. Den Haag zit. n. Ciompi L (1982)

Bellak L, Hurvich M und Gediman HK (1973) Ego Functions in Schizophrenics, Neurotics and Normals. New York: Wiley

Ciompi L (1982) Affektlogik. Über die Struktur der Psyche und ihre Entwicklung. Ein Beitrag zur Schizophrenieforschung. Stuttgart: Klett

Clarkin JF, Foelsch PA und Kernberg OF (1995) The Inventory of Personality Organisation (IPO), The Personality Disorder Institute, Department of Psychiatry (Dt Übersetzung von Smole S, Buchheim P und Dammann G in Vorbereitung) New York: Cornell University Medical College.

Dammann G, Buchheim P, Clarkin JF und Kernberg OF (2000) Einführung in die übertragungsfokussierte, manualisierte psychodynamische Therapie der Borderline-Störung. In Kernberg OF, Dulz B und Sachsse U (Hrsg) Handbuch der Borderline-Störungen. Stuttgart: Schattauer: 461-481

Engel K, Haas E, von Rad M, Senf W und Becker H (1979) Zur Einschätzung von Behandlungen mit Hilfe psychoanalytischer Konzepte („Heidelberger Rating“) Med Psychol 5: 253-268

Erikson E (1971) Kindheit und Gesellschaft. Stuttgart: Klett

Ermann M (1982) Die psychovegetativen Störungen als ich-strukturelles Problem, Zschr Psychosom Med 28: 255-265

Ermann M (1985) Die Fixierung in der frühen Triangulierung, Forum der Psa 1: 93-109

Freud A (1987a) Die pathologische Kinderentwicklung. Entwurf eines metapsychologischen Entwicklungsbildes (1963). In Freud A (Hrsg) Die Schriften der Anna Freud. Bd. VIII, Fischer Taschenbuch Verlag, Frankfurt am Main: 2256-2264

Freud A (1987b) Maßstäbe zur Bewertung der erwachsenen Persönlichkeit. Das metapsychologische Persönlichkeitsprofil (1965). In Freud A (Hrsg) Die Schriften der Anna Freud. Bd. VI. Frankfurt am Main: Fischer Taschenbuch Verlag, 1675-1688

Freud S (1905 d) Drei Abhandlungen zur Sexualtheorie. GW 5. Frankfurt am Main: Fischer, 33-145

Freud S (1923 b), Das Ich und das Es. GW 13, Frankfurt am Main: Fischer, 237-289

Freud S (1924 b) Neurose und Psychose, GW 13. Frankfurt am Main: S. Fischer, 391

Freud S (1933 a) Neue Folgen der Vorlesungen zur Einführung in die Psychoanalyse GW 15, Frankfurt am Main: S Fischer, 63 f

Freyberger HJ, Dierse B, Schneider W, Strauß B, Heuft G, Schauenburg H, Pouget-Schors D, Seidler GH, Küchenhoff J, Janssen PL und Hoffmann SO (1996) Operationalisierte psychodynamische Diagnostik (OPD) in der Erprobung - Ergebnisse einer multizentrischen Anwendungs- und Praktikabilitätsstudie. Psychoth Psychosom med Psychol 46: 356-365

Fürstenau P (1977) Die beiden Dimensionen des psychoanalytischen Umgangs mit strukturell ich-gestörten Patienten. Ein Beitrag zur Erweiterung der psychoanalytischen Praxeologie Psyche 31: 197-207

Gedo JE (1981) Advances in Clinical Psychoanalysis. New York: International Universities Press Inc

Gill MM (1967) The Primary Process. A structural view. Psychological Issues 5: 345-383

Grande T, Oberbracht C und Rudolf G (1998) Einige empirische Zusammenhänge zwischen den Achsen „Beziehung", „Konflikt" und „Struktur". In Schauenburg H, Freyberger HJ, Cierpka M und Buchheim P (Hrsg) OPD in der Praxis. Konzepte, Anwendungen, Ergebnisse der Operationalisierten Psychodynamischen Diagnostik. Bern: Hans Huber, 121-138

Hartmann H (1939) Ich-Psychologie und Anpassungsproblem, Int Zschr Psa 24: 62-135

Hoffmann SO (1984) Charakter und Neurose. Frankfurt am Main: Suhrkamp, 2. Aufl. 1996

Jappe G (1976) Die Entwicklung von Freuds Ich-Begriff mit Bezugnahme auf Paul Federn. In Eicke D (Hrsg) Kindlers „Psychologie des 20. Jahrhunderts" Bd 1 Weinheim, Basel: Beltz

Kernberg O (1970) A Psychoanalytical Classification of Character Pathology. J Am Psa. Ass 18: 800-822.

Kernberg O (1996) Ein psychoanalytisches Modell der Klassifizierung von Persönlichkeitsstörungen. Psychotherapeut 41: 288-296

Kernberg OF, Burstein ED, Coyne L, Appelbaum A, Horwitz L und Voth H (1972) Psychotherapy and Psychoanalysis. Final Report of the Menninger Foundation´s Psychotherapy Research Project, Bulletin of the Menninger Clinic 36: 3-275

Klein M (1972) Das Seelenleben des Kleinkindes und andere Beiträge zur Psychoanalyse. Reinbek b. Hamburg: Rowohlt Taschenbuch Verlag

Kohut H (1976) Narzißmus. Eine Theorie der psychoanalytischen Behandlung narzisstischer Persönlichkeitsstörungen. Frankfurt a. M.: Suhrkamp

Lampl-de Groot J (1963) Symptombildung und Charakterbildung. Psyche 17: 1-22

Lohmer M, Klug G, Herrmann B, Pouget D und Rauch M (1992) Zur Diagnostik der Frühstörung - Versuch einer Standortbestimmung zwischen neurotischem Niveau und Borderlinestörung. Prax Psychother Psychosom 37: 243-255

May-Tolzmann U (1990) Ich- und Narzissmustheorie zwischen 1914 und 1922 im Spiegel der Internationalen Zeitschrift für ärztliche Psychoanalyse. Psyche 44: 689-723

McCrae RR und John OP (1992) An Introduction to the Five Factor Model and Its Applications. J Personality 60: 175-215

Meissner WW (1979) Internalisation and Object Relations. J Am Psa Ass 27: 345-360

Mertens W (1998) Aspekte der psychoanalytischen Gedächtnistheorie. Von den Anfängen bis zur Gegenwart - mit einem Ausblick auf einige Konzepte der Kognitionspsychologen. In Leuzinger-Bohleber M, Mertens W und Koukkou M (Hrsg) Erinnerung von Wirklichkeiten. Psychoanalyse und Neurowissenschaften im Dialog. Bd 1 Bestandsaufnahme. Stuttgart: Internationale Psychoanalyse, 48-130

Meyer AE (1990) Wodurch wirkt Psychotherapie? In Lang H (Hrsg) Wirkfaktoren der Psychotherapie. Berlin: Springer

Moore BE und Fine BD (1990) Psychoanalytic Terms and Concepts. London: The American Psychoanalytic Association and Yale University Press New Haven

Person ES und Klar H (1997) Diagnose Trauma: Die Schwierigkeit der Unterscheidung zwischen Erinnerung und Phantasie. Psychother med Psychol 47: 97-107

Pouget D (1993) Schematische Übersicht zum „Münchner Strukturniveau der Persönlichkeitsorganisation". Unveröffentl. Manuskript

Pouget-Schors D (1998) Erinnern, Wiederholen, Durcharbeiten - wie bestimmen psychoanalytische Gedächtnismodelle den Zugang zum Patienten? Eine objektbeziehungstheoretische Sicht. In: Leuzinger-Bohleber M, Mertens W und Koukkou M (Hrsg) Erinnerung von Wirklichkeiten. Psychoanalyse und Neurowissenschaften im Dialog. Bd 2 Folgerung für die psychoanalytische Praxis. Stuttgart: Internationale Psychoanalyse: 196-245

Rapaport D (1960) Die Struktur der psychoanalytischen Theorie. Stuttgart: Klett

Riemann F (1984) Grundformen der Angst. Eine tiefenpsychologische Studie (1961) München Basel: Ernst Reinhard Verlag

Riesenberg R (1976) Das Werk von Melanie Klein. In Eicke D (Hrsg) Kindlers „Psychologie des 20. Jahrhunderts" Bd 3 Basel Weinheim: Beltz, 81-120

Rudolf G (1995) Diagnostik struktureller Störungen. In Schneider G und Seidler GH (Hrsg) Internalisierung und Strukturbildung. Theoretische Perspektiven und klinische Anwendungen der Psychoanalyse. Opladen: Westdeutscher Verlag: 313-328

Rudolf G, Buchheim P, Ehlers W, Küchenhoff J, Muhs A, Pouget-Schors D, Rüger U, Seidler GH, Schwarz F (1995) Struktur und strukturelle Störung. Zsch psychosom Med 41: 197-212

Rudolf G, Oberbracht C und Grande T (1998) Die Struktur-Checkliste. Ein anwenderfreundliches Hilfsmittel für die Strukturdiagnostik nach OPD. In Schauenburg H, Freyberger J, Cierpka M und Buchheim P (Hrsg) OPD in der Praxis. Konzepte, Anwendungen, Ergebnisse der Operationalisierten Psychodynamischen Diagnostik. Hans Huber: Bern, 167-181

Sandler J (1962) The Hampstead Index as an Instrument of Psychoanalytic Research. Int J Psycho-Anal 43: 287-291

Schüßler G, Leibing E und Rüger U (1990) Multiaxiale Diagnostik in der Psychosomatik. Z Psychosom Med 36: 343-354

Stolorow RD (1978) The Concept of Psychic Structure. Its Metapsychological and Clinical Psychoanalytic Meanings. Int Rev Psa 5: 313-320

Vaillant GE (1971) Theoretical Hierarchy of Adaptive Ego Mechanisms. A 30 - Year Follow-Up of 30 Men selected for Psychological Health Arch Gen Psychiatry 25: 107-118

Weinryb RM und Rössel RJ (1997) KAPP Karolinska Psychodynamic Profile - Deutsche Version von Schauenburg Henning Universität Göttingen (unveröffentlichtes Manuskript)

Zander E und Zander W (1977) Die Neo-Psychoanalyse von Harald Schultz-Hencke. In Eicke D (Hrsg) Kindlers „Psychologie des 20. Jahrhunderts“ Bd 3 Weinheim, Basel: Beltz, 297-345

In Strukturen denken. Strukturkonzepte in Philosophie, Psychiatrie und Psychoanalyse und ihre praktischen Auswirkungen

Joachim Küchenhoff

1. Einleitung: Strukturbegriffe in der Psychoanalyse

Die Psychoanalyse kennt im wesentlichen drei heterogene Verwendungsarten des Begriffs Struktur. Die eine bestimmt Struktur als das geschichtlich gewordene, aber aktuell festgefügte Ensemble von Persönlichkeitseigenschaften; Struktur ist dann Persönlichkeitsstruktur. Der zweiten Verwendungsmöglichkeit des Strukturbegriffs begegnen wir im sogenannten Strukturmodell Freuds (1923), das Struktur als Zusammenspiel seelischer Kräfte (Ich-Es- Überich) oder Einflußfaktoren (Trieb, Außenwelt, verinnerlichte Beziehungserfahrungen) konzipiert. Was verbindet beide Verwendungsarten? Das Strukturmodell beschreibt einerseits den Bauplan des „psychischen Apparates“; dieser erzeugt, wenn er lang genug arbeitet, schließlich Charakterstrukturen. Struktur ist also einmal als Funktionsprinzip, zum anderen als Produkt dieser Funktionen gedacht. Besonders eng ist diese Verbindung beider Strukturbegriffe allerdings nicht.

Heute muss als eine dritte Verwendungsart des Strukturbegriffes das Denken in Integrationsniveaus angesehen werden. Diese Verwendungsweise ist aktuell bedeutsam z.B. für die Operationalisierte Psychodynamische Diagnostik (Arbeitskreis OPD 1996). Strukturniveaus oder Integrationsniveaus der psychischen Struktur zeigen an, dass der psychische Apparat, der als durch einzelne Elemente zusammengesetzt beschreiben wird (und diese sind heute nicht mehr Ich, Es und Überich, sondern z.B. Selbstwahrnehmung, Wahrnehmung des Anderen und Bindung), gut voneinander abgrenzbare Integrationsstufen des Funktionsniveaus kennt, die durch jeweils eine typische Konstellation der den Apparat konstituierenden Elemente gekennzeichnet sind. Gerade daraus entstehen wenn nicht Persönlichkeitsstrukturen selbst, so doch gleichsam das Skelett für Persönlichkeitsstrukturen, das Gerüst, der Bauplan, der verschiedenen Persönlichkeiten, wie wir sie beschreiben können, gemeinsam ist. Das Denken in Integrationsniveaus lässt sich als Verfahren konzipieren, wie die ersten beiden Verwendungsformen des Strukturbegriffs zusammen gedacht werden können:

Integrationsniveaus sind Typisierungen von Funktionsweisen, um Grundmerkmale von Persönlichkeitsstrukturen zu beschreiben.
Im Gebrauch des Strukturbegriffs in den genannten psychodynamischen Konzepten fallen zwei Eigentümlichkeiten auf. Struktur wird erstens in gewisser Weise nach einem Baukastenprinzip vorgestellt; die Elemente werden einzeln bestimmt, das erzwingt die Operationalisierung im OPD geradezu. Diese Elemente werden dann aufeinander bezogen. Die zweite Eigentümlichkeit ist, dass Struktur nur im sog. Freudschen Strukturmodell dynamisch gedacht wird; Persönlichkeitsstrukturen ebenso wie Integrationsniveaus müssen notgedrungen, d.h. per definitionem, als wenig veränderbar angesehen werden. Um Veränderungen zu bewirken, müssten alle Elemente für sich oder ihre Verbindungen miteinander verändert werden – ein mühsames Unterfangen. Diese letzte Überlegung weist auf bedeutsame praktische Konsequenzen von Strukturtheorien hin, die als Theorien handlungsanleitend und damit praktisch folgenreich sind:

- Elementaristische Strukturtheorien in der Klinik tendieren zu elementaristischen Therapiekonzepten. Der Komplexität der psychoanalytischen Technik werden jene nicht gerecht.
- Die statischen Konzepte sind für eine Theorie der Veränderung, die als Grundlage in jeder Psychotherapie bedeutsam ist, wenig geeignet.

Da das in den klinischen Theorien implizierte Strukturkonzept praktisch folgenreich ist, und weil die psychoanalytische Verwendung des Strukturbegriffs heterogen ist, lohnt es sich, die eigenen Strukturdefinitionen zu überdenken. Und weil Struktur nicht ein psychoanalytischer Fachterminus ist, sondern in anderen Wissenschaften vielfältig gebraucht wird, lohnt es, Dimensionen des Strukturbegriffs in Rückgriff auf philosophische, aber auch psychiatrische Konzepte freizulegen. Dies wird im zweiten Teil dieser Arbeit geschehen. In einem dritten Teil werden die erarbeiteten Dimensionen dazu genutzt, Konsequenzen aus dem Strukturbegriff für die psychotherapeutische und psychoanalytische Praxis zu ziehen.

2. Dimensionen des Strukturbegriffs

Es gibt keine verbindliche Definition von Struktur, wegen seiner Vieldeutigkeit ist der Strukturbegriff bei vielen Autoren unbeliebt.
Im „Handwörterbuch philosophischer Grundbegriffe“ (Kambartel 1974) wird Struktur mit „Aufbau“ und „Gefüge“ umschreiben, von Struktur ist zu sprechen, wenn man Elemente eines übergeordneten Ganzen aus dessen Gesamtaufbau und nicht durch Analyse isolierter Teilstücke bestimmt. Struktur hat demnach nie ein Einzelsachverhalt, **ein** Element allein ist niemals Struktur, sondern nur das Zusammenspiel mehrerer Elemente. In einer Struktur können die Elemente nicht isoliert, sondern nur aus dem Gesamtaufbau bestimmt werden.

Darüber besteht Einigkeit; aber die Definition läßt weitere Fragen offen.
Wie soll das Verhältnis von Elementen und Ganzem gedacht werden? Und weiter: wie unterscheidet sich dann Struktur von System? Beide Fragen gehören zusammen. Ciompi (1988) z.B. unterscheidet zwischen Struktur und System gar nicht. Struktur bestehe, so Ciompi, aus sich wiederholenden Formelementen, wobei sich Invarianzen mit Varianzen kombinierten. Die Varianz ist das Neue. Der Nutzen dieser Definition besteht darin, Entwicklung von Strukturen beschreiben zu können, indem neue Elemente – durch Abstraktion – integriert oder aus der Struktur neue Elemente durch Differenzierung gebildet werden. Das Verhältnis von Element und Ganzem wird von Ciompi reduziert auf den Entwicklungsaspekt, wie sich das Ganze ein Element integriert und neue Elemente aus sich heraustreibt.
Man kann das Zusammenspiel der Elemente und der Ganzheit präziser fassen und auf diese Weise die Begriffe System und Struktur doch voneinander trennen. Der Würzburger Philosoph Heinrich Rombach hat sie zu beantworten versucht. Sein Hauptwerk trägt den programmatischen Titel „Substanz, System, Struktur“ (1965). Rombach unterscheidet die im Buchtitel genannten Begriffe scharf voneinander. Der **Substanz**begriff geht vom Bild der in sich geschlossenen, auf ein Umfeld primär nicht angewiesenen Wesenheiten aus. **Systeme** beschreiben die Verbindung von Elementen. Dabei sind diese Elemente wiederum substantiell gedacht, d.h. sie bestehen jeweils für sich, nur ihre Anordnung variiert. **Strukturen** sind nach Rombach Gebilde dynamischer Wechselwirkung. Der entscheidende Unterschied zum Systembegriff liegt in dem, was die Elemente einer Struktur ausmacht. Diese können nicht für sich isoliert betrachtet werden, sondern sie stehen in einem Verhältnis der gegenseitigen Anweisung oder Angewiesenheit zueinander; man könnte auch sagen, dass Strukturen immer dialektische Gebilde sind, weil das eine Element der Struktur sich definiert durch jeweils andere Elemente der Struktur, oder, anders gesagt, Strukturelemente konstituieren sich gegenseitig durch den Strukturzusammenhang. Eine solche Strukturvorstellung hat entscheidende Auswirkungen. Sie betont das Veränderungspotential, ja den Veränderungszwang von Strukturen. Es lässt sich kein Teil auswechseln, ohne alle anderen Teile in irgendeiner Weise mit zu beeinflussen.
Als erste Ergänzung ist also festzuhalten: Strukturelemente konstituieren sich in einer Struktur gegenseitig und bilden so eine Struktur.
Eine zweite Ergänzung der eingangs gegebenen Definition ist notwendig; Strukturen müssen nach ihrer Genese, nach ihrer Geschichtlichkeit befragt werden. Anders gesagt, Strukturen existieren gegenwärtig, sind aber auch entstanden, das Verhältnis von Synchronie und Diachronie gehört wesentlich zum Strukturbegriff. Auch und gerade bei psychologischen Strukturkonzepten interessiert die Zeitlichkeit von Strukturen. Persönlichkeitsstrukturen sind lebensgeschichtlich entstanden, in ihnen sind Erfahrungen versammelt, die in der Gegenwart wirksam werden. Wenn in der Klinik Persönlichkeitsstrukturen

nach ihrer Geschichte befragt werden, wird notwendig die komplexe Verbindung von Genese und Aktualität untersucht - aber auch die Verbindung von Aktualität und Zukunft, also die Veränderbarkeit von Strukturen. Persönlichkeitsstrukturen gelten als Gebilde, die sich nur träge verändern. Wenn das Ziel von Psychotherapie aber ist, Strukturen zu beeinflussen, ist es notwendig, sie Prozesshaft, also in ihrem Veränderungspotential zu verstehen.
Im folgenden soll die Frage nach dem Zusammenhang von Genese und Aktualität vertieft werden. Für die Psychoanalyse ist sie zentral. Die psychische Struktur erschließt sich in Phänomenen der Begegnung, z.B. der therapeutischen Beziehung. Wir begegnen Struktur nicht direkt, sondern durch Übertragungs- und Gegenübertragungserfahrungen. Da Struktur sich geschichtlich aus Beziehungserfahrungen bildet, sind Strukturen geronnene Lebenserfahrungen, Verdichtungen der Diachronie in der Synchronie. Diese Ansätze gehören zu den wertvollen Erkenntnissen der Psychoanalyse. Indem die Analyse Strukturbildungsprozesse in die frühe Kindheit zurückverlagert, sind die Zeitspannen, die hier verdichtet werden, u.U. groß. Das hat zur Folge, dass psychoanalytisch in großen Entwicklungslinien gedacht wird, und außerdem in einem besonderen Konkretionsverhältnis von Genese und Aktualität: grundlegende Strukturmerkmale manifestieren sich in u.U. sehr kleinen und sehr konkreten Beziehungsepisoden in der Kur. Diese kleinen Begegnungsphänomene entbergen Struktur. Die aktuelle Denk-, Empfindens- und Handlungswelt erhält so, durch den Rückbezug auf die sie konstituierende Struktur, einen neuen Hintergrund, einen neuen Interpretationsrahmen.
Der Übergang von Struktur zu Phänomen wird im Rahmen psychoanalytischer Persönlichkeitstheorien letztlich als der Weg vom Besonderen zum Allgemeinem verstanden, von der konkreten Erlebnisgegenwart zur Struktur.
Der Übergang kann aber auch anders gedacht werden, nämlich nach dem Verhältnis von Aktualität zu Potentialität. Struktur liegt demnach nicht „hinter" den Phänomenen, sondern verwirklicht sich in ihnen. Um Strukturen zu verstehen, muss dann der Prozess der Aktualisierung von Struktur selbst verstanden werden. Von der Entbergung der Strukturinhalte verschiebt sich der Fokus des Interesses so auf die Dynamik der Struktur selbst. An dieser Stelle soll an das strukturdynamische Konzept von W. Janzarik erinnert werden. M.E. ist es immer zu wenig in seiner Ähnlichkeit, aber auch in seinen Differenzen zur Psychoanalyse reflektiert worden. Dazu sollen die folgenden Bemerkungen anregen. Janzariks Ansatz ergänzt die Psychoanalyse in seiner genauen Reflexion des Übergangs von Potentialität zu Aktualität.
Janzarik definiert Struktur geradezu durch diesen Übergang. Er unterscheidet zwischen dem psychischen Feld als der Einheit der Erlebnisgegenwart und der seelischen Struktur, die keine phänomenale Gegebenheit ist: „Seelische Struktur wird nicht vorgefunden, sie muss mit allen Unsicherheiten eines heuristischen Vorgehens erschlossen werden."(Janzarik 1990, S.77) Unter seelischer Struktur versteht Janzarik nun „alle repräsentativ bezeichneten Aktualisie-

rungsbereitschaften mit ihrer wechselseitigen Abhängigkeit und ihrer in die Aktualität hinein wirkenden Geschichtlichkeit“ (Janzarik 1990, S.59). Seelische Struktur ist von den biologischen Voraussetzungen abgehoben, es geht um *repräsentierte* psychische Erfahrung. Wobei hier Repräsentation Erlebnisinhalte meint, die aus Situationen oder Begegnungserfahrungen stammen; in Strukturen verdichtet sich Geschichte. Dass „die wechselseitige Abhängigkeit“ geradezu zur Strukturdefinition gehört, kann uns nach den Überlegungen zur Dialektik von Strukturen nur erfreuen. Wichtig im gewählten Kontext ist die Aktualisierungsbereitschaft; „in den Beständen seelischer Struktur“, so Janzarik, „sind ... alle Erfahrungen gespeichert, die für eine Aktualisierung verfügbar geblieben sind“ (a.a.O., S.60). Die entscheidende Frage ist demnach nicht, wie Struktur aus Phänomenen erschlossen werden kann, sondern wie Struktur sich aktualisiert, wie Struktur sich in die Konkretheit des Erlebens umsetzt. Schizophrene Symptome entstehen beispielsweise u.a. durch eine „Desaktualisierungsschwäche“, Struktur kann nicht absichtsvoll und planvoll aktiviert werden, vielmehr passiert dies ungeordnet, Erfahrungsbestände fließen in das aktuelle Erleben ein, vermischen sich mit ihm, werden dadurch von ihm ununterscheidbar. Umgekehrt kann die Verfügung über Erfahrungen durch eine mangelhafte Aktualisierungsfähigkeit beeinträchtigt sein. An diesen Verschiebungen zwischen Feld und Struktur können recht unterschiedliche Kräfte, seelische, aber auch biologische Kräfte, mitwirken.

Viele Elemente des Konzepts klingen für den Psychoanalytiker vertraut, vielleicht lediglich eine Spur zu allgemein; dass Erfahrungshintergründe, in diesem Sinne also Strukturen, einen Doppelaspekt von Repräsentation und Dynamik beinhalten, ist psychoanalytisch selbstverständlich und wird schon bei Freud durch die drei Erfahrungsbestandteile Vorstellung, Affekt und Trieb gekennzeichnet. Aktualisierung und Desaktualisierung können mit dem Abwehrkonzept verglichen werden. Lohnend wird es freilich, wenn wir versuchen, dieses Konzept als komplementär zum psychoanalytischen zu lesen; es stellt sich nämlich nicht nur der Frage, wie Struktur aus Phänomenen erschlossen werden kann, sondern untersucht, wie Struktur sich aktualisiert, wie Struktur sich in die Konkretheit des Erlebens umsetzt. Das strukturdynamische Konzept trägt – darauf kommt es hier an – zu einem anderen Verständnis von Struktur bei. In der psychodynamischen Diagnostik wird eine bestimmte Abwehrformation erschlossen und als ein Charakteristikum von Struktur oder von Strukturniveaus behandelt. Bei Janzarik ist die Desaktualisierung nicht Folge von Struktur, sondern gleichsam ihre Stellgröße: durch Aktualisierung und Desaktualisierung verändern Struktur und Feld ihre Wechselbeziehungen, die Einheit der erlebten Wirklichkeit und die Erfahrungshintergründe verändern sich. Je mehr aktualisiert wird, desto weiter, aber auch möglicherweise unzusammenhängender und zerrissener wird das Erlebnisfeld, je mehr desaktualisiert wird, desto eintöniger wird diese Erlebnisgegenwart. Das strukturdynamische Konzept lässt sich so verstehen, dass mit seiner Hilfe Struktur selbst dynamisch gesehen werden kann. Nach diesem Modell *hat nicht* jemand eine bestimmte Struktur, sondern mobilisiert, angestoßen z.B. durch situative Gegebenheiten, aber auch aufgrund biologischer Umstimmungen, Elemente seiner Erfahrungswirklichkeit. Dies kann sich erneut rasch ändern. Das Konzept der Strukturdynamik ist nicht von ungefähr von einem Psychopathologen und Psychiater aufgestellt worden. Seine Nützlichkeit erweist es v.a. darin, psychotische Dynamik gut zu erfassen.

Eine dritte, die anfängliche Definition erweiternde Dimension muss berücksichtigt werden. In den bisher genannten Konzepten wurde, so scheint es, implizit eine Vorentscheidung getroffen: Strukturen werden der objektiven Welt, der Dingwelt zugeordnet, wie schwer auch immer sie zu erschließen sein mag. Dabei gibt die Frage ja zu denken: Welchen erkenntnistheoretischen Status haben Strukturen? Lassen sich Strukturen in der Welt auffinden, sind sie Dinge, oder sind Strukturen Ideen? Anders gesagt: gehören Strukturen zum Bereich der objektiven Realität oder gehören sie zu unserer eigenen Konstruktion von Wirklichkeit? Dilthey, der den Strukturbegriff in die Psychologie eingeführt hat, definiert psychische Struktur als „die Anordnung, nach welcher im entwickelten Seelenleben psychische Tatsachen von verschiedener Beschaffenheit regelmäßig durch eine innere erlebbare Beziehung miteinander verbunden sind". Betont werden soll die Formulierung „innere erlebbare Beziehung"; Dilthey grenzt Strukturen von den sogenannten Gleichförmigkeiten ab, also von den nicht-erlebten Regelmäßigkeiten, die wir beschreiben können; psychische Strukturen sind Erlebnisstrukturen. Deshalb kann er sagen: „Eine Theorie der Struktur hat es mit diesen inneren Beziehungen zu tun. Und zwar nur mit ihnen, dagegen gar nicht mit den Versuchen einer Einteilung des Seelenlebens nach Funktionen und Kräften oder Vermögen." Psychische Struktur ist also erlebte Struktur; als solche hat der seelische Strukturzusammenhang eine Teleologie, eine Zielstrebigkeit. Nur so kann die Strukturlehre zur beschreibenden Psychologie zählen, oder zur Phänomenologie. Damit wird Struktur zu einer Erlebnistatsache.

Ganz anders der Strukturbegriff im Freudschen Strukturmodell, das Struktur als Zusammenspiel seelischer Kräfte oder Einflussfaktoren konzipiert, die 1923 Es, Ich und Überich heißen. Struktur meint hier den inneren Bauplan, konkret des psychischen Apparates, und das Zusammenwirken der Funktionseinheiten. Freud tut genau das, was Dilthey einige Jahre zuvor vehement abgelehnt hat, er teilt das Seelenleben nach Funktionen und Kräften mit Hilfe des Strukturbegriffs. Die Struktur des Strukturmodells ist nicht beobachtbar, schon gar nicht erlebbar, sie ist ein Konstrukt.

Aber es fällt gleichwohl schwer, von Strukturen so zu sprechen, als seien sie *nur* Ideen. Sie gehören offenbar weder der objektiv vorfindlichen Welt noch der Welt der Ideen völlig an. Genau diesen Standpunkt hat der französische Philosoph M.Merleau-Ponty vertreten. Der Titel eines seiner Hauptwerke, „Struktur des Verhaltens", verweist auf die Bedeutung, die M.Merleau-Ponty dem Strukturbegriff zumisst. Wie Dilthey ausgehend von einer phänomenalen Realität von Strukturen, v.a. von Wahrnehmungsstrukturen, enden seine Überlegungen darin, dass Strukturen weder wirklich noch gedacht, weder Idee noch Ding sind. Vielmehr gehören sie in einen Zwischenbereich, sie erzeugen die Unterscheidungen zwischen Subjekt und Objekt, zwischen Erleben und Denken erst (vgl. Waldenfels 1993). Strukturen sind Artikulationsprinzipien, die Bewußtsein und Welt erst aus sich heraustreiben. Strukturkonzepte unterlaufen so Dichotomien, die uns geläufig sind. Sprache und Leiblichkeit sind nach M.Merleau-Ponty solche Artikulationsprinzipien. In Bezug auf die artikulierende Funktion der Leiblichkeit sei auf eine andere Publikation verwiesen (Küchenhoff 1992), im Folgenden wird nur Sprache als Beispiel genommen. Sprache artikuliert zwischen Bewußtsein und Welt, zwischen Subjekt und Objekt. Der Grund dafür ist, dass Sprache als Sprachstruktur jedem Subjekt vorausgeht, als Menschen werden wir in unsere Sprache hineingeboren. Aber wir eignen sie uns auch an, unser Sprechen anverwandelt die vorliegenden Sprachstrukturen auch immer in individueller Weise und ermöglicht so Individualität.

Die von M. Merleau-Ponty gestellte Frage wurde im französischen Strukturalismus weiter verfolgt: wodurch zeichnen sich Strukturen aus, sei es in unserem Denken oder sei es in den Ordnungsschemata, die wir der uns begegnenden Welt unterstellen? (vgl. Descombes 1981) In Beantwortung dieser Frage wurden viele Arten von Zeichenstrukturen untersucht; die Semiotik wäre ohne den französischen Strukturalismus undenkbar. Zeichensysteme, Codes, Kommunikationsregeln stiften strukturelle Zusammenhänge, die unser Denken ebenso prägen wie unsere Vorstellungen von der uns begegnenden Welt.

Der Zwischenbereich M. Merleau-Pontys wird zum Code. Alles, was wie eine Sprache aufgebaut ist, ist strukturiert. Der Code eines Zeichensystems ist keine Konstruktion, er präexistiert, er bestimmt zugleich die Wirklichkeit des Subjektes wie der Dingwelt, liegt also Subjekt und Objekt voraus. Subjektivität basiert auf den Zeichensystemen,' deren Struktur wir gewöhnlich nicht verlassen können, ebenso wie die Beschreibung der äußeren Welt. Andererseits haben Zeichensysteme eine Geschichte und werden von den Subjekten ihrerseits verändert.

Schon aus diesen wenigen Andeutungen wird verständlich, warum der Strukturalismus eine grosse Provokation gewesen ist. Ideengeschichtlich ist er zum einen eine Kritik der Phänomenologie, da nicht die unmittelbar gegebenen Bewusstseinsinhalte interessieren, sondern die vermittelnde Stellung der Zeichensysteme, mit denen jene kodiert werden, und zum anderen eine Kritik an überzeitlichen Wahrheitsvorstellungen, weil Codes präexistieren, aber nicht als übergeschichtliche Wahrheiten, sondern als historische Strukturen. Außerdem zeigt er, v.a. in seiner ethnologischen Variante, dass kulturelle Hegemonien unbegründet sind, weil die Codes primitiver und entwickelter Kulturen u.U. isomorph sind, und deshalb nicht in einer Rangreihe einander über- oder untergeordnet werden können. Schließlich implizierte er eine Kritik am Subjektbegriff, die in der Psychoanalyse besonders wichtig ist, weil auch Subjektivität als nachrangig, nämlich als Effekt von Zeichensystemen, und nicht als deren Urheber verstanden wurde.

Dieses strukturalistische Denken in die Psychoanalyse eingebracht zu haben, ist eines der Verdienste von J.Lacan (vgl. Lang 1980). Nach Lacan kommt das Unbewusste nicht zur Sprache als zu etwas ihm Fremden, vielmehr ist das Unbewusste selbst wie eine Sprache strukturiert. Das heißt, unbewußte Erfahrung ist strukturiert. Das Subjekt unterliegt den Zeichenstrukturen, die es erworben hat. Sie gehen seiner Existenz voraus, Symbole hüllen es von allem Anfang an ein; der Signifikant, die Ausdrucksform, kommt vor dem Signifikat, dem Inhalt, vor der intendierten Botschaft. Als Subjekte sind wir den Codes unterworfen, sub-jiziert. Unbewusstheit hat keinen eigenen Ort als den der eigentümlichen, eigensinnigen Verwendung von Zeichen, Signifikanten. Weil die Ausdrucksform, der Code, präexistiert, können persönliche Intentionen, die der gängigen oder subjektiv akzeptierten Ausdrucksform zuwider laufen, nur durch scheinbaren Nichtsinn, im Symptom, in der Fehlleistung etc., in Verdichtungen und Verschiebungen, eben in eigentümlichen, buchstäblich unkonventionellen Verwendungen von Zeichen ausgedrückt werden.

Der einzelne Signifikant, als bloßes Element von Zeichenstrukturen, ist – für sich genommen – bedeutungslos, er hat keine Substanz (im Rombachschen Sinne), ebensowenig wie der Buchstabe eines Wortes für sich irgendeinen Wert hat, den erhält er nur in seiner Verweisung auf andere Buchstaben. Ein Wort allein kann nicht irgend etwas Wesentliches bezeichnen, Sinn gleitet vielmehr zwischen den Worten, in der Differenz zwischen den Worten etc. Der eigentümliche unbewußte Sinn einer Handlung oder eines Symptoms enthüllt sich so nur langsam, z.B. über das Freudsche Prinzip der freien Assoziation, der freien Verbindung zwischen Signifikanten. Wieder geht es um ein anti-substantialistisches Denken, in dessen Dienste der Strukturbegriff gestellt wird.

Die initial angebotene Definition von Struktur wurde bislang durch einige Dimensionen erweitert, die aus strukturalen Ansätzen in Psychopathologie, Philosophie und Psychoanalyse gewonnen wurden. Die erarbeiteten Dimensionen des Strukturbegriffs werden im Folgenden kurz zusammengefaßt:

1. Wenn wir von Struktur sprechen, sollten wir uns fragen, wie dialektisch unser Strukurverständnis ist, d.h. inwiefern wir die wechselseitige Konstitution der Strukurelemente berücksichtigen.
2. Wir sollten den erkenntnistheoretischen Status unseres Strukturbegriffs klären, z.B. ob wir Strukturen als Tatbestände des Erlebens oder als theoretische Konstrukte ansehen.
3. Unsere Strukturkonzepte sollten das Verhältnis von Struktur und Phänomen reflektieren, d.h. auch die Frage des Übergangs von Struktur und Phänomen, und, in eins damit, wie sich die diachrone und die synchrone Perspektive vermitteln.

4. Schließlich sollten wir reflektieren, wodurch Strukturen gebildet werden und welche Rolle wir dabei den Zeichensystemen und mit welchen Konsequenzen zuschreiben.

3. Praktische Konsequenzen

Um die erweiterten Dimensionen des Strukturbegriffs fruchtbar werden zu lassen, soll jede von ihnen für einige praktische Anmerkungen zum Umgang mit dem Strukturbegriff in Psychoanalyse und Psychotherapie genutzt werden.

ad 1:
Wie würde sich unser klinisches Denken verändern, wenn wir im Rombachschen Sinne struktural dächten? Als Beispiel soll nicht ein Ausschnitt aus der Persönlichkeitspsychologie dienen, sondern aus dem Schulenstreit der Psychotherapierichtungen. Sehr lang, und zum Teil noch heute, wurden und werden verschiedene Therapiekonzepte gegeneinander ins Feld geführt, der Streit zwischen Psychoanalyse und Verhaltenstherapie ist ebenso hart wie unfruchtbar geführt worden, aber auch die Frage, inwieweit Psychopharmakologie psychotherapeutische Prozesse schädigen könnte. Dass diese Auseinandersetzung so unfruchtbar gewesen ist, hat m.E. seinen tieferen Beweggrund in einem Mißverständnis des Modells für Strukturveränderung. Als Beispiel soll die Behandlung eines depressiven Menschen dienen. Zunächst ist es leicht zu beschreiben, wo die verschiedenen Therapieverfahren am intensivsten ansetzen, psychoanalytische Verfahren z.B. an der Wiederbelebung von aggressionsvermeidenden Beziehungserfahrungen und den mit ihnen verknüpften Affekten, die Verhaltenstherapie in ihrer kognitiven Spielart an den bewußten Einstellungen, die beim depressiven Menschen in bekannter Weise sehr eingeengt sind, die medikamentöse Therapie schließlich an der biologischen Basis von Antrieb und Gestimmtheit, die in der Depression reduziert sind. Im Sinne des Rombachschen Strukturmodells gedacht, macht es keinen Sinn anzunehmen, dass Strukturen nur von einem Punkt aus verändert werden können. Es ist nicht verwunderlich, vielmehr selbstverständlich, dass Um- oder Restrukturierungen von allen Punkten einer Struktur aus unternommen werden können. Die Veränderung der Kognition oder des Verhaltens, veränderte Beziehungserfahrungen, umgestimmte Affektivität, der veränderte Antrieb, alle erlauben sie andere, u.U. korrigierende neue Erfahrungen. Die Diskussion zur Wertigkeit einzelner Psychotherapieverfahren müßte demzufolge von anderen Kriterien ausgehen; zu fragen wäre nicht nur, wo ein Verfahren ansetzt, sondern inwieweit es erlaubt, die durch eine Therapiemassnahme angestoßenen strukturellen Umwandlungen zu reflektieren und therapeutisch zu bearbeiten. – Andere Beispiele lassen sich unschwer anfügen. Eine medikamentöse Behandlung im Rahmen einer Psychotherapie verbietet sich nicht aus Prinzip, hingegen ist sie insuffizient, wenn sie nur einseitig ein Element, nämlich die biologische Ebene

der Behandlung, absolut setzt, so als heile ein Medikament die Depression an sich, während sie doch eine Hilfestellung, ein Anstoß ist, um alle Elemente des Erlebens neu zu definieren.

ad 2:
Der zweite Gesichtspunkt betraf die Frage nach dem Status der Struktur: ist sie Konstrukt oder Realität?
Das naiv objektivistische Denken wendet sich immer wieder gegen das strukturalistische; dies sei an einem Beispiel erläutert. Eine unter Psychoanalytikern - und natürlich nicht nur unter ihnen - weitverbreitete Tendenz war früher (und ist manchmal heute noch) die Tendenz zur Verdinglichung. Es wäre eine eigene Untersuchung wert, analytische Texte daraufhin zu untersuchen, wie beispielsweise die Instanzen des Strukturmodells quasi personal verstanden worden sind, z.B. wenn dem Ich eine eigene Aktivität, eine Handlungskompetenz zugeschrieben wird, wenn das Überich straft, das Es das Ich herausfordert etc. Konstrukte werden auf diese Weise zu Wesenheiten verfälscht. Elemente werden aus ihrem strukturalen Zusammenhang gelöst und der Strukturansatz damit ad absurdum geführt - mit erheblichen, hier nicht näher zu beschreibenden Folgen für Theorie und Klinik.

Beide Beispiele sollen illustrieren, wie strukturales Denken hinter die eigenen Ansprüche zurückfallen kann, aber auch, zu welchen Konsequenzen ein zu Ende gedachtes strukturales Denken führen müßte.

ad 3:
Der dritte Gesichtspunkt betraf den Übergang von Struktur zu Phänomen.
Dabei lohnt es, auf die Verwendung des Strukturbegriffs in der OPD einzugehen. Alle, die an der Strukturachse mitgearbeitet haben, wissen, dass sie noch eine Schwäche enthält. Nach Ansicht vieler Kritiker jedenfalls ist im OPD-Konzept der Struktur die Spalte „desintegrierte Struktur“ am wenigsten überzeugend geblieben. Es fragt sich, ob diese Kritik nur die Güte der Achsenbeschreibung trifft, oder vielmehr eine grundsätzliche Überlegung anstoßen müßte. Muss man nicht aus den oben mit Janzarik gemachten Überlegungen folgern, dass psychotische Struktur schärfer von psychotischem Erleben getrennt werden muss? Dynamische Unstetigkeiten im Sinne Janzariks können bei Borderline-Patienten, wir wissen es aus der klinischen Erfahrung, zu mikropsychotischen Episoden führen, die sich aber situativ schnell wieder zurückbilden können, ohne dass die Struktur affiziert wird. Beeinträchtigungs- und Beeinflussungsideen verdanken sich dem Überwertigwerden des Wahrnehmungsfeldes, was Janzarik ebenso fremdartig wie anschaulich als „impressive Entzügelung“ beschreibt. Drogen können solche Entzügelungen provozieren. Muss deshalb immer die Struktur in einem psychodynamischen Sinn affiziert

sein? Probleme mit der Rubrik „desintegrierte Struktur“ haben möglicherweise mit einer charakterologischen Tendenz zu tun, die eine Gefahr birgt, nämlich dass ursprünglich konflikthaftes, dynamisches Denken in eine für die Entstehung von psychotischem Erleben letztlich unangemessene statische Festlegung mündet.

ad 4:
Schließlich der letzte Gesichtspunkt, der mit Lacan eingeführt worden ist. Eine strukturale Theorie des Sprechens und der Sprache in der Psychoanalyse lässt deren Ziele nicht unberührt, und hat damit grundsätzliche Folgen.
Ziel jeder Psychotherapie ist es, folgt man dem Lacanschen Konzept, die vorhin beschriebenen Fixierungen im Symptom aufzulösen, mit anderen Worten: das Gleiten des Signifikanten zu befreien, noch anders (und eher im Sinne von D.Winnicott) formuliert, Räume von Kreativität zu schaffen, Denk-, Erlebens- und Spielräume wieder zu eröffnen. Therapie hat dann nicht das alleinige Ziel, irgendeinen Entwicklungsschritt nachzuholen, eine bestimmte Reife, z.B. das „Genitalprimat“ (unter naserümpfender Zurücklassung aller anderen Strebungen) zu erzielen, oder die Persönlichkeit auf eine bestimmte Strukturhöhe anzuheben. Vielmehr geht es in der Psychotherapie v.a. darum, strukturale Prozesse als solche zu ermöglichen, und dies heißt, die Blockaden in dem Wechselspiel innerpsychischer Zusammenhänge aufzulösen. Aus diesem strukturalen Konzept ergibt sich das Gegenteil von Statik, das Gegenteil von Inhaltlichkeit, das Gegenteil von Festgelegtsein, Ziel in der Psychotherapie ist die Rückgewinnung der Fähigkeit zu spielen, könnte man in gewollter Vereinfachung sagen. Einsicht ist Einsicht in die strukturale Verfasstheit des Erlebens, und damit auch in die Unabschließbarkeit der Sinnsuche, die nie ohne Rest gelingende Unerfüllbarkeit des Begehrens.

4. Schluss

Es war zu zeigen, dass eine differenzierte Analyse des oft vage verwendeten Strukturbegriffs folgenreich ist und unser klinisches Denken verändern kann; dabei ist der Blick „über den Zaun“, also auf Nachbarwissenschaften ebenso hilfreich wie die Hinterfragung der in der Psychoanalyse gebräuchlichen Strukturbegriffe. Der vorliegende Beitrag kann dafür Anregungen bieten, ohne in irgendeiner Weise erschöpfend oder vollständig zu sein. Immerhin erlaubt die Berücksichtigung der oben genannten, selektierten Strukturkonzepte einige Schlussfolgerungen.

1. Struktur lässt sich auch als Potential, als Entwicklungspotential, nicht nur und ausschließlich als Stabilität oder Unveränderbarkeit verstehen.
2. Dieses Denken in strukturalen Entwicklungen resultiert aus den – durchaus unterschiedlichen – Strukturkonzeptionen. Egal ob Struktur als Potentialität oder Aktualisierungsbereitschaft, oder ob Struktur als Verweisungszusam-

menhang, z.B. der Signifikanten, gedeutet wird, immer spielt eine Rolle, dass Struktur komplexe Koordinations- und Interaktionsmuster beschreibt. Struktur ist also nicht etwas, das nur entwickelt oder verändert werden kann, sondern - und dies ist ein gewaltiger Unterschied - das in sich Veränderungsmöglichkeiten enthält.

3. Prozessuales Strukturdenken ist in seinen Implikationen folgenreich, auch z.B. in der Bestimmung von Psychotherapiezielen. Struktur muss nicht „repariert" werden. Strukturen weisen keine Defekte auf, die als Leerstellen erscheinen; Strukturen schliessen sich immer neu zu einem Funktionszusammenhang.
4. Strukturen *sind nicht*, mit Strukturmodellen beschreiben wir hingegen funktionale Konstellationen, und ihnen ist möglicherweise eigentümlich, dass sie sich immer wieder stabilisieren, zwar auch fixieren, aber in sich keine prinzipielle Starrheit enthalten.
5. Die vorgestellten Konzepte können uns also dabei helfen, Strukturen als lebendige Formen zu beschreiben.

Literatur

Ciompi L (1988) Außenwelt Innenwelt. Göttingen: Vandenhoeck & Ruprecht

Descombes V (1981) Das Selbe und das Andere. Frankfurt: Suhrkamp

Dilthey W (1905) Erste Studie zur Grundlegung der Geisteswissenschaften. Gesammelte Schriften Bd VII

Janzarik W (1988) Strukturdynamische Grundlagen der Psychiatrie. Stuttgart: Enke

Kambartel F (1974) Struktur. in Handwörterbuch philosophischer Grundbegriffe. München: Kösel: 1430-1440

Küchenhoff J (1992) Körper und Sprache. Heidelberg: Asanger

Lang H (1980) Die psychoanalytische Theorie Jacques Lacans. In Peters U-H (Hrsg) Psychologie des 20. Jahrhundert Band X Ergebnisse für die Medizin II. Psychiatrie. Zürich: Kindler, 717-728

Merleau-Ponty M (1986) Von M. Mauss zu C. Levi-Strauss. In Métraux A, Waldenfels B (Hrsg) Leibhaftige Vernunft. München: Fink, 13-28

Rombach H (1965) Substanz, System, Struktur. Freiburg; Alber

Waldenfels B (1985) In den Netzen der Lebenswelt. Frankfurt: Suhrkamp

Struktur und Affekt

Rainer Krause und Myria Fabregat-Ocampo

1. Einleitung und Begriffsabklärung

Eine begriffliche Definition von Struktur ist schwierig, sie darüber hinaus auch noch zu operationalisieren scheint fast unmöglich. Der Begriff wird dem Brockhaus zufolge in 7 verschiedenen Feldern verwendet. Es sind dies die Bodenkunde, Mathematik, Ökonometrie, Philosophie, Soziologie. Die Felder Psychologie, Psychoanalyse und Linguistik werden nicht eigens erwähnt. Sie werden unter dem Stichwort Strukturalismus diskutiert. Auf denselben werde ich noch kurz zu sprechen kommen. In der Psychoanalyse ist die Sprachverwirrung besonders groß. Struktur ist der psychische Apparat (Freud 1923), das Gesamt der Theorie (Rapaport 1970), eine verfestigte Persönlichkeitsentwicklung, die Charakterstruktur (Hoffmann 1974) und ein verfestigter zentraler neurotischer Konflikt (Schultz-Hencke 1951, Mentzos 1984) Einen Überblick über dieses Pandämonium gibt Rudolf 1995. Bei aller Verschiedenheit meine ich zwei verschiedene Kontexte der Verwendung des Begriffes gefunden zu haben: Im ersten Kontext wird er eher metaphorisch als Synonym für den Aufbau eines Gegenstandsfeldes verwendet. Man spricht beispielsweise von der Struktur eines Buches und meint damit mehr oder weniger sein Inhaltsverzeichnis und seine Gliederung. Wenn man mehr als das meint, erwartet man eine nicht unmittelbar offen ins Auge springende Ordnung, die hinter dem Inhaltsverzeichnis steht, gewissermaßen die „hidden agenda“ des Werkes. Damit ist man beim zweiten Kontext des Strukturbegriffs gelandet.

In ihm bleibt die Vorstellung eines Ordnungsgefüges erhalten, aber die Regeln, wie es aus Elementen zu einer komplexen Ganzheit aufgebaut wird, sind nicht unmittelbar sichtbar. Wenn man diese dem zweiten Kontext entstammende Definition inhaltlich auffüllen will, muss man die Elemente ebenso wie die Regeln ihrer Zusammensetzung kennen. Sie führen zu einem qualitativen Sprung von einer einfachen Zusammenfassung der Elemente zur übersummativen Ganzheit. Das Ganze ist hier mehr als die Summe der Teile. Nun ist man in der Nähe der Mathematik, in der der Begriff Struktur ja auch verwendet wird.

Eine algebraische Struktur beispielsweise ist eine Menge, deren Elemente durch eindeutige Verknüpfungsregeln einander zugeordnet sind. Wenn zum Beispiel N die Menge der natürlichen Zahlen bedeutet und + die Verknüpfungsregel der Addition, kann jedes Element a, b der Menge N durch diese Verknüpfungsregel einander zugeordnet werden. Die Folge der Verknüpfung ist eine neues Element. Es gibt noch andere Verknüpfungsregeln, wie die Multiplikation, oder Kongruenz- und Vektorenabbildungen etc. In der Algebra untersucht man welche Gesetzmäßigkeiten in solchen algebraischen Strukturen herrschen, die aus wenigstens zwei oder mehr Verknüpfungen entstanden sind. Sie werden unter anderem „Körper, Ring, Verband, Gruppe" genannt, was wenigstens teilweise auf eine Gestaltqualität hinweist. (Duden Rechnen und Mathematik 1989 Seite 31) Wichtig scheint mir , dass im Kontext der zweiten Definitionen etwas qualitativ Neues entsteht, dessen Eigenschaften man separat untersuchen muss, obgleich man seine Elemente und die Verknüpfungsregeln kennt. Die Elemente einer Menge, mehrere komplexe Verknüpfungsregeln und die Emergenz von etwas gestalthaft Neuem durch die Verknüpfung, das nun selbst wieder messbar sein muß, schlage ich als Definitionsmerkmale einer Struktur vor. Die Phänomene des ersten Begriffskontexts sollte man nicht in diesem Umfeld diskutieren.

2. Struktur in den Sozialwissenschaften

In den Sozialwissenschaften benutzen die als Strukturalismus bezeichneten wissenschaftlichen Vorgehensweisen – vertreten durch solch verschiedene Personen wie Piaget, Levi- Strauss, Lacan und Chomsky, um nur einige zu nennen - bei aller Verschiedenheit eine gemeinsame Denkfigur, die in einem Bereich der mathematisch – algebraischen folgt. Ihr zufolge ist es unmöglich, die Funktion eines geordneten Ganzen durch Einzelanalysen von Teilen zu beschreiben. Man muss den Gesamtaufbauplan mit berücksichtigen und deshalb auch kennen. (Brockhaus Enzyklopädie, Stichwort Strukturalismus Bd 21 351) Da dieser aber eben nicht unmittelbar beobachtbar ist oder zumindest nicht mit den gleichen Methoden wie die Teile erfassbar, führt dies zu einem dauernden Hin und Her zwischen der Beschreibung der beobachtbaren Teile, ihrer Verknüpfungsregeln und Mutmaßungen über das Ganze. Zu Beginn hat diese Vorgehensweise hermeneutische Züge. In der Algebra sind die Verknüpfungsregeln der Elemente und sie selbst bekannt und definiert . In der Hermeneutik muss man zuerst die möglichen Elemente eines Systems finden bzw. beschreiben. Erst dann kann man die Verknüpfungsregeln und die Eigenschaften des emergierenden Ganzen erforschen.
System und Struktur sind nicht deckungsgleich. Eine Struktur beinhaltet in jedem Fall ein System aber sie hat noch zusätzliche Eigenschaften, nämlich die Emergenz des gestalthaften Neuen, das auch dann bestehen bleiben kann, wenn die Funktionen des Systems absterben. Die Struktur generiert dann neue Funktionen. Einer der Autoren (Krause 1998) hat beispielsweise vorgeschlagen, dass in der klassischen psychoanalytischen Strukturtheorie das so genannte „Es" keine Strukturqualität hat, wohl aber als System beschrieben werden kann. In der Psychoanalyse wird zwischen dem topographischen und dem Strukturmodell unterschieden. Das topographische Modell stellt eine

funktionale Systematik der Bewusstseinsformen einschließlich des im Moment nicht zugänglichen gleichwohl Gewussten – also des Abgewehrten – dar. Wie erinnerlich sind Teile der „Ich“ genannten Struktur unbewusst, sodass Topographie und Struktur nur teilweise überlappen. Andere mögliche Strukturen der Systemeigenschaft des Bewusstseins könnte man beispielsweise in verschiedenen neuronalen Netzwerken finden. (Spitzer 1996)
In der formalen Logik wird ein ähnliches Problem diskutiert. Es geht dabei um die Gültigkeit, Validität bzw. Richtigkeit von Argumenten und die Bedeutung der formalen Logik für deren Nachweis. Haak (1987) stellt fest, dass die formale Logik kein hinreichendes Verfahren für die Feststellung der Validität von Argumenten ist, es muss etwas Neues qualitativ Anderes dazu kommen. Das Neue ist „ein strukturell gleiches Argument in einer anderen Diskursebene“ und das muss auch wahr sein. Das Ganze „ist gewissermaßen einem Körper gleich zusammengesetzt, in dem die inhaltlich definierten Argumente das Fleisch und die Kleider darstellen, während die formale Logik die Symbole zur Verfügung stellt, die die logischen Konstanten, und damit die strukturellen Komponenten also in dieser Metaphernwelt das Skelett vertreten.

3. Die Strukturalisten

Die sozialwissenschaftlich orientierten Wissenschaftler, die „Strukturalisten” genannt wurden, gehen alle auf den großen Linguisten de Saussure (1916) zurück, der die Genfer Schule begründete. Er unterschied zwischen der synchronen und diachronen Sprachwissenschaft. Die synchrone Sprachwissenschaft beschäftigt sich mit den logischen und psychologischen Beziehungen, die nebeneinander bestehende sprachliche Elemente im kognitiven Apparat der Sprachbenutzer als Struktur ausweisen. Die diachrone Sprachwissenschaft befasst sich hingegen mit Beziehungen, die zeitlich aufeinanderfolgende sprachliche Elemente in Ordnung bringen. Die zeitlich diachronen Ordnungen der Phylo- und Ontogenese sind bei keinem einzigen Sprachbenutzer kognitiv präsentiert. Seiner Meinung nach müssen die historisch diachronen Befunde über Sprache aus nicht historischen, synchronen Sachverhalten oder aus einer langen Folge von synchronen Sachverhalten abgeleitet werden. Sprache wird nicht mehr nur als Ergebnis historischer Entwicklung, eben der Diachronie gesehen, sondern als das gleichzeitige Zusammenwirken vieler Einheiten oder Elemente eben der Synchronie. Sie ist im konkreten individuellen Sprechen der Parole nicht zu fassen, sondern nur als überindividuelles Zeichensystem, das als soziale Institution in einer Sprachgemeinschaft gilt (Langue). Die Langue hat also Strukturqualität und die wird bestimmt durch die willkürlich, durch Konvention festgelegte Beziehungen zwischen Ausdruck oder Formaspekt (Signifikant) und Inhalt (Signifikat), die das sprachliche Zeichen konstituiert, ferner durch paradigmatische Beziehungen zwischen Zeichen, die gegeneinan-

der austauschbar sind, und durch syntagmatische Beziehungen zwischen Zeichen, die nebeneinander vorkommen.
Für Piaget (1970) setzt eine Struktur drei grundlegende Funktionsweisen voraus: nämlich die der Ganzheit, der Veränderung und der Selbstregulation. Die Ganzheit bezieht sich auf die oben schon erwähnte Übersummativität, nachdem in einer Struktur das Ganze mehr als die Summe der Teile ist, und in Folge dessen, so Levi Strauss, die Veränderung nur eines Elementes Veränderungen in den Interaktionen der Elemente des ganzen Systems bringen. Es handelt sich offensichtlich um einen Vorläufer der Chaostheorie (Prigogine 1981).
Obgleich Strukturen definitionsgemäß eine hohe Stabilität haben müssen, postuliert er Veränderungen, die er Akkomodationen und Assimilation nennt. Letztere bezieht sich auf die Wahrnehmung der Veränderung, erstere auf die Anpassung an veränderte Bedingungen.
Nach Piaget hängt die Stabilität von Strukturen von deren Selbstregulationsfähigkeit, also einer Systemeigenschaft ab. Eine pathologische Struktur bedürfte dieser Absicht zu Folge einer hohen selbst regulierten Eigenständigkeit. Stern fügt am Beispiel des Selbst als Struktur noch zwei Gesichtspunkte hinzu, die für unsere Überlegungen von Interesse sind, nämlich die Selbstaffektivität, d.h. das Erleben immer wieder auftauchender ähnlicher Gefühlsqualitäten, und die Selbstgeschichtlichkeit, als das Gefühl von Dauer, eines fortwährenden Seins, das es erlaubt, sich zu verändern, und doch dieselbe Person zu bleiben. Das sind aber schon gegenstandsbezogene Definitionen, gewissermaßen das Fleisch, geht es ja beim sogenannten Selbst unter anderem um eine selbstreflexive Struktur (Stern 1992).

4. Struktur und Krankheit

Die Operationalisierte Psychodynamische Diagnostik, die durch Rudolf wesentlich gestaltet wurde, bezeichnet Struktur im psychologischen Sinne als das ganzheitliche Gefüge von psychischen Dispositionen (Arbeitskreis OPD 1996, S. 65). Andernorts zitiert Rudolf (1995) Faber-Haarstrick (1991) mit der Unterscheidung von Struktur als ätiologischer Materialursache und dem Konflikt als aktiv – kausalem Faktor. Es heißt da „das strukturelle Moment muss auf aktuelle Konflikterlebnisse warten, die es in der seelischen Krankheit zur Geltung bringen; die Konflikte bedürfen der Anlehnung an die Struktur, um intrapsychisch zur Wirkung zu kommen“. (Faber & Haarstrick 1991, S.26) Wichtig ist m. E. der Dispositionsbegriff, der impliziert, dass das strukturelle Moment nicht unmittelbar beobachtbar ist, sondern der Aktivierung in einer spezifischen Konstellation bedarf .
So klinisch einleuchtend diese Konzeption auch ist, bringt sie wie alle Dispositionsbegriffe das Probleme mit sich zu beweisen, dass es das strukturelle Moment unabhängig vom aktuellen Anlass überhaupt gibt. Das Problem wird in der Operationalisierten Psychodynamischen Diagnostik dadurch sehr deut-

lich, dass Strukturen, die nicht dem Augenschein oder der direkten Untersuchung zugänglich sind, den Charakter von erklärenden Modellen oder Konstrukten hätten (OPD Arbeitskreis, S.64) Konstrukte sind theorieabhängig und die damit gemeinten Phänomene können sich mit dem Verfall einer Theorie in Nichts auflösen , es sei denn man hätte das neu emergierende Phänomen auf andere Art gemessen.
Seit es den Strukturalismus gibt und seit de Saussures Option für die Priorität der synchronen Aspekte, ist mit dem strukturalistischen Vorgehen immer das Problem der ahistorischen Vorgehensweise verbunden gewesen. Ein solch ontologischer Strukturalismus führe deshalb in die Irre, weil, wenn es eine letztgültige Struktur gäbe, sie nicht mehr bestimmt werden könne, weil es keine Opposition mehr zu ihr gäbe, zu der sie sich konstituieren könne, und keine Metasprache, die ihre Beschreibung ermöglichen würde. (Nöth 2000, S.126) Eco (1972) Protagonist dieser Kritik, fordert einen methodologischen Strukturalismus, der es erlaubt die Theorie zu verändern. Diese Gefahr der empirisch haltlosen Ontologisierung eines Konstruktes besteht für den psychologischen Strukturbegriff noch viel stärker. Wer sagt uns denn beispielsweise, dass es so etwas wie eine Borderline-Struktur überhaupt gibt. Mittlerweise scheint sich das Konstrukt in die Borderline Struktur im engeren Sinne und die Borderline mit und nach PTSD aufzulösen (Dulz & Jensen, 2000). Eines der zentralen Phänomene, die Identitätsdiffussion, scheint schwer zu fassen, weil sie sehr situationsabhängig ist. Sie ist mit der noch gar nicht geklärten Trennung von Dissoziation und Spaltung verbunden (Leichsenring 1996). Die anscheinend traumatogene Dissoziation ist ein Alltagsphänomen mit ganz hohem Verbreitungsgrad (Blumenstock 2001). Auch ich dissoziiere in meinen besten Momenten sowohl beim Analysieren, Forschen und Schreiben. Wurmser (1993) gelingt es angeblich, die vermeintlichen Systemeigenschaften der erkrankten Personen aus einer Konfliktperspektive heraus ohne Rekurs auf die Borderline Struktur zu deduzieren. Ist denn nun Alles wahr?

5. Affektive Indikation für das Strukturniveau

Wir haben dieses Problem herangezogen um zu verdeutlichen, dass man Strukturen vernünftigerweise nicht als Konstrukt auffassen sollte. Die Gefahr der Reifikation einer funktionalen Systembeschreibung ist zu groß. Ich würde den Begriff nur dann verwenden, wenn sich „Struktur“ auch unabhängig von der Situation, manifestiert, in Faber-Haarstricks Begriffen unabhängig von der Konfliktreaktivierung Auch die algebraischen Strukturen heißen nicht umsonst Körper, die formalen Logiker haben nicht zufällig die Körpermetaphorik gewählt.
Wenn man nun die Skalen, die die OPD Strukturgruppe entwickelt hat, ansieht und sie einer Analyse unterwirft, findet man Hinweise, die unsere Sicht, dass

die Struktur kein Konstrukt, sondern etwas sehr greifbares Körperliches ist, zu bestätigen scheinen.
Es werden 4 Integrationsniveaus der Strukturniveau beschrieben, nämlich gut, mäßig, gering und desintegriert, wobei die gut integrierte, funktionsfähige Struktur und die psychotische Strukturelle (desintegriert) einander als zwei qualitative Pole gegenübergestellt werden. Theoretisches Unterscheidungsmerkmal ist die Verfügbarkeit von intrapsychischen und interpersonellen Regulationsfunktionen. Bei der gut integrierten Struktur sei sie im Prinzip immer vorhanden, bei der mäßigen auch, doch mit einer situativen Herabsetzung, bei der gering- und desintegrierten fällt das situationsspezifische weg, d.h., sie sind immer ohne diese Funktionen.
Schulz (2001) hat sich in ihrer Doktorarbeit, die von mir und Herrn Rudolf betreut wurde, aufgemacht zu untersuchen, ob einer alten Vermutung von uns folgend, ein direkt messbarer körperlicher Indikator für qualitativ unterschiedliche psychische Strukturen vorhanden wäre. Dazu hat sie sich auf die körperlichen Formen der Affektivität gestützt, denn wenn man unter Struktur die Gestaltung und Funktionsweise des Selbst in der Beziehung zum Anderen versteht, spielen sie eine zentrale Rolle.
Sie hat ein sehr einfaches und elegantes Design verwendet und im ersten Durchlauf einfach ausgewertet, wie es mit der sichtbaren Affektivität von Personen mit angeblich unterschiedlichem Strukturniveaus aussieht, wenn sie mit einer anderen Person, in diesem Fall einem OPD-Interviewer, sprechen. Der und auch die Forscherin wussten nicht , welches Strukturniveau die Personen nach Maßgabe der OPD hatten.
Wenn man zwischen gering und gut strukturiert unterscheidet, findet sie die folgenden Ergebnisse.
Die gut Strukturierten zeigen fast doppelt so viel Mimik wie die mäßig Strukturierten und davon 5-mal so viel Affekte. Die Unterschiede sind hochsignifikant. Die Komplexität des Ausdrucks ist sehr viel höher – sie haben signifikant mehr affektive Muster mit 3 und 4 Elementen gegenüber 1 und 2 Elementen bei den gering Strukturierten. Bei den gut Strukturierten steht der zygomaticus major an erster Stelle, bei den gering Strukturierten musculus risorius. Der zygomaticus major ist das wesentliche Element des Freudeausdrucks, der musculus risorius des Angstausdrucks.
Wenn wir einmal annehmen, dass der messbare Kern der qualitativ unterschiedlichen Strukturen tatsächlich in der Affektivität liegt, eine Vermutung, die wir immer schon hatten, kann man sich ja fragen, aus welcher Art von Elementen die Affektivität besteht und wie die Verknüpfungsregeln für qualitativ unterschiedliche Strukturen geartet sein könnten.

Die Elemente haben wir mittlerweile als unterschiedliche Module definiert.
1. Symbolisch motorisch expressiv (Stimme und Gesicht)
2. Physiologisch (peripher, zentral, Neurotransmitter)
3. Intentional motorisch (Willkürmotorik, Bindegewebsmuskulatur)
4. Interozeption (Wahrnehmung der körperlichen Phänomene)
5. Episodenwahrnehmung
6. Sprache

In einer älteren Schrift (Krause, Steimer-Krause & Ullrich, 1992) die in das Lehrbuch von Heigl-Evers, Heigl & Ott eingegangen ist, sind wir von dem messbaren expressiven Modul als Element ausgegangen und haben die folgenden Formen der Verknüpfungsregeln aufgestellt.

1. Ist das generalisierte Syndrom fehlenden affektiven Ausdrucks vorhanden oder nicht? Dabei ist vor allem auf das Obergesicht zu achten; treten die frontalis Innervationen, die Mimik um die Augen sowie das Stirnrunzeln bei Konzentration und Ärger, überhaupt nicht auf, bzw. vor allem dann nicht, wenn vom Inhalt des Verhandelten so etwas wie affektive Bewegung zu erwarten wäre?
2. Wenn das generalisierte Syndrom der affektiven Ausdrucksleere vorhanden ist, ob und inwieweit bleibt ein umschriebener negativer Leitaffekt übrig, wohlgemerkt nicht in der Gegenübertragung und auch nicht im Erleben, über das der Patient berichtet, sondern in seinem Signalisieren? Es kann sich dabei um Ekel, Verachtung, Wut, Angst handeln.

Das zweite Element war damals die „langue“. Und zwar in Gestalt des zentralen Beziehungskonfliktes. Die Frage war, ob ein kohärentes Thema eines zentralen Beziehungskonflikts aus der Erzählung erschließbar ist? Die Verknüpfungsregel war, ob der verbliebene Leitaffekt im Ausdruck mit diesem zentralen Beziehungskonflikt zur Deckung zu bringen ist oder nicht?

Wenn kein generalisiertes Ausdruckshemmungssyndrom vorliegt, aber eine Variationseinengung auf zwei antagonistische Leitaffekte, die zusätzlich mit dem zentralen Beziehungskonflikt übereinstimmen, kann man mit großer Sicherheit von einer Übertragungsneurose, also keiner strukturellen Störung ausgehen.

Ein generalisiertes Ausdruckshemmungssyndrom mit einem mimischen Leitaffekt ohne einen korrespondierenden eindeutigen, zentralen Beziehungskonflikt lässt dagegen eine frühe Störung sehr wahrscheinlich werden. Deren inhaltliche Ausgestaltung ist unter anderem durch die Art des negativen Leitaffekts gekennzeichnet. Ekel scheint mehr von Bedeutung im Umfeld von narzisstischen Störungen des Körperselbst, wohingegen Verachtung im Umfeld der Störungen des Handlungs- und Willensselbst von Bedeutung ist. Das macht freilich auch den Unterschied zwischen den Perversionen und Psychosomatosen einerseits und den Psychosen andererseits aus. (Krause, Steimer-Krause & Ullrich,1992)

In der Zwischenzeit ist aus dieser eher deskriptiven Art von Beschreibung eine sehr viel komplexere Verknüpfungsregel von Affektausdruck, Sprache und Blick geworden, die es erlaubt, tatsächlich drei psychologisch verstehbare unterschiedliche Strukturen zu erfassen. Man kann sie wie folgt beschreiben.

1. Bei den Gesunden finden wir ein frei fluktuierendes Zusammenschalten der verschiedenen Module, je nach Situation, Relevanz und Partner. Es treten eine große Anzahl negativer Affekte im expressiven Modul auf, die aber durch den Kontext dyadischer Art von Blick und Sprache so klassifiziert werden können, dass sie vom Partner an das bewusst verhandelte mentale Objekt angeheftet werden können. Aus diesem Grund ist auch die Korrelation zwischen dem Ausdruck und dem eigenen Erleben niedrig, weil die meisten vor allem negativen Affekte keinen Systemzustand reflektieren, sondern einen affektiven Kommentar zu einem kognitiven Fantasieprozess. Eben diese Befähigung unterscheidet diese Gruppen von den strukturell Gestörten.
2. In dieser Gruppen gibt es keine, wie auch immer geartete, bewusste oder unbewusste Anbindung des affektiven Ausdrucks an die mentalen inneren Repräsentanzen. Der Affektausdruck ist beziehungsregulierend, direkt und selbstrelevant. Eine Form der Beziehungsregulierung ist das vollständige Reduktions- und Rückzugsphänomen, das man teilweise als Abwehr und Schutz vor den überbordenden Affekten beziehungsregulierender Art betrachten muss. Eine Erklärung könnte sein, dass diese Patienten Fähigkeit zur Mentalisierung und (Fonagy 2001) zur Psychisierung der Affekte nicht erreicht haben. Bei einer dritten Gruppe ist das Prinzip der Gesunden, nämlich die Anbindung an die Mentalisierung und eine kognitive innere Welt erhalten, allerdings beziehen sich die negativen Affekte des Ausdruckssystems während des Interaktionsverhaltens nicht auf die gemeinsam geteilte offizielle mentale Repräsentation, sondern der Dialog wird affektiv nur verstehbar durch das Hinzuziehen eines nicht verhandelten und für den Sprecher unbewussten Objektes. Die messbaren Merkmale der zweiten Gruppe sind die Indikatoren für den nicht entwickelten psychischen Binnenraum. Hier ist der qualitative Sprung anzusetzen.

6. Kritischer Ausblick

Wir wissen nicht ob es sich dabei wirklich um das gesuchte „Fleisch“ der Struktur handelt, denn die Affekte können ja ebenfalls situativ abgerufen werden. Unter bestimmten Randbedingungen werden auch diese Patienten Affekte zeigen. Vielleicht ist der Verzicht auf dieselben im expressiven System eine Form der Abwehr und des Schutzes. Schließlich wissen wir auch nicht, ob wir den qualitativen Sprung wirklich erwischt haben. Die Patienten waren mäßig strukturiert, nicht gering. Es spricht vieles dafür, dass bei den gering Strukturierten die Affekte wieder auftauchen, z. B. in einem psychotischen Schub, oder bei manchen Borderline-Patienten ohne PTSD. Dann sind dieselben auch an mentale Objekte gebunden, die allerdings niemand mit Ihnen teilen kann. Sie sind an die halluzinatorisch vergegenwärtigten Folgen der eigenen Projektionen gebunden. Weitere Untersuchungen müssen dies klären.

Literatur

Arbeitskreis OPD (1996) Operationalisierte Psychodynamische Diagnostik. Grundlagen und Manual. Bern: Huber.
Blumenstock S (2001) Was sind Emotionen und wie lassen sich diese wissenschaftlich untersuchen. Dissertation an der Universität des Saarlandes im Rahmen des Graduierten Kollegs
Brockhaus-Enzyklopädie (1993) Strukturalismus und Struktur, Mannheim: Brockhaus.
Duden (1989) Rechnen und Mathematik. Mannheim: Duden Verlag: 31.
Dulz B, Jensen M (2000) Aspekte einer Traumaätiologie der Borderline-Persönlichkeitsstörung : psychoanalytisch-psychodynamische Überlegungen und empirische Daten. In Kernberg O, Dulz B, Sachsse U (Hrsg) Handbuch der Borderline-Störungen. Stuttgart: Schattauer, 167-193
Eco U (1972) Einführung in die Semiotik. Erstauflage 1968. München: Fink
Faber FR, Dahm A und Kallinke D (1999) Kommentar Psychotherapie-Richtlinien. München: Urban-Fischer
Fonagy P (2001) Das Ende einer Familienfehde. Versöhnung von Bindungstheorie und Psychoanalyse. Erscheint in Jahrbuch der Psychoanalyse. Stuttgart: Holz
Freud S (1923) Das Ich und das Es (GSW Bd13)
Haack S (1978) Philosophy of Logics. Cambridge: University Press
Heigl-Evers A, Heigl FS & Ott J (1993) Lehrbuch der Psychotherapie. Stuttgart: Fischer
Hoffmann SO (1974) Charakter und Neurose. Frankfurt: Suhrkamp
Krause R, Steimer-Krause E, Ullrich B (1992) Anwendung der Affektforschung für die psychoanalytisch-psychotherapeutische Praxis. Forum für Psychoanalyse 8: 238-253
Leichsenring F (1996) Borderlinestile. Bern: Huber
Mentzos S (1984) Neurotische Konfliktverarbeitung. Frankfurt: Fischer
Nöth, W. (2000) Handbuch der Semiotik. Stuttgart-Weimar: J.B.Metzler
Piaget J (1975) Der Strukturalismus. In Gesammelte Werke. Stuttgart: Klett-Cotta
Prigogine I (1981) Dialog mit der Natur. Neue Wege wissenschaftlichen Denkens (4.Aufl.). München: Piper

Rapaport D (1995) Die Struktur der psychoanalytischen Theorie. Stuttgart: Klett-Cotta

Rudolf G (1995) Diagnostik struktureller Störungen. In Schneider G, Seidler GH (Hrsg) Internalisierung und Strukturbildung. Opladen: Westdeutscher Verlag: 313 – 328

Rudolf G (1996) Operationalisierte Psychodynamische Diagnostik (OPD) Die Einschätzung des Strukturniveaus. In Buchheim P, Cierpka M, Seifert Th (Hrsg) Spiele und Zusammenspiel in der Psychotherapie – Lindauer Texte. Springer Verlag

Rudolf G, Buchheim P, Ehlers W, Küchenhoff J, Muhs A, Pouget-Schors D, Rüger U, Seidler GH & Schwarz F (1995) Struktur und strukturelle Störung. Zsch psychosom Med 41: 197-212

Saussure F de (1967) Grundfragen der allgemeinen Sprachwissenschaft. Berlin: De Gruyter. Erstauflage 1916

Schauenburg H, Freyberger HJ, Cierpka M, Buchheim P (1998) OPD in der Praxis. Konzepte, Anwendungen, Ergebnisse der operatioalisierte psychodynamischen Diagnostik. Bern: Huber

Schulz S (2001) Affektive Indikation struktureller Störungen. Stuttgart: Kohlhammer

Schultz-Hencke (1951) Lehrbuch der analytischen Psychotherapie. Stuttgart: Thieme

Spitzer M (1996) Geist im Netz. Darmstadt: Wissenschaftliche Buchgesellschaft

Stern DM (1992) Die Lebenserfahrung des Säuglings. Stuttgart: Klett-Cotta

Wurmser L (1993) Das Rätsel des Masochismus. Berlin: Springer

Die Anwendung der Strukturachse der OPD in der Analytischen Psychologie

Marianne Junghan

1. Einleitung

Das Instrument „operationalisierte psychodynamische Diagnostik" (OPD 1996) wird gegenwärtig auch im Rahmen eines Forschungsprojektes zur Evaluation der analytischen Psychotherapie nach C.G. Jung eingesetzt, mit dessen Durchführung eine Zürcher Projektgruppe (Leitung Dr.med.G. Mattanza) befasst ist. Es wird von der Schweizer Gesellschaft für Analytische Psychologie (SGfAP) gefördert und ist eingebettet in die Praxisstudie Analytische Langzeittherapie (Grande et al. 1997).

Eine in der Diskussion um die Frage der Teilnahme der SGfAP an dieser Studie wiederholt vorgebrachte Überlegung war, ob die OPD nicht zu sehr an Theoriekonstrukten der klassischen, nach S.Freud ausgerichteten psychoanalytischen Therapie orientiert ist und zu wenig auf jungianische Theorie- und Begriffsbildungen Rücksicht nimmt. Vor dem Hintergrund dieses in der Tat zentralen Gedankens stellt sich die Frage, ob und in welchem Umfang grundlegende theoretische Annahmen der Analytischen Psychologie mit der Terminologie der OPD erfasst werden können und wie mittels OPD erhobene Befunde im Kontext analytischer Psychotherapie nach C.G. Jung erfahrbar und fruchtbar zu nützen sein könnten.

In der vorliegenden Arbeit soll anhand einer der fünf Achsen der OPD, nämlich der Strukturachse, geprüft werden, ob eine Übertragung der Begriffsbildungen der Strukturachse der OPD in die Terminologie der Analytischen Psychologie möglich ist.

Die Bearbeitung der Strukturachse in diesem Zusammenhang bietet sich besonders an. Eine Operationalisierung der „Struktur der Psyche" ermöglicht es, in die seit Jahren aktuelle Diskussion um die Begriffe „Borderline", „Narzissmus", „Frühstörung" und „strukturelle Störung" in ihrer ganzen verwirrenden Vielfalt etwas mehr Ordnung zu bringen. Alle diese Begriffe bezeichnen eine Störung von Struktur und Funktion des Ich und wollen damit in erster Linie die Schwere der jeweils angesprochenen Störung kennzeichnen. Die gebrauchten Beschreibungen und Definitionen erscheinen dem unvoreingenommenen Betrachter jedoch einerseits sehr uneinheitlich, zeigen andererseits aber untereinander breite konzeptionelle Überschneidungen. Hinzu kommt, dass Begriffe wie „Borderline" und „Narzissmus" für sich selbst bereits eine lange Entwicklung hinter sich haben und je nach ihrem historischen Kontext unterschiedlich gebraucht werden (Modestin 1980 u. 1991, Kohut 1991, Kernberg 1983, 1992 u. 1996, Hartmann 1997). Durch die gegenwärtig breit geführte Diskussion um eine Diagnostik von „Persönlichkeitsstörungen" mit den weltweit eingeführten Diagnosemanualen des ICD-10 (1991) und DSM-IV (1996) erfährt diese Frage zusätzliche Aktualität.

Die Strukturachse der OPD könnte vor dem Hintergrund der skizzierten Problematik ein erster Ansatz sein, schulenübergreifend zu einer besseren Verständigung über den Schweregrad einer psychischen Störung zu kommen, ohne dass hierbei für die Therapieplanung wichtige Informationen verloren gehen, wie das beim Gebrauch der deskriptiven Diagnoseinstrumente in der Psychiatrie überwiegend der Fall ist.

Es wird im folgenden dargestellt, welche Aussagen die Analytische Psychologie zum Begriff der „Struktur" der Seele macht und in welchem Kontext er gebraucht wird. Eng verbunden hiermit ist weiter die Frage, wie in der Analytischen Psychologie das „Ich" und das „Selbst" und deren Entwicklung beschrieben werden.

Die vorliegende Arbeit stützt sich dabei auf die Werke von Carl Gustav Jung selbst, von Jolande Jacobi, die als Erste die Jungschen Konzepte systematisch und strukturiert zusammenfasste, sowie auf die von Erich Neumann und Michael Fordham als Hauptvertreter der entwicklungspsychologischen Perspektive, die von Jung selbst eher vernachlässigt wurde. Dies ist unerlässlich, da die Konzeption von Struktur, Ich und Selbst in der Psychoanalyse und der OPD-Strukturachse von einer Entwicklung dieser Strukturen ausgeht. Die Annahme einer Störung dieser Entwicklung ist der theoretische Hintergrund der Operationalisierung von Struktur in der OPD-Strukturachse in die vier Integrationsstufen, auch wenn die OPD zur diagnostischen Beschreibung der aktuellen Persönlichkeit entwickelt wurde. An dieser Stelle wird deutlich, dass ich mich bei dem Versuch, die Konzeption von Struktur in der OPD-Strukturachse und der Analytischen Psychologie zu vergleichen, überwiegend auf die entwicklungspsychologische Schule der Analytischen Psychologie beziehe, weniger auf die klassische und die archetypenpsychologische Schule (Einteilung nach Samuels 1989, S.45).

2. Die „Struktur der Seele" in der Analytischen Psychologie

Die „Struktur der Seele" besteht nach Jung aus dem Bewusstsein und dem Unbewussten, das sich wiederum aufteilt in das persönliche und das kollektive Unbewusste (GW8, §283-342). Struktur wird von Jung verstanden als Gefüge, bestehend aus Teilen, die er im Einzelnen benannte und die wechselseitig voneinander abhängen und aufeinander wirken.

Jacobi (1992, S.64f.) versteht unter „strukturellen Charakteristika" das Bewusstsein mit den zwei Einstellungstypen (Extraversion und Introversion)

und den vier Funktionstypen (Denken, Empfinden, Fühlen, Intuition), das Ich, die Persona, das Unbewusste (persönlich und kollektiv), die Komplexe und die Archetypen. Auch ist die Struktur der Psyche dynamisch angelegt. Voraussetzung für diese „energetische" Betrachtungsweise ist die Annahme einer „Gegensatzstruktur der Psyche" (1992, S.58). Jacobi geht von der Hypothese aus, dass die Psyche ein System mit Selbstregulierung ist und es kein Gleichgewicht und kein System mit Selbstregulierung ohne Gegensatz gibt. Strukturell verankert ist nach Jung und Jacobi (1992, S.27) außerdem der kompensatorische Charakter des Unbewussten zum Bewusstsein.
Das Bewusstsein ist in der Analytischen Psychologie verbunden mit den Konzepten von Ich und Persona, während das Unbewusste verbunden ist mit den Konzepten vom Selbst und den Archetypen. Das Konzept der Komplexe hat eine gewisse Sonderstellung. Es stellt einerseits eine Verbindung her zwischen dem Konzept der Archetypen, als dem kollektiven Unbewussten zugehörig, und dem persönlichen Unbewussten, andererseits aber auch eine Verbindung zwischen dem Unbewussten überhaupt und dem Bewusstsein mit dem Konzept des Ich als Ich-Komplex wie später noch deutlich wird. Ich werde im Folgenden zuerst auf die beiden Bereiche Bewusstsein und Unbewusstes mit den dazugehörigen Strukturelementen im Einzelnen eingehen. Das Konzept der Komplexe werde ich in einem eigenen Abschnitt behandeln.

2.1 Das Bewusstsein und das Ich

Sowohl bei Jung als auch Jacobi ist das Bewusstsein mit seinen zwei Einstellungstypen Extraversion und Introversion und den vier Funktionstypen Denken, Fühlen, Empfinden und Intuition ein wesentlicher Aspekt psychischer Struktur.
Das Denken wird definiert als Erkenntnisvorgang, den Jung als eine „Vergleichung und Unterscheidung mit Hilfe der Erinnerung" (GW8, §290) auffasst. Es ist diejenige psychologische Funktion, die gegebene Vorstellungsinhalte in einen begrifflichen Zusammenhang bringt. „Das Gefühl ist zunächst ein Vorgang, der zwischen dem Ich und einem gegebenen Inhalt stattfindet, und zwar ein Vorgang, welcher dem Inhalt einen bestimmten Wert im Sinne des Annehmens oder Zurückweisens („Lust" oder „Unlust") erteilt, sodann aber auch ein Vorgang, der, abgesehen vom momentanen Bewusstseinsinhalt oder von momentanen Empfindungen sozusagen isoliert als „Stimmung" auftreten kann" (GW6, §721). „Die Denk- und die Fühlfunktion als selbständige Funktionen entwickeln sich ontogenetisch wie phylogenetisch aus der Empfindung." (GW6, §714). „Das Empfinden ist diejenige psychologische Funktion, die einen physischen Reiz der Wahrnehmung vermittelt." (GW6, §711). Für Jung ist Empfindung in diesem Zusammenhang gleichbedeutend mit bewusster Perzeption, die Intuition fasst er im Gegensatz dazu als die unbewusste Perzeption auf.

Jung betrachtet zwar einerseits das Bewusstsein nur als „eine ephemere Erscheinung, welche alle momentanen Anpassungen und Orientierungen leistet“ (GW8, §342), macht jedoch gleichzeitig deutlich, wie wichtig das Bewusstsein seiner Auffassung nach für die menschliche Seele ist: „Unter Bewusstsein verstehe ich die Bezogenheit psychischer Inhalte auf das Ich, soweit sie als solche vom Ich empfunden wird. Beziehungen zum Ich, soweit sie von diesem nicht als solche empfunden werden, sind unbewusst. Das Bewusstsein ist die Funktion oder Tätigkeit, welche die Beziehung psychischer Inhalte zum Ich unterhält“ (GW6, §758). Bewusstsein ist an dieser Stelle für Jung Voraussetzung für die Wahrnehmung psychischer Inhalte durch das Ich überhaupt. Gleichzeitig ist es aber auch Voraussetzung dafür, dass das Ich sich als Ich wahrnehmen, sich sozusagen reflektieren kann.
Das zweite wichtige Merkmal des Bewusstseins ist die Trennung. Gemeint ist damit die Unterscheidung von Ich und Nicht-Ich. Im Gegensatz dazu enthält das Unbewusste die Gegensätze noch ungetrennt, ununterschieden. Jung betrachtete die Differenzierung, d.h. die Entwicklung der Fähigkeit zur Unterscheidung, als einen natürlichen Wachstumsprozess. Er fasste das Bewusstsein und das Unbewusste als die primären Gegensätze des menschlichen Lebens auf, wobei das Unbewusste immer wieder in einer kompensatorischen Beziehung zum Bewusstsein gesehen werden (GW7, §274).
Jung geht bei seinen Äusserungen allerdings nicht auf die Frage ein, unter welchen Umständen bez. unter welchen Bedingungen sich ein stabiles oder gesundes Bewusstsein entwickelt. Er setzt als selbstverständlich voraus, dass „für den jugendlichen, noch unangepassten, erfolglosen Menschen es von grösster Wichtigkeit ist, sein bewusstes Ich so wirkungsvoll wie möglich zu gestalten, das heisst seinen Willen zu erziehen.“ (GW16, §109).
Auch von Jacobi wird lediglich darauf hingewiesen, dass „das Werden des Ichbewusstseins einen langsamen und mühsamen Zentrierungs- und Wachstumsprozess darstellt und mit der Entwicklung und Festigung der Hauptfunktion parallel geht“ (1992 S.30f.).
Neumann dagegen beschreibt die Bewusstseinsentwicklung „als artgemäß vorgeschriebene Progression des Ich“ (Neumann 1990 S.184) in fünf Ich-Stufen der Ich-Entwicklung: 1. die phallisch-chtonische Ich-Stufe, die er unterteilt in die vegetative Ich-Stufe bis zum ersten Lebensjahr und die animalische Ichstufe ab dem ersten Lebensjahr, 2. die magisch-phallische Ich-Stufe, 3. die magisch-kriegerische Ich-Stufe, 4. die solar-kriegerische Ich-Stufe und 5. die solar-rationale Ich-Stufe. Damit wird deutlich, dass eine Entwicklung des Bewusstseins ohne eine Entwicklung des Ich nicht gedacht werden kann. Den engen Zusammenhang zwischen Bewusstsein und Ich sah auch Jung, wenn er das Ich als das Zentrum des Bewusstseins betrachtete: „Unter Ich verstehe ich einen Komplex von Vorstellungen, der mir das Zentrum meines Bewusstseinsfeldes ausmacht und mir von hoher Kontinuität und Identität mit sich selber zu sein scheint. Ich spreche daher auch von Ich-Komplex. Der Ich-Komplex ist

ein Inhalt des Bewusstseins sowohl wie eine Bedingung des Bewusstseins, denn bewusst ist mir ein psychisches Element, wenn es auf den Ich-Komplex bezogen ist. Insofern aber das Ich nur das Zentrum meines Bewusstseinsfeldes ist, ist es nicht identisch mit dem Ganzen meiner Psyche, sondern bloß ein Komplex unter anderen Komplexen" (GW6, §810).

Wie stellt sich Jung nun das Ich vor? Es handelt „sich um eine zusammengesetzte Größe. Es beruht auf den Abbildern der Sinnesfunktionen, welche Reize von innen und außen vermitteln, und es beruht des ferneren auf einer ungeheuren Ansammlung von Bildern vergangener Vorgänge. Alle diese überaus verschiedenen Bestandteile bedürfen eines starken Zusammenhaltes, als welchen wir eben das Bewusstsein erkannt haben. Das Bewusstsein scheint damit die unerlässliche Vorbedingung des Ich zu sein" (GW8, §611f.). Hier erscheint also bei Jung das Bewusstsein als der Faktor, der überhaupt erst ein Ich ermöglicht bez. die Bestandteile des Ich zusammenhält. Das Ich bei Jung wäre demnach eine rein bewusste Struktur, ein Komplex, zusammengesetzt aus Erinnerungsbildern und Bildern, die Reize von innen und aussen vermitteln. An anderer Stelle fügt er aber doch dieser rein bewussten Struktur des Ich einen unbewussten Grund hinzu, womit dieses Ich schwerer fassbar, weil in sich widersprüchlich wird, was Jung selbst sieht, wenn er schreibt: „Das Ich als Bewusstseinsinhalt an sich ist kein einfacher, elementarer, sondern ein komplexer Faktor, der als solcher nicht erschöpfend beschrieben werden kann. Er beruht erfahrungsgemäss auf zwei anscheinend verschiedenen Grundlagen, nämlich erstens auf einer somatischen und zweitens auf einer psychischen. Die somatische Basis wird erschlossen aus der Gesamtheit der endosomatischen Empfindungen, die ihrerseits bereits psychischer Natur und mit dem Ich verbunden, also bewusst sind" (GW9/II, §3). Einige Paragraphen weiter (GW9/II, §6) aber heißt es: „Das Ich ist, unbekümmert um die relative Unbekanntheit und Unbewusstheit seiner Grundlagen, ein Bewusstseinsfaktor par excellence. Es ist sogar eine empirische Erwerbung des individuellen Daseins. Es geht, wie es scheint, zunächst hervor aus dem Zusammenstoß des somatischen Faktors mit der Umwelt, und, wenn einmal als Subjekt vorhanden, entwickelt es sich aus weiteren Zusammenstössen mit der Umwelt sowohl wie mit der Innenwelt". Mit dieser Darstellung Jungs wird deutlich, dass er einer prozesshaften, entwicklungspsychologischen Perspektive des Ich durchaus Rechnung trägt, die jedoch erst später Neumann und Fordham genauer ausgeführt wurde.

Für Neumann „erwacht" das Ich in der Zeit der Urbeziehung, das heisst im Verlaufe des ersten Lebensjahres, nur bei besonderer Libido-Spannung und taucht aus dem Vor-Ichhaften Dasein in der Einheitswirklichkeit „inselhaft" auf. „Welterkenntnis und Ichentwicklung im und am Körper erfolgt in der Urbeziehung in engster Verschränkung mit der Mutter, und zwar nicht nur mit ihrem Körper, der Nahrung, Wärme und Schutz gibt, sondern auch in engster Verschränkung mit dem gesamten unbewussten Liebesbezug des Kindes zu ihr und mit dem ganzen bewussten und unbewussten Liebesbezug der Mutter zum

Kinde und seinem Körper." (Neumann 1990 S.33). „Die Konsequenz einer normal geglückten Urbeziehung ist sowohl eine Vertrauens- und Sicherheitsbeziehung zum Du der menschlichen Umwelt und zum eigenen Körper als auch ein selbstverständliches Vertrauen zum Selbst. Dieses Vertrauen aber ist die Grundlage für die Festigkeit der Ich-Selbst-Achse, das Rückgrat des individuellen Automorphismus und der späteren Festigkeit des Ich und des Ichbewusstseins" (Neumann 1990 S.47). Den Abschluss einer geglückten Ich-Entwicklung bildet das „solare Ich", das dann erstmals die Fähigkeit hat, die eigene Person zum Objekt zu nehmen, d.h. sich zu reflektieren und sich auf sich zu beziehen. Das solare Ich gibt sich Rechenschaft über das, was es tut und wird sich so seiner selbst bewusst. Die Entwicklung des „solaren Ich" legt Neumann in die Zeit nach Überwindung der „Analkrise", die der „magischen Ich-Stufe" zugeordnet wird. Erst das „solare Ich" steht nach Neumann als Subjekt einer Objektwelt gegenüber, was auch hier eine Unabhängigkeit des Ich vom Selbst voraussetzt, auf dem das Ich aber bei ungestörter Entwicklung fußt.

Welches sind nun die Funktionen des Ich in der Analytischen Psychologie? Hier wäre zunächst noch das Konzept der Persona anzuführen, die als der Teil des Ich betrachtet wird, der der Umwelt zugewandt ist: „Die Persona ist ein Funktionskomplex, der aus Gründen der Anpassung oder der notwendigen Bequemlichkeit zustandegekommen, aber mit der Individualität nicht identisch ist. Er bezieht sich ausschließlich auf das Verhältnis zu den Objekten, zum Außen" (Jung GW6, §803). Im Gegensatz zu Jung, der die Persona eher als notwendiges Übel zu betrachten scheint, betont J. Jacobi die Bedeutung der richtig funktionierenden Persona, die drei Faktoren Rechnung tragen muss: „erstens dem Ich-Ideal bzw. dem Wunschbild, das jeder Mensch in sich trägt, und nach welchem er beschaffen sein und vorgehen möchte, zweitens dem allgemeinen Bild, das die jeweilige Umwelt sich von einem ihrem Geschmack und Ideal entsprechenden Menschen macht, und drittens den physisch und psychisch gegebenen Bedingtheiten, die der Verwirklichung des Ich- bzw. Umweltideals ihre Grenzen setzen" (Jacobi 1992, S.36).

Weiter ist das Ich bei Jung zuständig für die Aufrechterhaltung der Persönlichkeit, deren Kontinuität, deren persönliche Identität, aber auch für die Realitätsprüfung. Bei Neumann ist es die Aufgabe des Ich, die Persönlichkeitsganzheit in ihrer Auseinandersetzung mit der Innen- und Aussenwelt zu vertreten. Auf der einen Seite muss das Ich die Einheit des Bewusstseins durch Systematisierung und Integration herstellen und sie durch Abwehrmechanismen erhalten. Es muss dafür sorgen, dass das Bewusstsein nicht überschwemmt und aufgelöst wird. Auf der anderen Seite aber haben das Ich und das Bewusstsein die Aufgabe, sich fortlaufend den sich verändernden Eindrücken und Einwirkungen der Welt und des Unbewussten gegenüber als offen zu erweisen (Neumann 1990, S.86f.).

Von Fordham wird das Ich weiter gefasst als bei Jung. Bei ihm hat das Ich auch die Aufgabe, die psychischen Inhalte zu organisieren, wie er in folgender Äußerung betont: „Anfangs ist nur das Selbst die stabilisierende Ganzheit; bald aber kommt das Ich hinzu und stellt sicher, dass der dynamische Ablauf im Selbst sich nicht unproduktiv und im Kreise dreht, sondern durch die Aktivität des Ich verändert wird, wodurch wiederum die Kräfte des Ich gesteigert werden. Auf diese Weise vollzieht sich die Strukturierung der Psyche weitgehend durch das Ich" (Fordham 1974a S.81). Während Jung kein Konzept von Abwehrmechanismen hat, beschreiben Fordham Neumann die Abwehrmechanismen als Mittel des Ich, die die Aufgabe haben, das Ich gegen die gegen inneren und äusseren Gefahren zu schützen. Im Gegensatz zu Neumann ordnet Fordham jedoch nur die so genannten reifen Abwehrmechanismen, wie z.B. Verdrängung oder Isolation dem Ich zu, während er die so genannten primitiven Abwehrmechanismen wie Spaltung, Projektion oder Idealisierung dem Selbst zuschreibt (Fordham 1974b).
Als Merkmale eines reifen Ich führt Fordham im Einzelnen (Fordham 1974a S.76f.) an: Die Wahrnehmung, das Gedächtnis, die Organisation geistig-seelischer Inhalte, die Kontrolle von Bewegungen, das Überprüfen der Realität, die Sprache, die Abwehrmechanismen und zuletzt die Fähigkeit, kontrollierenden und organisierenden Funktionen zu entsagen. Für ihn stehen einige „Züge des Ichs eindeutig mit archetypischen Prozessen und Strukturen in Verbindung" vor allem die Wahrnehmung, die Fantasie, die Bewegung und die Abwehrmechanismen.

2.2 Das Selbst und die Archetypen als Strukturelemente des Unbewussten

Das Selbst gilt als zentrale Grösse in der Analytischen Psychologie. Jungs Definition des Selbst lautet: „Als empirischer Begriff bezeichnet das Selbst den Gesamtumfang aller psychischen Phänomene im Menschen. Es drückt die Einheit und Ganzheit der Gesamtpersönlichkeit aus. Insofern aber diese infolge ihres unbewussten Anteils nur zum Teil bewusst sein kann, ist der Begriff des Selbst eigentlich zum Teil potentiell empirisch und daher im selben Masse ein Postulat. Mit anderen Worten, er umfasst Erfahrbares und Unerfahrbares, beziehungsweise noch nicht Erfahrenes" (GW6, §814). Auf die Unerfahrbarkeit des Selbst geht Jung noch an anderer Stelle ein, in dem er davon spricht, dass Bewusstsein und Unbewusstes sich gegenseitig zu einem Ganzen ergänzen, nämlich dem Selbst. „Gemäss dieser Definition ist daher das Selbst eine dem bewussten Ich übergeordnete Grösse. Es umfasst nicht nur die bewusste, sondern auch die unbewusste Psyche und ist daher sozusagen eine Persönlichkeit, die wir auch sind. Wir können uns wohl vorstellen, dass wir Teilseelen besitzen. So können wir zum Beispiel ohne Schwierigkeiten uns selber als Persona sehen. Aber es übersteigt unser Vorstellungsvermögen, uns klarzumachen, was wir als Selbst sind, denn zu dieser Operation müsste der Teil das Ganze begreifen können. Es besteht auch keine Hoffnung, dass wir je auch nur eine annähernde Bewusstheit des Selbst erreichen, denn, soviel wir auch bewusst machen mögen, immer wird noch eine unbestimmte und unbestimmbare Menge von Unbewusstem vorhanden sein, welches mit zur Totalität des Selbst gehört" (GW7, §274). Jungs Konzeption des Selbst erscheint hier widersprüchlich, indem er einmal, wie oben beschrieben, das Selbst als Persönlichkeitsganzheit, sowohl Bewusstes als auch Unbewusstes umfassend betrachtet, gleichzeitig das Selbst aber auch als Zentrum des kollektiven Unbewussten (GW12, §265) bez. als den „wichtigsten und zentralsten" Archetypus (GW12, §576) beschreibt, ein Widerspruch, den er selbst folgendermassen formuliert: „Das Selbst ist nicht nur Mittelpunkt, sondern auch jener Umfang, der Bewusstsein und Unbewusstes einschließt; es ist das Zentrum dieser Totalität, wie das Ich das Bewusstseinszentrum ist" (GW12, §44).

Fordhams Bemühungen (1963) richteten sich in der Folge darauf, eine Theorie vom Selbst zu entwickeln, die diesen unauflösbaren Widerspruch nicht enthalten sollte.

Fordham geht zwar wie Jung davon aus, dass es bei der Geburt ein „primäres Selbst" gibt, das eine „psychosomatische Einheit" darstellt. Das Selbst ist für ihn aber kein stabiles, sondern ein dynamisches System, das alternierend deintegriert und reintegriert. Das „primäre Selbst" enthält sowohl das Potenzial des Ich-Bewusstseins als auch das angeborene Streben nach Wachstum und Reifung, was die Fähigkeit zur Anpassung an die Umwelt miteinbezieht. Während die Energie im „primären Selbst" neutral ist, gibt es im Verlaufe der Entwicklung infolge der Deintegration später einerseits vereinigende, liebevolle etc. Energien, auf der anderen Seite trennende, aggressive und destruktive (Fordham 1965). Durch den Prozess der Deintegration trennen sich einige Elemente vom Ganzen und werden zu bezogenen Objekten im Aussen. Beispielsweise würde nach Fordham die archetypische Erwartung einer Brustwarze zu einer realen Brustwarze, wenn dem Baby die Brust gegeben wird. Nach Fordham soll das Baby über das, was passiert, etwas ähnliches wie Bewusstsein erfahren. Nicht nur durch die Deintegration des primären Selbst aber werden Strukturen geformt, sondern auch durch die integrative Aktion des Selbst, wodurch diese Erfahrungen wiederum in das Selbst hineingenommen und durch angeborene Muster oder archetypische Formen organisiert werden (Fordham 1965).

Die Deintegration wird nach Fordham ausgelöst durch neurophysiologische Reize oder andere Erfahrungen, die die Ganzheit stören. In diesen Momenten ist es gemäss Fordham wichtig, dass die Ganzheit vorübergehend durch die Mutter-Kind-Ganzheit ersetzt wird. Dies geschieht dadurch, dass die Mutter den Bedürfnissen des Babys entgegen kommt, um ihm nur so viel Frustration zuzumuten, wie es vertragen kann. Auch für die Entwicklung eines Körpergefühls und Körperbildes als Grundlage für die Entwicklung von Selbstvertrauen, Selbstachtung und dem Gefühl der Kontinuität über die Zeit und der Identität

ist eine Mutter unerlässlich, die dem Baby hilft, Sinneswahrnehmungen zu integrieren.
Fordham ist der Meinung, dass das Selbst über die gesamte Entwicklung des Menschen im Leben rhythmisch deintegriert und reintegriert und dass die Deintegrate zu einer Entstehung von Ichkernen führen, die später zusammengezogen werden durch eine integrierende Aktion des Selbst mit dem Ziel, ein Ichzentrum zu bilden. Anders ausgedrückt heisst dies, dass sich alle anderen Archetypen durch die Deintegration vom primären Selbst als Elemente von einem Ganzen trennen und zu äußeren Objekten in Beziehung treten. Fordham geht davon aus, dass es eine archetypische Prädisposition gibt, diese äußeren Objekte in der Realität zu treffen und dass durch dieses Zusammentreffen von archetypischer Prädisposition und realer Erfahrung kleine Inseln von Ichbewusstsein entstehen, die später zu einem Ichzentrum integriert werden. Wenn einmal klare Ichgrenzen vorhanden sind, hat die Psyche eine Struktur ausgebildet, die es erlaubt von sich kompensierenden Gegensätzen zu sprechen, wie bewusst – unbewusst oder Ich – Archetypen. Nach Lambert (1981) ist der Unterschied zwischen dem Originalselbst von Fordham und dem reintegrierten Selbst darin zu sehen, dass das primäre Selbst nur ein Konglomerat von archetypischen Möglichkeiten ist, während das reintegrierte Selbst 1. archetypische Möglichkeiten, 2. archetypische Bilder, die noch nicht ganz in der Realität erlebt wurden, 3. archetypische innere Objekte, die in Zeit und Raum und in Fleisch und Blut erlebt wurden und mit welchen das Ich-Bewusstsein in Berührung kam und 4. eine wachsende Kohärenz von Ichfragmenten innerhalb einer losen Organisation mit einem Zentrum, das man Ich nennt - einem wichtigen Teil des reintegrierten Selbst, enthält und so dem Selbst als Persönlichkeitsganzheit im Jungschen Sinne entspricht, das die Totalität der Psyche umfasst.
Neumann geht genau wie Fordham im Gegensatz zu Jung davon aus, dass sich das individuelle Ganzheitsselbst erst während der Phase der Urbeziehung entwickelt, womit er ebenso der ersten Beziehung des Kindes eine zentrale Bedeutung für die Entwicklung zuschreibt. Wie bei Fordham gibt es auch für Neumann als früheste biologisch fundierte Manifestation des Selbst nach der Geburt das „Körper-Selbst“, das nach Neumann als „psychobiologische Ganzheit“ (Neumann 1990 S.18) „Körperanlage und psychische Anlage, Erbkonstellation und Individualität“ (Neumann 1990 S.11) enthält. Das „Bezogenheitsselbst“ des Kindes jedoch vertritt die Mutter, da das Kind psychisch noch in der Mutter, mit der es in einer „Einheitswirklichkeit“ lebt, enthalten ist. Für das Kind ist die Mutter Du und Selbst zugleich. Das Kind existiert bei Neumann in einer „totalen participation mystique“ mit der Umwelt, aus der heraus sich erst die Gegensätze von Ich und Selbst, Subjekt und Objekt, Person und Welt zu entwickeln haben. Das Ganzheitsselbst des Kindes ist nach Abschluss der Urbeziehung, d.h. nach ca. einem Jahr, vorhanden, wenn das Körperselbst sich mit dem in der Mutter „exteriorisierten Bezogenheitsselbst“, das im Laufe der Entwicklung von der Mutter zum Kind hinüberwandert, verbunden hat. Mit

dieser Konzeption trägt er seiner Feststellung, dass „in der Selbststruktur des erwachsenen Menschen ... immer auch eine Du-Beziehung mitgegeben" (Neumann 1990 S.14) ist, Rechnung. Er verankert somit die Intentionalität direkt im Selbst.

Wie bei Jung und Fordham ist auch bei Neumann das Selbst wie das Unbewusste von Anfang an da. Es stellt die unbewusste Präfiguration des Ich dar, das Ich ist im Selbst aufgehoben und differenziert sich dann vom Selbst, bleibt aber bei gesunder Entwicklung, das heißt bei Vorhandensein eines „integralen Ich" (Neumann 1990 S.62), in ständiger Wechselwirkung auf das Selbst bezogen. Diese Verbindung nennt Neumann (1990 S.62ff.) „die Ich-Selbst-Achse".

Samuels bietet als moderner Vertreter der Analytischen Psychologie eine mögliche Lösung der von Jung formulierten widersprüchlichen Konzeption des Selbst (1989 S.169) an, indem er noch strenger als Neumann das Selbst als „Potenzial zur Integration der gesamten Persönlichkeit" auffasst. Mit dieser Definition des Selbst beschreibt er das Selbst konsequent als Archetyp, der als Strukturelement an sich unerkennbar ist und lediglich eine angelegte Möglichkeit darstellt. Das Selbst enthielte so definiert aber nicht das Bewusstsein, sondern nur die Möglichkeit zur Bewusstwerdung, die sich nur im Ich realisieren kann.

Diese Konzeption des Selbst leitet über zur Problematik der Erfassung der Archetypen insgesamt. Für Jung sind die Archetypen, wie zu Beginn dieses Kapitels beschrieben, Strukturelemente des kollektiven Unbewussten. Eine Schwierigkeit in der Erfassung der Archetypen besteht in der häufigen Verwechslung von Archetyp und archetypischem Bild, worauf Jung selbst schon hingewiesen hat:

„Ich begegne immer wieder dem Missverständnis, dass die Archetypen inhaltlich bestimmt, das heisst eine Art unbewusster Vorstellungen seien. Es muss deshalb nochmals hervorgehoben werden, dass die Archetypen nicht inhaltlich, sondern bloss formal bestimmt sind, und letzteres nur in sehr bedingter Weise. Inhaltlich bestimmt ist ein Urbild nachweisbar nur, wenn es bewusst und daher mit dem Material bewusster Erfahrung ausgefüllt ist. Seine Form dagegen ist, wie ich andernorts erklärt habe, etwa dem Achsensystem eines Kristalls zu vergleichen, welches die Kristallbildung in der Mutterlauge gewissermassen präformiert, ohne selber eine stoffliche Existenz zu besitzen. Letztere erscheint erst in der Art und Weise des Anschiessens der Ionen und dann der Moleküle. Der Archetypus ist ein an sich leeres, formales Element, das nichts anderes ist als eine „facultas praeformandi", eine a priori gegebene Möglichkeit der Vorstellungsform. Vererbt werden nicht die Vorstellungen, sondern die Formen, welche in dieser Hinsicht genau den ebenfalls formal bestimmten Instinkten entsprechen." (GW9/I, §155)

Die Archetypen im oben beschriebenen Sinne, nämlich als Form ohne Inhalt, hält Jung grundsätzlich für angeboren und bringt so die Archetypen in Verbindung mit der Gehirnstruktur überhaupt. Die Frage, von welchen Faktoren die

konkrete Erscheinung im archetypischen Bild oder dem realen Leben abhängt, führt er allerdings nicht aus.
Für Neumann sind die Folgen einer gestörten Urbeziehung dagegen der Beweis dafür, dass man sich einen Archetyp nicht wie eine „von selber funktionierende Organanlage vorstellen" (Neumann 1990, S.90) darf, sondern dass das psychische Inkrafttreten der Archetypen eine entwicklungsmässig adäquate Evokation des Archetyps voraussetzt. Das bedeutet, dass ein Archetyp immer auch einen „auslösenden Aussenfaktor, einen Weltfaktor enthält und voraussetzt" (Neumann 1990, S.90). Neumann nennt die Tatsache, dass nicht nur eine innerpsychische Anlage, sondern auch ein Weltfaktor zum Archetyp gehört, „die Doppelfüssigkeit des Archetyps" (Neumann 1990, S.91). Das gilt hier auch für den Archetyp des Selbst, der in einer positiven Urbeziehung durch die Mutter belebt werden muss, geschieht das nicht, so drückt sich die Instabilität der Ich-Selbst-Achse in einer „negativen Selbst-Figur" (Neumann 1990, S.54) aus. Wenn ein Archetyp nicht durch den personalen Faktor in der entscheidenden Entwicklungsphase belebt wird, kann die „archetypische Strukturanlage der Psyche in ihrem Funktionieren fundamental gestört" (Neumann 1990, S.91) werden.

2.3 Die Komplexe

Zuletzt möchte ich jetzt noch auf das Konzept der Komplexe eingehen, ein Konzept, das es nur bei Jung, aber weder bei Neumann noch bei Fordham gibt. Das Konzept der Komplexe bildet bei Jung die Brücke zwischen innen und aussen, archetypischer Strukturanlage als dem kollektiven Unbewussten zugehörig und dem persönlichen Unbewussten und enthält, wie schon bei der Beschreibung des Ich-Komplexes deutlich wurde, auch eine entwicklungspsychologische Perspektive von Jung. Er definiert den Komplex als ein „Bild einer bestimmten psychischen Situation, die lebhaft emotional betont ist und sich zudem als inkompatibel mit der habituellen Bewusstseinslage oder -einstellung erweist. Dieses Bild ist von starker innerer Geschlossenheit, es hat seine eigene Ganzheit und verfügt zudem über einen relativ hohen Grad von Autonomie, das heisst es ist den Bewusstseinsdispositionen in nur geringem Masse unterworfen und benimmt sich daher wie ein corpus alienum im Bewusstseinsraume" (GW8, §201). Der Komplex ist für Jung „die via regia zum Unbewussten" (GW8, §210). Im Gegensatz zu Freud betrachtet Jung nicht die Träume als Wegleiter zum Unbewussten, sondern die Komplexe als Verursacher sowohl der Träume als auch der psychischen Symptome. Komplexe gehören für Jung zu „den normalen Lebenserscheinungen" und bilden „die Struktur der unbewussten Psyche" ab (GW8, §218). Jeder Komplex besteht dabei aus einem archetypischen Kernelement und zahlreichen damit verknüpften, durch eine einheitliche Gefühlstönung ausgezeichneten Assoziationen, die nach Jacobi (1957 S.10) teils von der ursprünglichen Disposition, teils von den umweltbedingten Erlebnissen des Individuums stammen. In den Komplexen spiegelt sich somit das Ergebnis der Begegnung zwischen innen und aussen wieder. Über die Pathogenität von Komplexen, die Jung als Knotenpunkte seelischen Lebens überhaupt und damit grundsätzlich nicht als krankhaft betrachtet, entscheidet neben der energetischen Ladung eines Komplexes die Qualität des Bewusstseins, d.h. die Frage, in welcher Beziehung die Komplexe jeweils zum Ich-Komplex stehen. Dieser Ich-Komplex hat als Zentrum des Bewusstseins, wie oben dargestellt, eine Sonderstellung: „Der Ichkomplex ist beim normalen Menschen die oberste psychische Instanz: wir verstehen darunter die Vorstellungsmasse des Ichs, welche wir uns von dem mächtigen und immer lebendigen Gefühlston des eigenen Körpers begleitet denken. Der Gefühlston ist ein affektiver Zustand, der begleitet ist von körperlichen Innervationen. Das Ich ist der psychologische Aspekt des festassoziierten Verbandes aller körperlichen Gemeinempfindungen. Die eigene Persönlichkeit ist daher der festeste und stärkste Komplex und behauptet sich (Gesundheit vorausgesetzt) durch alle psychologischen Stürme hindurch.“ (GW3, §82f.) Wie in dieser Beschreibung deutlich wird, verwendet Jung Ich und Ich-Komplex gewissermassen synonym.

3. Der Vergleich des „Strukturbegriffes“ der Analytischen Psychologie mit dem der OPD

Vergleich der „Struktur“

Wie oben ausgeführt, besteht die Struktur der Seele bei Jung aus dem Bewusstsein und dem Unbewussten mit seiner Aufteilung in das persönliche und das kollektive Unbewusste. Struktur wird von Jung verstanden als ein dynamisch angelegtes Gefüge, das aus Teilen besteht, die wechselseitig voneinander abhängen und aufeinander einwirken. Es ist ein System mit Selbstregulierung, das von einer „Gegensatzstruktur der Psyche“ (Jacobi 1992, S.58) reguliert wird, bei der das Unbewusste dem Bewusstsein gegenüber kompensatorischen Charakter hat.

Während hier Grundannahmen über das Funktionieren der Seele formuliert werden, die keine Aussagen zur Entwicklung der Struktur der Seele enthalten, ist die Aussage, dass Komplexe die Grundstruktur der Seele ausmachen (Jacobi 1957, S.30ff.), weiterführend. Wie oben ausgeführt besteht jeder Komplex aus einem archetypischen Kernelement und sekundär damit verbundenen Assoziationen, die nach Jacobi (1957, S.10) teils von der ursprünglichen Disposition, teils von den umweltbedingten Erlebnissen des Individuums stammen. In den Komplexen spiegelt sich somit die Begegnung zwischen innen und aussen wieder. Über die Pathogenität von Komplexen, die auch Jacobi (1992, S.46) als „Knotenpunkte seelischen Lebens“ betrachtet, entscheidet neben der energeti-

schen Ladung eines Komplexes der „Zustand des Bewusstseins", das „mehr oder minder Festgefügtsein der bewussten Ichperson" (Jacobi 1992, S.46).
Mit dieser Strukturdefinition der Analytischen Psychologie, die sich auf die Theorie der Komplexe stützt, kommen wir in grosse Nähe zu der Beschreibung von Rudolf (1995), der ebenfalls davon ausgeht, dass Strukturen auf angeborenen Anlagen gründen, aber überwiegend während der Kindheit geformt werden, oder von Seidler (1995, S.157), der Struktur als „organisierte Sets von Informationen von und über Beziehungen" versteht, wobei allerdings beide mehr den Aspekt der Entstehung von Struktur durch Interaktion betonen, als dies in der Komplextheorie der Analytischen Psychologie der Fall ist. Hier stehen die gegebenen archetypischen Kernelemente mehr im Vordergrund, was deutlich wird, wenn Jung den Archetyp, „ein an sich leeres, formales Element , das nichts anderes ist, als eine „facultas praeformandi", eine a priori gegebene Möglichkeit der Vorstellungsform" (GW9/I, §155), als „Strukturelement" (GW8, §270 Anmerkung) bezeichnet.
Nach einem Vergleich von Ich und Selbst werde ich im Abschnitt über die „Erfahrbarkeit von Struktur" noch einmal auf die Bedeutung der Theorie der Komplexe in diesem Kontext zurückkommen.

Vergleich von „Ich" und „Selbst" und deren Entwicklung

Auf den ersten Blick sind die Beschreibung des Selbstbegriffes in der OPD-Strukturachse und die von Jung, Neumann und Fordham gelieferten Definitionen wenig voneinander zu unterscheiden, vorausgesetzt man beschränkt sich darauf, den Teil der Ausführungen über das Selbst zu betrachten, die nach den Annahmen der Analytischen Psychologie das Selbst als Persönlichkeitsganzheit fassen. In diesen Beschreibungen umfasst das Selbst die gesamte Psyche, Bewusstes und Unbewusstes, das Ich ist in Beschreibungen der OPD wie auch der Analytischen Psychologie im Selbst enthalten, dem Selbst untergeordnet und sollte den Ganzheitsinteressen des Selbst mit seinen Ich-Funktionen zur Verfügung stehen.
Bei genauerer Betrachtung stellt man jedoch fest, dass das Selbst der OPD-Strukturachse und das Selbst in der Analytischen Psychologie wenig kompatibel sind. Die Entstehungsgeschichte und die theoretische Herleitung des Selbst in beiden Konzeptionen differieren in entscheidenden Ansätzen. Nach Rudolf (1993, S.55-83) entsteht das Selbst der OPD-Strukturachse in dem Moment, in dem das intentionale Ich sich selbst zum Objekt der Wahrnehmung nimmt. Das Selbst ist hier eine reflexive Struktur. Durch die Entwicklung des Selbst entsteht ein psychischer Innenraum, der Introspektion und damit ein Bewusstsein des Ich als Ich ermöglicht. Das Selbst ist die Struktur, in der das Selbstbild, die Selbstwertregulation und das Gefühl der persönlichen Identität verankert sind. Das Ich ist später die Struktur, die mit Hilfe der Abwehr das Zusammenspiel mit unbewussten Anteilen der Seele reguliert.

Das Selbst in der Analytischen Psychologie dagegen – hier sind Jung, Neumann und Fordham in ihren Ausführungen übereinstimmend – existiert von Anfang an, d.h. es existiert vor dem Ich, ebenso wie das Unbewusste vor dem Bewusstsein existiert. Das Ich entwickelt sich nach diesen Theorien der Analytischen Psychologie aus dem Selbst heraus. Im Selbst bei der Geburt als „psychobiologischer Ganzheit“ nach Neumann oder als „psychosomatischer Einheit“ nach Fordham ist ein Ich-Keim und die Möglichkeit zur Bewusstseinsentwicklung enthalten. Das Ich bei Neumann und Fordham oder der Ich-Komplex bei Jung entsteht dadurch, dass im Verlaufe der vom Selbst gesteuerten Entwicklung innerhalb einer abgestimmten Mutter-Kind-Beziehung die Ich-Inseln zu einem ganzheitlichen Ich zusammenfließen. Die Funktionen der Erhaltung des Gefühls der Identität, der persönlichen Kontinuität, der Bewusstheit über sich selbst und nach Kast (1990, S.87ff.) auch der Selbstwertregulation werden in der Analytischen Psychologie diesem so entstandenen Ich-Komplex zugeordnet und nicht, wie in der OPD-Strukturachse dem Selbst. Da in einer weiteren Annahme die Persona, die die Anpassung an die äusseren Objekte leistet, ebenfalls ein Teil des Ich-Komplex ist, die Persona aber nach Jacobi das Ich-Ideal, die Erwartungen der Umwelt und eigene anlagebedingte Möglichkeiten integriert haben muss, sind auch diese Strukturen, die in der OPD-Strukturachse zum Selbst gehören, in der Analytischen Psychologie dem Ich bez. Ich-Komplex zuzuordnen.
Während in der OPD-Strukturachse also eine Umkehrung der Ordnung der Strukturen Ich und Selbst erfolgt, indem das Ich nach der Entwicklung des Selbst diesem als neuer Struktur untergeordnet wird, behält in der Analytischen Psychologie das Selbst die übergeordnete Position, ist das Ich im Selbst enthalten. In der OPD-Strukturachse bezeichnet die Struktur, benannt als Selbst, die Selbst-Bewusstheit ermöglicht und in der sich die Beziehungserfahrungen im Verlaufe der Entwicklung in Form von Objektbildern (Objektrepräsentanzen) niederschlagen, die Persönlichkeitsganzheit. Das Ich der OPD-Strukturachse dagegen, dessen früheste Erfahrungen körperlicher Natur sind, das man also am ehesten als eine Art „psychosomatische Einheit“ bei der Geburt betrachten könnte, wird dieser Bewusstheit ermöglichenden Struktur untergeordnet. In der Analytischen Psychologie wird die Persönlichkeitsganzheit durch die bei Geburt vorhandene Struktur des Selbst beschrieben, die die sich neu entwickelnden Strukturen bereits miteinschließt und sich damit selbst wandelt. Dieser Vorgang kann am besten durch die Unterscheidung zwischen dem „primären Selbst“ und dem „reintegrierten Selbst“ von Fordham beschrieben werden (Lambert 1981).
Dieser grundsätzliche Unterschied in den Konzeptionen des Selbst könnte möglicherweise Ausdruck des unterschiedlichen Menschenbildes der Analytischen Psychologie und der Psychoanalyse sein. Dieser Unterschied im Menschenbild zeigt sich in der grundsätzlich verschiedenen Bewertung des Unbewussten durch Psychoanalyse und Analytische Psychologie. In dem Selbstbe-

griff der Analytischen Psychologie drückt sich aus, dass trotz der Bedeutsamkeit der Bewusstseinsentwicklung in der ersten Lebenshälfte das Unbewusste als grundsätzlich unergründlich und lebensbestimmend angesehen wird und nach dieser Auffassung der Mensch nur versuchen kann, einen kleinen Teil davon in das Bewusstsein zu integrieren. Das Unbewusste bleibt der „Urgrund" der menschlichen Psyche. Die Verbundenheit mit diesem „Urgrund" wird in der Analytischen Psychologie als entscheidende Voraussetzung für die Möglichkeit der psychischen Weiterentwicklung und die psychische Gesundheit betrachtet. Das Unbewusste wird in der Analytischen Psychologie deutlich positiver bewertet und mehr in das Zentrum der Betrachtung gerückt als in der Psychoanalyse. Man geht hier konsequenterweise davon aus, dass auch die heilenden Kräfte aus dem Unbewussten kommen und die vordringlichste Aufgabe der Therapie darin besteht, den Zugang zu dieser Quelle zu ermöglichen. In der Psychoanalyse hingegen werden im Unbewussten eher Störfaktoren vermutet, die die psychische Gesundheit bedrohen, und die es deswegen bewusst zu machen gilt.
Trotz dieser unterschiedlichen Bewertung des Unbewussten herrscht aber Einigkeit darüber, dass das Selbst als Persönlichkeitsganzheit wegen seines unbewussten Anteils für den Menschen nicht erfahrbar ist und der Begriff damit eine eher hypothetische Grösse darstellt. Einig ist man sich auch darüber, dass das Bewusstsein die Voraussetzung für die Erfahrbarkeit psychischer Prozesse überhaupt ist. Unbewusste Prozesse werden immer nun indirekt aufgrund von Erscheinungen, die vom Bewusstsein wahrgenommen werden können, erschlossen. Es spielt dabei keine Rolle, ob das Subjekt diese Erscheinungen mit seinem Bewusstsein wahrnimmt, was z.B. bei Träumen der Fall ist, oder ob ein äusseres Objekt dies tut, was „typische" Verhaltensweisen in Beziehungen betreffen würde, die für die Beziehungsperson früher wahrnehmbar sein können als für das Subjekt selbst.
Diese unterschiedliche Bewertung des Unbewussten in der Analytischen Psychologie und der OPD-Strukturachse ist meines Erachtens nach weiterhin eng verknüpft mit der Frage, welche Funktionen welchen Strukturanteilen in der OPD-Strukturachse und den Strukturelementen in der Analytischen Psychologie zugeordnet sind. Zentral ist in beiden Theoriebildungen die organisierende, integrierende Funktion des Psychischen. Das Selbst der OPD-Strukturachse gilt als höchste Integrationsstufe der Psyche. Es integriert alle psychischen Funktionen und Dispositionen einschließlich sich selbst und die Beziehung zu anderen. Das Ich als Substruktur dieses Selbst gilt als der zentrale Organisator des Psychischen. Diese „organisierende, integrative oder synthetisierende Ichfunktion ... zielt darauf ab, dass aus anfänglichen Ichkernen eine ganzheitliche Erfahrung des Ich heranreift und dass die unterschiedlichen, als ichhaft erlebten Gefühle, Bedürfnisse, Handlungsabsichten so integriert und hierarchisiert werden, dass sie zusammen einen autonomen Kern der Persönlichkeit bilden" (Rudolf 1993, S.60). Dies bedeutet, dass die zentrale organisierende Funktion

in der OPD-Strukturachse zunächst eine Funktion des Ich ist, welche aber wiederum vom Selbst als dessen übergeordneter Struktur sozusagen benutzt wird, womit auch diese zentrale Funktion der psychischen Regulation nach Abschluss der Entwicklung des Selbst zum Selbst gehört. Vor der Entwicklung des Selbst ist diese Funktion überwiegend für die psychische Weiterentwicklung zuständig, anschliessend liegt die Betonung auf der Erhaltung des psychischen Gleichgewichtes.

In der Analytischen Psychologie ist die zentrale organisierende Funktion von Anfang an im Selbst verankert, wobei die Beschreibung des Ich von Rudolf bis zur Entwicklung des Selbst von Rudolf sehr dem Selbst der Analytischen Psychologie gleicht. Bei Jung entspräche sie sogar der Definition des Selbst als zentralem Archetyp. Auch Neumann benutzt den Begriff des Selbst überwiegend, um diese organisierende, regulierende Funktion zu kennzeichnen, und bei Fordham wäre diese Funktion eine Funktion des zentralen Archetyps, den er im Gegensatz zu Jung als einen Teil des Selbst betrachtet. Die Aufgabe dieser Funktion in der Analytischen Psychologie ist die Entwicklung der Persönlichkeit zur Ganzheit hin während des ganzen Lebens hindurch. Man geht in der Analytischen Psychologie davon aus, dass die Entwicklung zur Ganzheit hin archetypisch, d.h. als Möglichkeit, angelegt ist. Die Ganzheit der Persönlichkeit ist dabei allerdings ein schwer zu fassender Begriff.

Während in der OPD-Strukturachse diese Ich-Funktion der zentralen Organisation des Psychischen eine von mehreren Ich-Funktionen ist, erhält sie in der Analytischen Psychologie eine Sonderstellung, ausgedrückt in der Zuordnung zum Selbst, während die anderen Ich-Funktionen der OPD-Strukturachse (kognitive und steuernde Ichfunktionen) in der Analytischen Psychologie ebenfalls dem Ich zugeordnet werden (Kast 1990). Damit wird noch einmal betont, dass das Ich in der Analytischen Psychologie die Aufgabe hat, die Ganzheitsinteressen dieses zentral organisierenden Selbst im Leben zu realisieren. Das Selbst in der Analytischen Psychologie ist zwar auf das Ich angewiesen, das Ich bleibt aber Ausführungsorgan. Den Abwehrmechanismen als Regulationsmechanismen des Ich in der OPD-Strukturachse steht die Analytische Psychologie ambivalent gegenüber. Neumann (1990, S.199) und Fordham (1974a, S.76) ordnen diese jedoch auch dem Ich zu, ohne dass sie ausdrücklich erwähnen, dass sie damit eigentlich im Vergleich zu Jung etwas Neues in die Analytische Psychologie einführen. Die sogenannten primitiven Abwehrmechanismen, wie z. B. die Spaltung, die Fordham als pathologischen Mechanismus ausdrücklich von der Deintegration als normalem Entwicklungsvorgang unterscheidet (Astor 1990), werden von Fordham dagegen als Abwehrmechanismen des Selbst bezeichnet (Fordham 1974b, Astor 1990).

Aus dem grundsätzlichen Vergleich der beiden verschiedenen Konstrukte von Ich und Selbst wird deutlich, dass das Ich und das Selbst in beiden Konzeptionen untrennbar miteinander verbunden sind. Das Eine existiert nicht ohne das Andere. Ebenso wird deutlich, dass in beiden Konzeptionen von Ich und Selbst zusammengefasst jeweils dieselben Strukturen und Funktionen enthalten sind. Der Unterschied zwischen beiden Konzeptionen besteht in der unterschiedlichen Verteilung der einzelnen Funktionen auf die beiden Strukturen Ich und Selbst und in der verschiedenen Bewertung von Bewusstsein und Unbewusstem, woraus sich eine Hierarchie der Strukturen innerhalb der Persönlichkeitsganzheit ergibt. Die Persönlichkeitsganzheit wird dabei in beiden Konzeptionen mit dem Begriff des Selbst bezeichnet. Es bestehen also innerhalb eines Begriffes wie z.B. dem Selbst gleichzeitig Überschneidungen und fundamentale Unterschiede, so dass man die Begriffe nicht einfach miteinander gleichsetzen kann. Um die beiden Konzeptionen vergleichen zu können, ist es, wie aus dem o.g. deutlich wird, vielmehr notwendig, die einzelnen Substrukturen und deren Funktionen getrennt zu betrachten.

4. Die Erfahrbarkeit von „Struktur" in der Analytischen Psychologie im Vergleich zur OPD

Lassen sich Schlussfolgerungen aus der funktionellen Betrachtung der beiden Strukturelemente Ich und Selbst in der OPD-Strukturachse und der Analytischen Psychologie für die Frage der Vergleichbarkeit der Struktur der Psyche in den beiden Theoriegebäuden insgesamt ziehen? Ausgehend von der Definition von Struktur in der OPD-Strukturachse könnte man aufgrund der vorangegangenen Ausführungen Struktur in der Sprache der Analytischen Psychologie zunächst analog beschreiben als: Die Struktur des Selbst in der Beziehung zum Anderen, da in beiden Fällen das Ich bez. der Ich-Komplex im Selbst enthalten ist. Um zu begreifen, was diese Definition von Struktur aber nun in der Praxis bedeutet, ist es unerlässlich, sich an die unterschiedliche Gewichtung von Bewusstsein und Unbewusstem in den beiden Konzepten zu erinnern und sich ausserdem erneut zu vergegenwärtigen, wie die einzelnen Funktionen innerhalb der Persönlichkeitsganzheit verteilt sind. Man kommt dann zu dem Ergebnis, dass es bei der Frage der Struktur der Psyche in der Analytischen Psychologie letztlich um die Frage geht, in welcher Beziehung der Ich-Komplex, von Jung als Zentrum des Bewusstseins aufgefasst, zu den anderen Komplexen steht. Folgt man Neumann (1990) ergibt sich hieraus die Frage, auf welcher Stufe der Entwicklung das Ich steht. Die Entwicklungsstufe des Ich bei Neumann lässt eine Aussage darüber zu, wie weit sich das Bewusstsein vom Unbewussten differenziert hat. Am Endpunkt dieser Entwicklung, die Neumann beschrieben hat, steht mit seinem „solaren Ich" eine Struktur, die dem Selbst der OPD-Strukturachse nahe kommt. Die Entwicklungsstufen des Ich von Neumann könnten in der Sprache der OPD-Strukturachse der Entwicklung des Selbst entsprechen, sofern man die oben genannten Unterschiede beachtet. Das bedeutet nun, dass die Entwicklungsstufen des Ich nach Neumann die Beziehung der Komplexe zum Ich-Komplex beeinflusst, wenn nicht gar bestimmt. Allgemein gesprochen geht es bei den Entwicklungsstufen des Ich um den Grad der Diffe-

renzierung des Bewusstseins vom Unbewussten, oder anders ausgedrückt um die Fähigkeit zur Unterscheidung von Ich und Nicht-Ich, innen und außen.
Es bleibt nun die Frage, ob man analog zur OPD-Strukturachse auch in der Analytischen Psychologie davon ausgehen kann, dass Struktur sich in der Interaktion zeigt, oder ob diese wesentliche Annahme der OPD-Strukturachse zentralen Annahmen der Analytischen Psychologie widerspricht.
Neumann sah die „Beziehung zum Du“ in der Selbststruktur des Erwachsenen verankert und versuchte entsprechend, dieser Beobachtung mit dem „Bezogenheitsselbst“ in seiner Entwicklungspsychologie und der Betonung des „Weltfaktors des Archetyps“ Rechnung zu tragen. Fordham ging von einer archetypischen Erwartung im Kinde aus, einem Objekt in der Realität zu begegnen. Hierdurch wird aus der Möglichkeit eines Objektes, die als Struktur angeboren ist, ein reales Objekt. Also auch bei Fordham ist die Beziehung als grundsätzliche Möglichkeit im Selbst enthalten und nach Knox (1997) für die inhaltliche Ausgestaltung der Deintegrate des Selbst und der Bildung der inneren Objekte wesentlich. Knox (1997) beschreibt die Entstehung der inneren Objekte bei Jung, die er im Gegensatz zu den Kleinianern als Objektrepräsentationen betrachtet, in der Weise, wie bei Jung die Entstehung von Komplexen beschrieben wird, nämlich als das Ergebnis eines Zusammentreffens von angeborener, archetypischer Prädisposition mit realen äußeren persönlichen und zwischenmenschlichen Erfahrungen, die internalisiert wurden. In dem Konzept der Komplexe wird deutlich, dass auch Jung die Wechselwirkung zwischen innen und außen als Grundgegebenheit des Menschen voraussetzte.
Fragt man sich nun, wie sich Komplexe zeigen, so wird man feststellen, dass man aufgrund des Verhaltens und Erlebens eines Menschen in einer bestimmten Situation anderen Menschen gegenüber auf das Vorhandensein eines Komplexes zurückschliesst. Dieckmann nennt (1991, S.30ff.) sieben verschiedene Möglichkeiten zu der Frage, wie ein Komplex auf den Ich-Komplex einwirken kann.
Auf die Frage, wie man zu einer Diagnose der verschiedenen Möglichkeiten kommt, geht Dieckmann leider nicht speziell ein. Er beschreibt jedoch Fallvignetten, aus denen hervorzugehen scheint, dass die jeweilige Diagnose sich aus der Art der Beziehungsaufnahme und Beziehungsgestaltung im Leben des Patienten und zwischen den Patienten und ihm in der Analyse ergab (Dieckmann 1991, S.31ff.). Dass sich das Unbewusste in der Übertragung bez. in der Projektion auf andere Menschen, speziell den Arzt, zeigt, schrieb schon Jung. Auch wenn er der Übertragung nicht die zentrale Bedeutung zuschrieb wie Freud, meinte er doch: „Ohne gründliche Auseinandersetzung mit einem Gegenüber ist aber die Ablösung der infantilen Projektion oft einfach unmöglich“ (GW16, §420). Jung betrachtet die Übertragung als ein „an sich natürliches Phänomen, das sich keineswegs nur in der ärztlichen Sprechstunde ereignet, sondern überall zu beobachten ist und zum grössten Unsinn Anlass geben kann, wie alle nicht eingesehenen Projektionen“ (GW16, §420). Für Jung ist

der Individuationsprozess sowohl ein „interner, subjektiver Integrationsvorgang“ wie auch ein „unerlässlicher objektiver Beziehungsvorgang“ (GW16, §447). Bewusstwerdung aber heisst Trennung von innen und aussen, zunehmende Differenzierung, die man dann wiederum in den Beziehungen wahrnehmen kann.

Als Merkmal eines Komplexes, der vom Ich-Komplex dissoziiert ist, beschreibt Dieckmann (1991 S.30): „Je weiter abgedrängt ein Komplex nun vom Bewusstseinsraum ist und je stärker die in ihm enthaltene Energie, desto mehr tendiert er auch dazu, mythologische und archaische Bilder aus dem kollektiven Unbewussten in seine ihm angeschlossene wirksame Bildwelt aufzunehmen.“ Man kann sich vorstellen, dass das Gegenüber eines solchen Menschen dies an der Intensität der Affekte in der Übertragung, dem archaischen Charakter der übertragenen Objektbilder und dem zwingenden Charakter der Übertragung feststellen könnte. Innen und Aussen, Subjekt und Objekt wären wegen der Projektion von inneren Objekten (Knox 1997) in die Umgebung nicht unterschieden. Eine Reflexion über das Beziehungserleben, die ja nur durch eine Verbindung mit dem Ich-Komplex zustande käme, wäre nicht möglich.

Die Objektrepräsentanzen gelten auch in der Objektbeziehungstheorie als archaisch, wenn es noch nicht zur Bildung eines kohärenten Selbst gekommen ist. Ähnlich beschreibt Dieckmann (1991) die Komplexe, die nicht mit dem Ich-Komplex verbunden sind. Je schlechter die Verbindung eines Komplexes zum Ich-Komplex in der Analytischen Psychologie und je unreifer das Selbst in der Objektbeziehungstheorie, desto archaischer die inneren Objektbilder bis hin zu Teilobjektvorstellungen. Die Komplexe als Grundstruktur der Psyche aus der Begegnung zwischen innen und aussen entstanden, enthalten zudem im Kernelement den Archetyp, so dass durch die Komplextheorie eine Verbindung zwischen kollektivem und persönlichem Unbewussten hergestellt wird. In der Beschreibung der Komplexe ist außerdem enthalten, dass nicht Objekte internalisiert werden, sondern Interaktionserfahrungen einschliesslich der mit ihnen verbundenen Affekte, eine Hypothese, die durch die Säuglingsforschung heute untermauert wird (Stern 1994). Schon 1994 wies Kast auf die grosse Ähnlichkeit des Konzeptes der Komplexe von Jung „mit dem Konzept der „generalisierten Interaktionsrepräsentationen“, den sogenannten RIGs (Representations of Interactions that have been Generalized; RIGs) von Daniel Stern“ (Kast 1994, S.40) hin.

5. Beschreibung der vier Integrationsniveaus und der sechs Strukturdimensionen der OPD in der Sprache der Analytischen Psychologie

Zusammenfassend lässt sich also feststellen, dass die OPD-Strukturachse in der Terminologie der Analytischen Psychologie ausgedrückt vorwiegend die Beschaffenheit des Ich-Komplexes, den Grad der Differenzierung des Bewusstseins und die Beziehung zwischen Bewusstsein und Unbewusstem erfasst auf vier verschiedenen Integrationsniveaus erfasst.
Das gute Integrationsniveau wäre dann vergleichbar mit einem stabilen, differenzierten Bewusstsein, einem kohärenten Ich-Komplex auf der Stufe des „solaren Ich" nach Neumann und einer intakten Ich-Selbst-Achse. Nach Zielen (1980) wäre ein solches Ich in der Lage, „unter Beibehaltung der Ganzheitsorientierung, ..., die eingeschliffenen Instinktverhalten durch freies willengesteuertes Handeln zu ersetzen, das als Ergebnis der spezifisch schöpferischen Leistung des voll differenzierten Ich die Synthese einer projektionsfreien Welt ermöglicht."
Das mässige Integrationsniveau beschreibt einen Ich-Komplex, der unter Belastung, d.h. zum Beispiel bei Aktivierung energetisch besonders stark aufgeladener Komplexe, in einzelnen Bereichen seiner regulierenden Funktion nicht mehr nachkommen kann und Kompensationsmechanismen z.T. als Charakterhaltungen (Kast 1990, S.90ff.) vorliegen. Am ehesten wäre hier auch das „Not-Ich" von Neumann anzusiedeln, das keinen Kontakt zum Selbst hat, da die Ich-Selbst-Achse nicht funktioniert.
Das geringe Integrationsniveau wäre daran erkennbar, dass der Ich-Komplex sehr leicht fragmentiert, zur Stabilisierung Kompensationsmechanismen nicht mehr ausreichen (Kast 1990, S.90ff.) oder selbst wegen ihrer Art (z.B. Spaltung) und ihrer Ausprägung zum Symptom werden und deutliche Schwierigkeiten bei der Unterscheidung von innen und aussen vorliegen. Auch hier wäre die Ich-Selbst-Achse gestört, aber eher in dem Sinne, dass das Ich ständig davon bedroht ist, vom Unbewussten überschwemmt zu werden, was nur durch die Abwehrmechanismen des Selbst nach Fordham verhindert werden kann.
Das Niveau der Desintegration wird in der OPD als psychotisches Niveau beschrieben. In der Sprache der Analytischen Psychologie wäre hier das Bewusstsein kaum vom Unbewussten getrennt, ein kohärenter Ich-Komplex läge nicht vor.
Wie lassen sich aufgrund der oben gemachten Ausführungen nun die sechs Beurteilungsdimensionen der Strukturachse der OPD der Terminologie der Analytischen Psychologie zuordnen? Da es sich bei diesen Dimensionen um Aspekte handelt, die verhaltens- und beobachtungsnah und weitgehend theoriefrei erfassbar sind, ist eine einfache Übersetzung hier wiederum nicht möglich. Realisierbar erscheint jedoch eine Erläuterung, welche der theoretischen Beg-

riffe der Analytischen Psychologie mit den Beurteilungsdimensionen der OPD-Strukturachse erfasst werden können. Dies soll im folgenden für jede der sechs Beurteilungsdimensionen dargestellt werden.

Fähigkeit zur Selbstwahrnehmung

Die Fähigkeit zur Selbstwahrnehmung wird unterteilt in die Unterdimensionen: Selbstreflexion, Selbstbild, Identität und Affektdifferenzierung. Dies bedeutet zunächst einmal ganz praktisch, dass jemand über sich selbst nachdenken kann, ein Bild von sich Selbst hat, das er differenziert und über die Zeit konstant beschreiben kann, er zudem über eine Identität verfügt und seine Affekte differenziert wahrnehmen kann. Es geht also um die Frage, wie bewusst ist sich jemand über sich selbst und inwieweit ist er zur Introspektion fähig. In Jungscher Terminologie wird mit der Fähigkeit zur Selbstwahrnehmung die Qualität und die Differenzierung des Bewusstseins als Voraussetzung für die Wahrnehmung des Ich durch sich selbst beschrieben. Ein stabiles, differenziertes Selbstbild und eine stabile Identität wären Zeichen eines kohärenten Ich-Komplexes.

Fähigkeit zur Selbststeuerung

In dieser Dimension findet sich die Fähigkeit zur Affekttoleranz, die Fähigkeit zur Selbstwertregulation und die Fähigkeit, mit den Impulsen steuernd umzugehen und Folgen eigener Handlungen zu antizipieren. Affekttoleranz bedeutet hier, dass Ambivalenzen und unangenehme Affekte bewusst erlebt werden können, ohne sofort abgewehrt werden zu müssen. Es handelt sich hierbei um Fähigkeiten, die in der Analytischen Psychologie ebenfalls durch die Kohärenz des Ich-Komplexes beschrieben werden.

Fähigkeit zur Abwehr

Die Abwehrmechanismen schützen das Ich-Bewusstsein nach Neumann (1990, S.199) sowohl vor dem unkontrollierten Einfluss des Unbewussten als Gefahr von innen als auch vor dem übermäßigen Einfluss von Umwelteinflüssen als Gefahr von aussen. Die Abwehrmechanismen sorgen somit für die Stabilität des Bewusstseins und des Ich-Komplexes. Es geht in dieser Strukturdimension zunächst um die Frage der Stabilität und Flexibilität der Abwehrmechanismen. Zu beurteilen ist hier also, ob ein Mensch in der Lage ist, mit Hilfe seiner Abwehrmechanismen sein psychisches Gleichgewicht trotz psychischer Konflikte zu behalten oder wiederherzustellen. Versagen die Abwehrmechanismen, käme es zur Symptombildung.

Eine weitere Frage besteht darin, welche Art von Abwehrmechanismen (Verleugnung, Verdrängung, Spaltung etc.) zur psychischen Stabilisierung eingesetzt werden, inwieweit durch diese Abwehrmechanismen Beziehungen verändert bzw. belastet werden und inwieweit damit die Abwehrmechanismen zur Ursache von Schwierigkeiten werden. Hier würde man in der Analytischen Psychologie unterscheiden zwischen Abwehrmechanismen des Ich und den Abwehrmechanismen des Selbst (Fordham, 1974b). Als Abwehrmechanismen des Selbst gelten die so genannten primitiven Abwehrmechanismen wie die Spaltung oder die projektive Identifizierung. Die so genannten reifen Abwehrmechanismen wie z.B. Verdrängung wären die Abwehrmechanismen des Ich.

Fähigkeit zur Objektwahrnehmung

Hier ist die Fähigkeit zur Unterscheidung von innerer und äußerer Realität, Selbst und Objekt angesprochen. Praktisch wird dies daran gemessen, wie differenziert und vollständig ein Mensch seine Bezugspersonen beschreiben und ob er sie als eigene Menschen mit eigenen Wünschen und Rechten wahrnehmen kann. Aus der Analytischen Psychologie könnte man hier noch ergänzen, inwieweit unterschieden werden kann zwischen Projektionen innerer Bilder auf andere Menschen und den anderen Menschen an sich. Grundsätzlicher könnte man dies auch wiederum durch die Qualität des Bewusstseins oder durch die Bezeichnung der erreichten Ich-Stufe nach Neumann ausdrücken, die an der Fähigkeit zur Differenzierung von innen und außen gemessen wird. In dieser Dimension werden außerdem die Fähigkeit zur Empathie im Sinne der Einfühlung in andere und die objektbezogenen Affekte beurteilt. Beides setzt sowohl eine differenzierte Wahrnehmung von Subjekt und Objekt, als auch eine emotionale Ausrichtung auf ein Gegenüber voraus.

Die Fähigkeit zur Kommunikation

Hierbei handelt es sich um die schulenübergreifende Frage, ob ein Mensch mit einem anderen in Kontakt treten kann, ob er seine Affekte mitteilen kann und in der Lage ist, die affektiven Signale der anderen zu verstehen. Diese Kommunikation kann unterbrochen werden, wenn der Ich-Komplex einer Person fragmentiert ist und ihr daher diese Ichfunktionen nicht mehr zur Verfügung stehen oder wenn überwiegend negative Objektbilder auf den Anderen projiziert werden, d.h. wenn ein Komplex, der nicht mit dem Ich-Komplex verbunden und damit der Wahrnehmung entzogen ist, aktiviert wird, oder wenn einzelne Affekte eines Komplexes völlig abgespalten und somit nicht mitteilbar sind.

Die Fähigkeit zur Bindung

Geprüft wird hier, ob ein Mensch, innere Repräsentanzen des Gegenübers errichten (Objektinternalisierung) und längerfristig affektiv besetzen (Objektkonstanz) kann. Ausgehend von der Annahme, dass überwiegend negative Objektbilder die Entwicklung von Bindungen beeinträchtigen oder auch die Loslösung von bestehenden Bindungen erschweren, wird in der OPD beurteilt, ob vor allen Dingen positive Objektrepräsentanzen verinnerlicht wurden. In der Sprache der Analytischen Psychologie würde man sich fragen, wie die Relation von positivem Mutter- bzw. Vaterkomplex zum negativen Mutter- bzw Vaterkomplex ist, oder ob ein negativer Mutterkomplex durch einen positiven Vaterkomplex ausgeglichen wird. Außerdem wäre die Frage der Komplexstärke und seine Beziehung zum Ich-Komplex wichtig, da hierdurch die Variabilität möglicher Bindungen wesentlich bestimmt würde. Entscheidend bei der Beurteilung wäre hier aber, dass man nicht schon von vorneherein Komplexe als diagnostische Einheit benutzt, sondern die konkreten, sich auf beobachtbares Verhalten beziehenden Beschreibungen im Manual der OPD für die Charakterisierung der Komplexe heranzieht.

6. Zusammenfassung

Aufgrund der vorangehenden Ausführungen lässt sich ableiten, dass die OPD-Strukturachse im Kontext der Analytischen Psychologie anwendbar erscheint. Ich habe versucht zu zeigen, dass es durchaus möglich ist, das Konzept der „Struktur der Psyche“ der OPD auf die Begrifflichkeit der Analytischen Psychologie zu übertragen. Die Beurteilung des Strukturniveaus im Sinne der OPD betrifft dabei in der Analytischen Psychologie vor allem die Qualität und die Differenzierung des Bewusstseins und die Kohärenz des Ich-Komplexes einschließlich der Persona. Bei der Bestimmung des Strukturniveaus in der Terminologie der Analytischen Psychologie geht es um die Frage, auf welcher Entwicklungsstufe nach Neumann der Ich-Komplex ist und ob die Ich-Selbst-Achse nach Neumann intakt und somit der Ich-Komplex in der Lage ist, Unbewusstes zu integrieren. Weiter ist wesentlich die Frage, in welcher Beziehung die übrigen Komplexe zum Ich-Komplex stehen. Alle diese Fragen können aus der Beobachtung von Interaktion beantwortet werden. Die beobachtungs- und verhaltensnahen Beschreibungen der einzelnen Strukturdimensionen der Strukturachse der OPD bieten somit eine Chance, die Konzepte der Analytischen Psychologie für die klinische Praxis reliabel erfahrbar zu machen. Dies ist für die Kommunikation mit anderen tiefenpsychologischen Schulen von entscheidender Bedeutung. Diese Kommunikation wird unabdingbar, wenn sich die Analytische Psychologie nicht vom allgemeinen wissenschaftlichen Diskurs ausschließen möchte.

Literatur

Arbeitskreis OPD (Hrsg) Operationalisierte psychodynamische Diagnostik. Grundlagen und Material. Bern Göttingen: Hans Huber Verlag 1996

Astor J (1990) The Emergence of Fordham's Model of Development. J Analyt Psychol 35:261-278

Dieckmann H (1991) Komplexe. Berlin, Heidelberg: Springer Verlag

DSM-IV Diagnostisches und statistisches Manual Psychischer Störungen: Deutsche Bearbeitung von Sass H, Wittchen HU, Zaudig M, übersetzt nach der 4. Auflage des englischsprachigen DSM-IV von 1994. Göttingen, Bern: Hogrefe Verlag für Psychologie 1996.

Fordham M (1963) The Empirical Foundation and Theories of the Self in Jungs Works. J Analyt Psychol 8: 1-23

Fordham M (1965) The Self in Childhood. Psychother Psychosom. 13: 29-35

Fordham M (1974a) Das Kind als Individuum. München: Ernst Reinhardt Verlag

Fordham M (1974b) Defences of the self. J Analyt Psychol 19: 192-199.

Grande T, Rudolf G, Oberbracht C (1997) Die Praxisstudie Analytische Langzeittherapie. In Leuzinger-Bohleber M, Stuhr U (Hrsg) Psychoanalyse im Rückblick. Gießen: Psychosozial Verlag

Hartmann H-P (1997) Narzisstische Persönlichkeitsstörungen. Psychotherapeut 42: 69-84

ICD-10 (Internationale Klassifikation psychischer Störungen) (1991) Dilling H, Mombour W, Schmidt MH. Bern, Göttingen: Hans Huber

Jacobi J (1992) Die Psychologie von C.G. Jung (1940) Frankfurt a M: Fischer Taschenbuch Verlag

Jacobi J (1957) Komplex, Archetypus, Symbol. Stuttgart und Zürich: Rascher Verlag

Jung CG (1907) Über die Psychologie der Dementia Praecox: ein Versuch). GW 3, §1-§316. Olten: Walter (1979)

Jung CG (1921) Psychologische Typen GW 6. Olten: Walter, 1994

Jung CG (1934) Die Beziehungen zwischen dem Ich und dem Unbewussten GW 7, §202-§373. Olten: Walter 1989

Jung CG (1926) Geist und Leben GW 8, §601-§648. Olten: Walter 1991

Jung CG (1927) Struktur der Seele GW 8, §283-§342. Olten: Walter 1991

Jung CG (1934) Allgemeines zur Komplextheorie GW 8, §194-§219. Olten: Walter 1991

Jung CG (1938) Psychologische Aspekte des Mutterarchetyps GW vol 9/1, §148-§198. Olten, Walter 1992.

Jung CG (1951) Aion GW vol 9/2. Olten: Walter 1992.

Jung CG (1951) Psychologie und Alchemie GW 12. Olten: Walter 1990

Jung CG (1929) Ziele der Psychotherapie GW 16, §66-§113. Olten: Walter 1991

Jung CG (1946) Die Psychologie der Übertragung GW 16, §353-§539. Olten: Walter 1991

Kast V (1990) Die Dynamik der Symbole, Grundlagen der Jungschen Psychotherapie. Olten: Walter

Kast V (1994) Vater-Töchter Mutter-Söhne, Wege zur eigenen Identität aus Vater- und Mutter-Komplexen. Stuttgart: Kreuz-Verlag

Kohut H (1977) Die Heilung des Selbst. Frankfurt a M: Suhrkamp Taschenbuch Wissenschaft, 1991.

Kernberg OF (1975) Borderline-Störungen und pathologischer Narzissmus. Frankfurt a M: Suhrkamp Taschenbuch Wissenschaft, 1983.

Kernberg OF (1984) Schwere Persönlichkeitsstörungen) Stuttgart: Klett-Cotta 1992

Kernberg OF (1996) Narzisstische Persönlichkeitsstörungen. Stuttgart, New York: Schattauer Verlag

Knox J (1997) Internal objects- a theoretical analysis of Jungian and Kleinian models. J Analyt Psychol 42:653-666

Lambert K (1981) Emerging Consciousness. J Analyt Psychol 26: 1-17

Modestin J (1980) Über den Borderline. Fortschr Neurol Psychiat 18: 140-163

Modestin J (1991) Nosologische Konzepte von Borderline-Störungen. Schweiz Rundschau Med 80 ; 8: 169 – 172

Neumann E (1963) Das Kind. Fellbach-Oeffingen: Bonz Verlag, 1990.

Rudolf G (1993) Psychotherapeutische Medizin. Stuttgart: Enke

Rudolf G, Buchheim P, Ehlers W, Küchenhoff J, Muhs A, Pouget D, Rüger U, Seidler GH, Schwarz F (1995) Struktur und strukturelle Störung. Zschr Psychosom Med 41: 197 – 212

Samuels A (1985) Jung und seine Nachfolger. Stuttgart: Klett-Cotta, 1989.

Seidler GH (1995) Der Blick des Anderen. Stuttgart: Internationale Psychoanalyse

Stern D (1977) Mutter und Kind: die erste Beziehung. Stuttgart: Klett-Cotta 1994

Zielen V (1980) Gedanken zur Ich-Psychologie von Erich Neumann. Analyt Psychol 11: 274 – 281

Teil II: Spezielle Perspektiven auf die Persönlichkeitsstruktur

Einleitung

Im zweiten Teil des Buches wird das psychodynamische Konzept der Persönlichkeitsstruktur nicht wie im ersten Teil primär im Kontrast zu anderen Konzepten näher beleuchtet, der Fokus liegt vielmehr auf speziellen Randbedingungen, deren Hervorhebung das Konzept weiter konturiert: Entwicklung, Körper und Familie.
Franz Resch schildert aus entwicklungspsychopathologischer Sicht wichtige Elemente der Strukturbildung nicht nur in psychodynamischer, sondern auch in kognitiver Hinsicht; die Bewertung struktureller Einschränkungen gerade bei Kindern und Jugendlichen ist dabei vor allem auf eine gute Kenntnis des Verhältnisses von statischen und dynamischen Anteilen von Persönlichkeitseigenschaften angewiesen. Peter Henningsen beschäftigt sich mit der Rolle des psychologisch-bedeutungshaft beschriebenen oder erlebten Körpers für das psychodynamische Konzept der Struktur. Es wird deutlich, dass es gerade in therapeutischer Hinsicht vorteilhaft sein kann, „Körperbedeutungen" nicht vorschnell sprachlich zu psychifizieren und den Spielraum zwischen bedeutungshaftem Körper und Psyche auch für die Konzeptbildung zur Struktur offenzuhalten. Manfred Cierpka stellt ein Modell vor, das die Beurteilung der Funktionalität von Familien ermöglicht. Dabei ist es besonders wichtig, die Dimensionen der familiären Funktionalität nicht isoliert zu betrachten, sondern die Zusammenhänge zur diesbezüglichen strukturellen Disposition des Individuums, wie sie z. B. im so genannten Familiengefühl zum Ausdruck kommt, im Blick zu behalten.

Struktur und Strukturveränderungen im Kindes- und Jugendalter

Franz Resch

1. Was ist Struktur?

Ist Struktur das Element des Statischen im Entwicklungsprozess? Im Gegensatz zu den dynamischen Aspekten des Wandels, der funktionellen Anpassung und der Metamorphose? Bilder drängen sich auf: Struktur als steinerner Block, in dem Schläge des Alltags Spuren hinterlassen, Struktur als Wachstafel, in der sich Schriftzeichen eingravieren lassen oder Struktur als eine sich selbst immer weiter konstruierende Maschine, die Elemente ihrer Umwelt in ihr Konstrukt mit aufnimmt. Auf den Menschen bezogen ist keine dieser Metaphern wirklich zutreffend. Ist Struktur jener angeborene Kern an individuellen Zugangsmöglichkeiten zur Welt und zu sich selbst, der im Laufe des Lebens abgewandelt und gemäß den Erfahrungen des Menschen als immer neu modifizierter Fundus an Wahrnehmungs- und Handlungsoptionen in jedem zukünftigen Lebensmoment aktualisiert und in Entscheidungen und Anpassungshandlungen realisiert wird?
Struktur ist das Bleibende, der Erfahrungsschatz, die Auskristallisation des Aktuellen an einem angeborenen Kristallisationskern, das Flüchtige und Momenthafte festhaltend, festmachend, um es neu zur Verfügung zu stellen, Struktur ermöglicht Lernen und Verbessern, Struktur ist ebenso Gedächtnis wie Temperament, Wahrnehmungseigenart wie Verhaltensstil. Struktur ist dann auch Selbst und Persönlichkeit, Charakter und Körper, stoffliches Substrat eines Lebensstroms. So verbreitert sich der Bedeutungshorizont des Begriffs Struktur ins Unermessliche, so hat alles Struktur, so ist alles ebenso Struktur und Funktion zugleich, so kommen wir zu dem Schluss Struktur ist nichts, ein ubiquitärer Begriff, zu unscharf in seiner Bedeutungsfülle, nichtssagend weil allumfassend.
Was ist Struktur? Im Prozess des Lebens, der Entwicklung, sind Struktur und Funktion nicht zu trennende Aspekte ein und desselben Geschehens. Repräsentanzen, Repräsentationen, affektlogische Schemata, mentale Schemata, soziale Skripte – alle diese Begriffe beschreiben einen Aspekt der Struktur der menschlichen Person. Wir wollen aus dem Nebel des allgemeinen Be-griffes Struktur eine Gestalt herauszuarbeiten versuchen, die als „psychische Struktur" einen Arbeitsbegriff darstellt, offen genug, um damit auch im klinischen Alltag Phänomene erklären zu können und eng genug, um nicht beliebigen Assoziationsketten eine trügerische Fassung zu geben.

Der Mensch befindet sich als lebendes System im kontinuierlichen Austausch von Materie, Energie und Information mit seiner Umwelt. In diesen Umweltinteraktionen besitzt er eine individuell typische Disposition des Erlebens und Verhaltens, die als Handlungsbereitschaft potenzielle Interaktionsmöglichkeiten unter Gesichtspunkten der Wahl zur Verfügung stellt. Eine solche Disposition wollen wir als psychische Struktur bezeichnen. Genetische Bereitschaften, sowie vielfältige neurobiologische und psychosoziale Entwicklungseinflüsse steuern zur Entwicklung von Disposition im Rahmen eines biografischen Prozesses bei. Bedeutsam ist dabei, dass im aktuellen Kontext vergangene Aktualisierungs- und Repräsentationsprozesse bei der Auslösung rezenter Verhaltens- u. Erlebnisweisen eine fundamentale Rolle spielen (Resch 1999).
Im Allgemeinen wird unter Struktur eine Ordnung des Zusammenwirkens von Teilen zu einem neuen Ganzen verstanden. Im psychologischen Sinne kann Struktur also ein ganzheitliches Gefüge von psychischen Dispositionen kennzeichnen, die in einer bestimmten individuell typischen Ordnung aktualisiert und realisiert werden können. Struktur umfasst damit alles, was im Erleben und Verhalten des Menschen regelhaft abläuft und einen zeitüberdauernden Stil der Person begründet (Shapiro 1965). Der Strukturbegriff kennzeichnet damit nicht etwas Starres, sondern die aktuellen Resultate des bisherigen – lebenslangen – Entwicklungsprozesses. In der psychoanalytischen Literatur wird der Strukturbegriff vielfältig verwendet, das topografische Strukturmodell (Es – Ich – Überich) wird den Begriffen der Charakterstruktur und der Neurosenstruktur gegenübergestellt. In moderner Differenzierung psychodynamischer Konzepte soll Struktur das Selbst in seinen Beziehungen zu den Objekten kennzeichnen (Rudolf 1993, 2000).

2. Struktur und Psychopathologie

Im Bereich der Psychopathologie hat die Heidelberger Schule unter Janzarik in Bezugnahme auf Krüger (1924) den Strukturbegriff definiert: Struktur wird dabei als ein dauerhaftes ganzheitliches Gefüge von psychischen Dispositionen aufgefasst. Unter dynamischen Gesichtspunkten wird Struktur als lebendiges System von wertgerichteten Kräften bezeichnet. In seiner strukturdynamischen Konstruktion beschreibt Janzarik, dass die emotionale Erfülltheit und Gerichtetheit des Lebens als die einander zugeordneten Aspekte gelten können, unter denen Dynamik erfahrbar wird. Um eine Abgrenzung zum psychoanalytischen Denkmodell bemüht, betont Janzarik, dass es bei der aus der seelischen Struktur heraus erfolgenden Aktualisierung und Desaktualisierung von Dynamik um eine von den Beziehungen innerhalb des Ganzen abhängige qualitative Transformierung geht. Dynamik erwächst damit unmittelbar aus der Struktur, sie wird nicht unabhängig von strukturellen Merkmalen der Person aus einem triebhaften Untergrund gespeist. Bei Janzarik wird das strukturelle Gefüge durch Aktualisierungsbereitschaften gekennzeichnet. Unter dem Begriff Reprä-

sentation wird alles aufgefasst, was als „Wahrnehmung, Vorstellung, Sprache, Zeichen, schematische Vergegenwärtigung, räumlichen und motorischen Charakters geeignet ist, seelische Dynamik zu determinieren, zu artikulieren und zu differenzieren (Zitat Janzarik 1988, S. 18)“. Der dynamische und repräsentative Aspekt erscheinen in einer Lebensäußerung; sie sind nicht voneinander zu trennen. Dynamik wird repräsentativ bezeichnet, Repräsentation wird dynamisch befrachtet (Janzarik 1988, S. 50). Auch wenn der psychopathologische Denkansatz – nicht zuletzt aus historischen Gründen – die klare Abgrenzung von psychodynamischen Begrifflichkeiten betont, wird jedoch deutlich, dass der moderne psychodynamische Strukturbegriff der Disposition – in Form von Handlungs- und Erlebnisbereitschaften – und der psychopathologische Strukturbegriff eine hohe Kompatibilität aufweisen.
Integrative Erklärungsversuche wie der von Ciompi (1982, 1997) machen deutlich, dass ein gemeinsamer Nenner interdisziplinärer Verständigung zwischen Psychopathologen, Kognitionswissenschaftlern, Psychodynamikern und Systemtheoretikern möglich ist. So hat Ciompi versucht von einem interaktionistischen Paradigma ausgehend, Vorstellungen von Piaget, tiefenpsychologische Konzeptionen und einen systemtheoretischen Betrachtungsmodus zu einem Gesamtmodell zu integrieren: Unter diesem entwicklungstheoretischen Ansatz geht er davon aus, dass im Zuge der Ontogenese des Menschen ein Gefüge von Umweltinteraktionserfahrungen entsteht, wobei dieses innere Gefüge als Schema die äußeren Gegebenheiten widerspiegelt, d. h. repräsentiert. Der Mensch entwickelt also eine innere Struktur gemäß seinen Interaktionserfahrungen mit der Umwelt. Diese Schemata werden aus affektiv-kognitiven Erfahrungsbausteinen konstruiert und schließlich nach den Gesetzen der „majorisierenden Equilibration (Piaget 1975)“ immer weiter ausdifferenziert. Solche affektlogischen Schemata bilden ein integriertes Gesamtsystem, in dem das Weltbild, das Selbstbild und das Bild von anderen Menschen (Objektbild) weiter ausdifferenziert und verallgemeinert werden können. Unlösbar erscheinen dabei die Zusammenhänge zwischen affektiven und kognitiven Bedeutungsvalenzen. Das affektlogische Bezugssystem ist ein sinnstiftendes, individuelles, erfahrungsgeleitetes Konstrukt von Verhaltensbereitschaften zur Umweltanpassung. Neue Erfahrungsinhalte werden durch Assimilation an vorhandene Schemata mit Bedeutung versehen; auf diese Weise wird die Komplexität der eintreffenden Sinneserfahrungen reduziert. Aus entwicklungspsychopathologischer Sicht können wir die dispositionale Struktur als Verfügbarkeit adaptiver Verhaltensstrategien auffassen (Resch 1999).
Der Strukturbegriff und das damit verbundene Konzept der affektlogischen Schemata sind mit einem Affektmodell der psychischen Dynamik besser kompatibel als mit einem Triebmodell.
In den strukturellen Repräsentationen liegen dynamische Möglichkeiten bereits vor, in der Struktur sind Affektdispositionen mit eingebaut, die bestimmten Inhalten des Erlebens und Wiedererlebens, bestimmten Handlungsentscheidun-

gen potenzielle Energie verleihen, die bei Aktualisierungen zum Ausdruck gebracht werden können. Darin liegt die Brisanz der strukturellen Erfahrung! Vergangene Erlebnisse können die energetische Operationsbasis des Individuums schlagartig verändern, wenn sie entsprechend strukturell gespeichert und situativ wieder aktualisiert werden. Nicht nur das aktuelle Geschehen bestimmt damit die momentane Dynamik wie aktuelle Motive oder aktuelle Umweltreize, sondern die affektiven Dispositionen der Struktur können entscheidenen Anteil daran haben. Das Erlebnisfeld, die Willens- und Handlungsentscheidungen können dadurch affektiv überflutet werden. Der moderne psychodynamische Strukturbegriff betont unter diesem Gesichtspunkt ebenso die enge Verzahnung – ja Untrennbarkeit – von Struktur und Dynamik.
Auch Kinder haben in jedem Entwicklungsalter ein Repertoire an Erlebnis- und Handlungsbereitschaften, also eine psychische Struktur. Diese Struktur ist in jeder Altersstufe durch eine relativ optimale Anpassungsfähigkeit gekennzeichnet. Kindliche Struktur muss mit kindlicher Struktur verglichen werden um mögliche Dysfunktionalität zu erkennen. Eine Abwertung kindlicher Anpassungsmöglichkeiten durch Vergleich mit Erwachsenen erscheint falsch und unangemessen. Wie differenziert kindliche Struktur bereits ist und wie komplex sie sich entwickelt, werde ich nun im Folgenden zu zeigen versuchen.

3. Theory of Mind

Unter dem Titel Theory of Mind wird in der modernen Entwicklungspsychologie die Frage untersucht, ab welchem Alter das Kind Annahmen über eigene Bewusstseinsvorgänge in anderen Personen treffen kann und somit Absichten, Gefühle, Bedürfnisse, Erwartungen, Meinungen, also letztlich Intentionalität einem Objekt zuspricht (Premack u. Woodruff 1978, Frith 1989, Bischoff-Köhler 1998). Es geht um die Frage, ab wann das Kind belebte und unbelebte Objekte, intentionale und nichtintentionale Objekte unterscheiden kann. Aus der adäquaten Bezugnahme des Säuglings auf soziale Signale, imitative Vorgänge und das Interesse an sozialer Interaktion bereits ab der Geburt, kann man auf eine implizite Theory of Mind bereits im ersten Lebensjahr schließen. Das Kind zeigt eine affektive Resonanz, die beim Neugeborenen noch als affektive Ansteckung fassbar wird, aber schließlich in den ersten Lebensmonaten bereits durch eine klare Lokalisation von Gefühlen im anderen im Unterschied zu sich selbst gekennzeichnet ist. Nach Hoffmann (1977, 1987) ist eine solche Lokalisation von Gefühlen spätestens im 9. Lebensmonat möglich. Im Entwicklungsverlauf gibt das Kind in Form der sozialen Differenzierungsprozesse und einer zunehmenden Fähigkeit der Empathie zu erkennen, dass es auch bezüglich der affektiven Kommunikation eine eigene Vorstellungswelt entwickelt. Das Kind kann sich früh, wenn auch noch auf egozentrische Weise, in positive und negative Gefühle anderer einfühlen. Ab dem 2. Lebensjahr ist das Kind bereits zu Sympathiebeweisen in der Lage – so kann es beispielsweise seine traurige

Mutter aufzuheitern versuchen. Das Kind entwickelt ein Verständnis für die Absichten anderer. Dieses wird ergänzt durch die Kenntnis sozialer Regeln, so dass das 3-jährige Kind bereits zu Kommentaren über andere unter moralisierenden Gesichtspunkten in der Lage ist (Wolff 1996). 3-Jährige können nicht nur kompetent auf die subjektive Verfassung eines anderen in ihrem Verhalten Bezug nehmen, sondern sie können von der verbalen Schilderung eines Gefühls aus der eigenen Erfahrung Gefühle anderer erschließen, auch wenn sie ihre eigenen Denkinhalte noch nicht als subjektiv erkennen können. Das soziale Verständnis, das sich über Rollenspiele schließlich zu Rollenübernahmen und zur sozialen Perspektivenübernahme weiterentwickelt, führt ab dem 3. Lebensjahr zur Ausprägung der Theory of Mind (Bischoff-Köhler 1998). Das Kind kann mentale Zuständlichkeiten bei sich und anderen nicht nur feststellen, sondern auch verbalisieren. Selbstreflexive Emotionen wie Schuld oder Scham werden bereits deutlich gezeigt, aber bei sich und anderen nur unvollkommen benennbar. Dies gelingt erst ab dem 4. bis 5. Lebensjahr, wenn die soziale Perspektivenübernahme etabliert ist. Dann können Kinder auf den Informationsstand eines Zuhörers Rücksicht nehmen. Mit Eintritt in die Phase der referenziellen Kommunikation und der sozialen Perspektivenübernahme werden Unterscheidungen zwischen Wirklichkeit und Schein möglich, so dass das Phänomen der Täuschung und Täuschbarkeit offenbar wird. Störungen der Empathieentwicklung stehen in enger Wechselwirkung mit der Entwicklung psychischer Strukturen.

Betrachten wir Repräsentation als die innere Vergegenwärtigung von Information, so können wir unterschiedliche Medien beschreiben, in denen solche Informationen zur Weiterverarbeitung vergegenwärtigt werden. Drei Medien der Repräsentation bilden sich in der Ontogenese nacheinander und übereinander heraus (Bruner 1987). Die erste und früheste Form der Repräsentation von Erfahrungen wird als aktionale oder enaktive Repräsentationsform bezeichnet. Sie entwickelt sich bereits früh im Säuglingsalter. Als präverbale nondeklarative Gedächtnisleistung ist sie vielleicht schon vorgeburtlich angelegt. Das enaktive Repräsentationssystem dient als inneres Bezugssystem für eigene Handlungen und bildet die Grundlage für die Differenzierung zwischen Ich und Nicht-Ich, für den Aufbau der ersten Objektbeziehungen. Die aktionale Repräsentationsform stellt ein Handlungsrepertoire zur Verfügung, das durch interaktionelle Erfahrungen bereichert und weiterentwickelt, eine flexiblere Organisation des kindlichen Verhaltens ermöglicht. Das erste Medium des Denkens ist also die Aktion. Später im 1. Lebensjahr wird diese Repräsentationsform von einer zweiten bildhaft ikonischen Repräsentationsform überlagert. Diese bildhafte Repräsentationsform ermöglicht die sensorische Interpretation von Erfahrungen aller Sinneskanäle. In dieser Darstellungsform kann das Kind sich allmählich von der an unmittelbaren Handlungen gebundenen Repräsentationen lösen. Vorformen selektiver Gefühls- und Sinneseindrücke, die bereits aktional festgeschrieben sind, können auf diese Weise bildhaft gefasst werden. Schließlich entwickelt sich das dritte Medium, das auch als symbolische Repräsentation bezeichnet wird. Nicht mehr einzelne Wahrnehmungsinhalte, sondern stellvertretend dafür werden Symbole repräsentiert. Das wichtigste Mittel, um den Bedeutungskern von Objekten und Szenen symbolisch zu repräsentieren, ist die Sprache.

4. Struktur und Gedächtnis

Der Aufbau von affektlogischen Schemata ist untrennbar mit den Begrifflichkeiten des Gedächtnisses verbunden. Auch die innere Vergegenwärtigung von Information, die das Substrat der repräsentativen Bestände psychischer Struktur bildet, ist ohne ein funktionierendes Gedächtnis nicht denkbar. Nach Squire (1982) unterscheiden wir zwei große Gruppen von Gedächtnisformen, nämlich ein deklaratives und ein nondeklaratives Gedächtnis. Das deklarative Gedächtnis speichert Erfahrungen, die explizit aktualisiert und wiedergegeben werden können. Das nondeklarative Gedächtnis enthält Erfahrungen, die implizit unser Verhalten steuern. Vier Aspekte des nondeklarativen Gedächtnisses werden beschrieben: 1. Priming-Effekte, die Bedeutungshorizonte von Bildern, Gesichtern und Wörtern beeinflussen und semantische Verknüpfungen automatisch herstellen (siehe Spitzer 1996). 2. Klassische und operante Konditionierungen sind verhaltenslenkend, ohne dass darüber eine Selbstevidenz existieren muss. 3. Auch Habituations- und Sensitivierungsprozesse wie die Sensitivisierung von Stressreaktionen können als nonassoziative Lernprozesse so abgespeichert werden, dass sie ohne selbstreflexiven Zugang – nondeklarativ – handlungsrelevante Informationen im Sinne von Reaktionsmodi bereitstellen. Schließlich finden Handlungsroutinen, Denkroutinen und Wahrnehmungsroutinen als prozedural erworbene Fertigkeiten im nondeklarativen Gedächtnis ihren Platz. Solche impliziten nondeklarativen Erfahrungen beeinflussen das menschliche Erleben und Verhalten nachhaltig, obwohl sie sich einer selbstreflexiven Erkenntnis und Bewusstmachung unmittelbar entziehen. Strukturelle Verhaltensbereitschaften basieren auf allen gedächtnisbildenden Mechanismen und sind daher ebenso durch unbewusste prozedurale Handlungsbereitschaften gekennzeichnet wie durch bewusste deklarative Repräsentationen. Das deklarative Gedächtnis wiederum wird in ein episodisches und ein semantisches gegliedert: Im episodischen oder Erlebnisgedächtnis werden persönliche Ereignisse und Erlebnisse in einem raumzeitlichen Bezugssystem mit affektiven kognitiven und Selbstaspekten abgespeichert. Demgegenüber enthält das semantische Gedächtnis das alte und neu erlernte Faktenwissen und allgemeine Kenntnisse im Sinne von einem verbalisierbaren Weltwissen, das in Narrativen abrufbar und kommunizierbar ist. Das deklarative Gedächtnis ist der Selbstreflexion prinzipiell zugänglich (siehe auch Köhler 1998).

Wilma Bucci (1997) stellt eine „multiple code theory“ vor, die besagt, dass affektbezogenes Erfahrungswissen in unterschiedlichen Repräsentationsmodi gespeichert werden kann. Bucci unterscheidet drei Repräsentationsmodalitäten, die sie den klassischen Denkformen von Primärprozess und Sekundärprozess gegenüberstellt. Sie unterscheidet einen subsymbolischen, einen nonverbal symbolischen und einen verbal symbolischen Repräsentationsmodus. Der subsymbolische Modus ist durch synchrone Operationen im Sinne einer Parallelverarbeitung unterschiedlicher Informationen zu verstehen. Archaische, visceral-kinästhetische Erfahrungsschemata sind subsymbolisch repräsentiert, zumeist im nondeklarativen Gedächtnis gespeichert und damit nicht unmittelbar reflektierbar. Sie können aber trotzdem das Verhalten und die Erlebnisbereitschaft tiefgehend beeinflussen. Bildhafte Erinnerungen des symbolisch nonverbalen Modus werden als modalitätsspezifische diskrete Bilder repräsentiert, wobei visuelle und akustische Vorstellungen vorherrschen. Solche ikonischen Vorstellungen können weitere Bilder nach sich ziehen, Affektdispositionen aktivieren, also von sich aus Gefühle und neue Bedeutungen erzeugen und sind damit prinzipiell einer symbolischen Beschreibung durch Narrative zugänglich. Der verbal symbolische Repräsentationsmodus ist durch Worte mit phonologischen, syntaktischen und semantischen Eigenschaften gekennzeichnet, die sequenziell verarbeitet werden. Dadurch entsteht ein kontextunabhängiges, von Affekten potenziell ablösbares lexikalisches System von Erfahrungen und Bedeutungen.

Visceral-motorische Repräsentationen – subsymbolisch repräsentierte Informationen des Handlungsrepertoires – sind nicht direkt der Selbstreflektion zugänglich und daher nur schwer bewusst zu machen und zu kommunizieren. Durch kreative nonverbale Therapieverfahren in der Psychotherapie können subsymbolisch codierte Erlebnisse und Verhaltensbereitschaften durch Ausdrucksgestaltung in neuem Format der Wahrnehmung zugänglich gemacht werden, und auf diese Weise in den nonverbal symbolischen Repräsentationsmodus übergehen, der wiederum der Selbstreflektion und Verbalisierung besser zugänglich ist. Es liegt der Schluss nahe, dass sich in subsymbolisch repräsentierten Erlebnis- und Handlungsbereitschaften ein Teil dessen verbirgt, was Freud das Unbewusste genannt hat.

Der Strukturbegriff wäre durch seine Verbindung mit dem Gedächtnis sowohl modernen neuropsychologischen Forschungsstrategien gegenüber offen, als auch gegenüber dynamischen Prozessen der bewussten und unbewussten Informationsverarbeitung permeabel, und er erschließt sich den Phänomenen der Entwicklung und Anpassung. Die psychische Struktur des Kindes entsteht durch zunehmende Differenzierung und Integration der repräsentativen Schemata. Strukturelle Störungen können als Folge von umweltbezogenen Entwicklungsdefiziten durch Mangel oder Fehlerfahrungen aufgefasst werden, strukturelle Defekte können jedoch auch durch hirnorganische Prozesse, Intoxikationen, Tumoren oder andere neurobiologische Prozesse hervorgerufen werden, die eine Beeinträchtigung von Informationsverarbeitung und/oder Informationsspeicherung bewirken. Wichtig erscheint, dass das Kind in jedem

Lebensalter auf seiner Entwicklungsstufe funktionell optimal angepasst ist, so dass strukturelle Defizite nicht an einem Maßstab des Erwachsenenalters gemessen werden dürfen.

5. Struktur und Selbstkonzept

Das Selbstkonzept ist als Teil der repräsentativen Bestände unter selbstreflektiven Aspekten als höchste Integrationsstufe der psychischen Struktur anzusehen.
Nach Damon und Hart (1982) können wir folgendes Strukturmodell annehmen (Resch et al 1999 b), (s. Abb. 1): Das subjektive Selbst oder auch „Selbst als Subjekt" ist die lebendige strukturelle Steuerungsinstanz der Person. Das subjektive Selbst beinhaltet die Aspekte des Selbstempfindens und der Selbstevidenz. Es ist ganz eng an affektive Prozesse gekoppelt. Das subjektive Selbst unterliegt insofern den Wandlungen im Rahmen der Entwicklung als Phänomene der Perspektivenübernahme und die zunehmende Fähigkeit zur Selbstreflektion, auch die Art des Selbstempfindens verändern lassen. Die Dimensionen der Eigenbestimmung als Erfahrungen des eigenen Willens und der persönlichen Kontrolle, der Abgegrenztheit von anderen Personen und Dingen sowie der Einheitlichkeit trotz unterschiedlicher Gefühlslagen im Moment und im Zeitverlauf kennzeichnen das subjektive Selbst.
Demgegenüber wird das definitorische Selbst gesetzt. Dieses macht das Selbst zum Objekt eigener Überlegungen, Betrachtungen und Evaluationen. Das definitorische Selbst enthält konzeptuelle und deskriptive Teile der Selbstrepräsentation, die über komplexere kognitive Verarbeitungsschritte herausgearbeitet werden. Bausteine sind Selbsterfahrungen und Selbsterkenntnisse, die im interaktionellen Kontext über die eigene Person gesammelt wurden. Das definitorische Selbst stellt somit die Gesamtheit affektiv kognitiver Informationen über das Selbst dar. Wir unterscheiden ein Körperselbst, das Informationen bezüglich des eigenenen Körpers zu einer Gesamtvorstellung integriert, das handelnde oder aktive Selbst, in dem Fähigkeiten und Fertigkeiten der Person integriert werden, das soziale Selbst, in dem wir Erfahrungen des sozialen Echos und der Akzeptanz in Interaktionen widergespiegelt finden sowie das psychologische oder spirituelle Selbst, in dem sich emotionale Erfahrungen zu einer persönlichen Lebensphilosophie verdichten. Die selbstreflektive Bestätigung des subjektiven Selbst führt zum Identitätsgefühl, die selbstreflexiven Evaluationen des definitorischen Selbst führen zur Evidenz des Selbstwertes (Resch et al 1999 b). Dieses Selbstkonzept bezieht sich auf James (1890), Baldwin (1902), Harter (1986), Damon und Hart (1982) und Durkin (1995). Wir gehen davon aus, dass definitorisches Selbst und Selbstwert in engem Zusammenhang mit den selbstregulatorischen Aufgaben stehen, und dass das subjektive Selbst und seine Identität an selbstorganisatorische Prozesse gekoppelt sind.

Selbstregulatorische Aufgaben bestehen in der internen Koordination und Anpassung an die Umwelt. Das bedeutet, die Auswertung von Motivhierarchien, analysierende Funktionen, Informationsverarbeitung zur Vorbereitung von Handlungsentscheidungen sowie die Integration von emotionalen und kognitiven Bewertungsprozessen. Schließlich sind noch die Informationsspeicherung im Gedächtnis und die Fähigkeit zur Desaktualisierung von emotionalen Spannungen nach erfolgter Handlungsentscheidung zu nennen. Die Aufgaben der Selbstregulation werden durch die Erfahrungsschemata – also die Repräsentanzen – unterstützt.
Diesen selbstregulatorischen Aufgaben stehen selbstorganisatorische Aufgaben gegenüber, die in mehr synthetisierenden Funktionen bestehen.

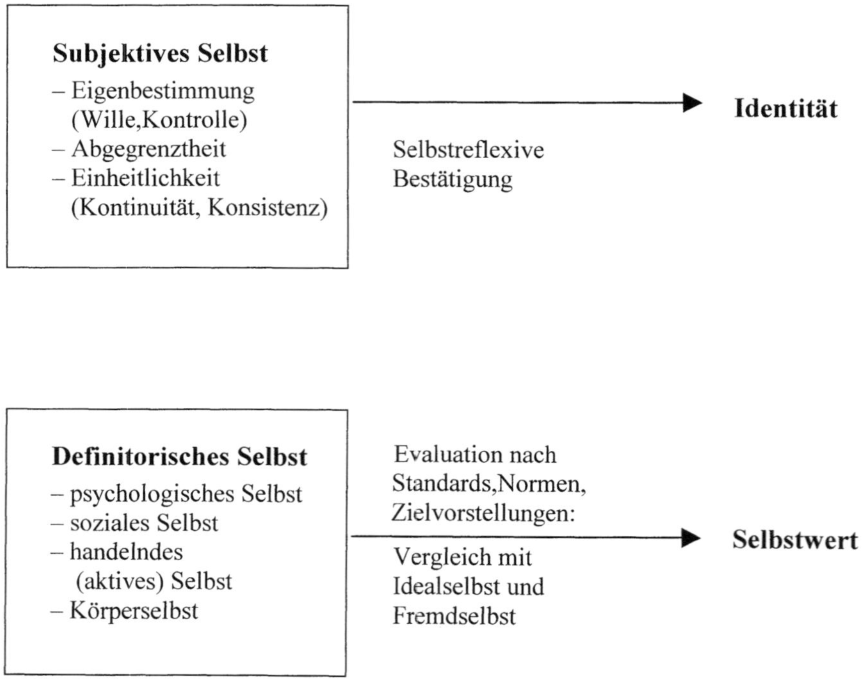

Abb. 1: Strukturmodell

Es geht um die Integration von Repräsentanzen und Schemata zu einem ganzen sinnstiftenden Bezugssystem des Wahrnehmens, Erlebens und Verhaltens (Siegel 1999). Die synthetisierende Ich-Funktion der Selbstorganisation führt zu Kohärenz vonSelbststrukturen über unterschiedliche emotionale Zuständlichkeiten weg, sowie zur Erfahrung der Eigenbestimmung von Wille und

Kontrolle, der Erfahrung der Abgegrenztheit von anderen Personen und so weiter. Auch der Aufbau von Wertehierarchien, Motivhierarchien und der Entwurf von Zukunftsideen, die dann emotional besetzt werden, gehören zu den selbstorganisatorischen Aufgaben.

Das Selbstempfinden entwickelt sich schon sehr früh im ersten Lebensjahr. Daniel Stern (1985, 1995) hat dazu sehr wichtige Befunde beigetragen. Das Kind ist aufgrund seiner angeborenen Ausstattung in der Lage, bereits sehr früh Regelmäßigkeit und Geordnetheit in seiner Umwelt wahrzunehmen. Invariantes, immer wiederkehrendes, wirkt sich strukturbildend aus. Das Kind sucht sensorische Stimulation. Es entwickelt Präferenzen für bestimmte Reize im Wahrnehmungsfeld, Affekt und Kognition wirken zusammen. Als Mechanismus des auftauchenden Selbstempfindens beschreibt Stern die amodale Perzeption, die ermöglicht, dass die mit Hilfe verschiedener Sinnesorgane gemachten Wahrnehmungen miteinander in Beziehung gesetzt und verglichen werden. Die Fähigkeit zur Herstellung von Relationen in der Umwelt scheint ebenso wie die Fähigkeit zum Auszug von Invarianz angeboren zu sein. Physiognomische Perzeption und Vitalitätsaffekte lassen das Kind die Intensitätskonturen der Welt wahrnehmen. Auf der Stufe des Kernselbstempfindens bis zum 7. und 9. Lebensmonat erfolgte bereits eine Abgrenzung von Selbst und Objekt. Das Kind nimmt sich als Urheber seiner eigenen Handlungen wahr. Selbsterzeugte motorische Äußerungen haben propriorezeptive Effekte, die die Unterscheidung zwischen Selbst und Fremd erleichtern. Weiters ist die differenzielle Kontingenzwahrnehmung ein wichtiger Punkt in der Erarbeitung von Selbst und Fremd. Während selbstbezogene Wahrnehmungen eine perfekte Kontingenz besitzen, ist die Kontingenz bezüglich der Umwelt, z. B. dem mütterlichen Objekt, imperfekt. In intersubjektivem Austausch mit wichtigen Bezugspersonen werden affektive Abstimmungsprozesse ermöglicht. Die Intentionalität des Kindes, also die Fähigkeit zur affektiven Besetzung von Objekten der Umwelt (Rudolf 1979), entwickelt sich immer weiter zu einer Fähigkeit, Mangelzustände der Person zu überwinden. Es stellt sich die Frage, ob ein gewisses Maß negativer Erfahrungen oder Mangelerfahrungen vielleicht für die Entwicklung von Intentionalität notwendig und förderlich ist, so dass Grenzerfahrungen und leichte Frustrationen eher selbstkonstituierend als schädlich sind. Schon Nathanson (1987) beschreibt in seiner Erörterung von Schamvorläufern, dass das Nichteintreten eines erwarteten Ereignisses über eine frühe Beschämung zur Ich-Konstituierung beitragen könnte. Im Gegensatz zu Traumen, die die Bewältigungskapazitäten des Kindes überschreiten und damit dissoziative Prozesse in Gang setzen (Brunner et al 2000), die die Integration des Selbst gefährden können (Perry et al 1998, Resch u. Parzer 2000)), scheinen leichte Enttäuschungen und Frustrationen im sicheren Beziehungsrahmen Kristallisationskerne einer Entwicklung von Überwindungskapazitäten zu sein. Schon Adler (1928) beschreibt drei Mechanismen, die die Entwicklung des Selbst kennzeichnen. Er beschreibt die Verzärtelung als Übersteigerung intentionalen Erfolges und das Wegräumen von Schwierigkeiten aus dem Lebensweg der Kinder, denen durch diese Verwöhnung die Chance genommen wird, ihre Intentionalität über Kompetenzen der persönlichen Überwindung von Schwierigkeiten weiter zu entwickeln. Als zweiten Mechanismus beschreibt Adler eine Entmächtigung, Erdrückung und Unterdrückung intentionaler Strebungen. Es handelt sich dabei um Kinder, die als Selbstobjekte für die persönlichen Wünsche von Elternfiguren zur Verfügung stehen müssen. Als drittes Problem beschreibt Adler die Verwahrlosung, die sich in einer mangelnden Unterstützung und Förderung intentionalen Strebens, einen Mangel an Schutz und Rahmengebung äußert. Verwöhnung, Unterdrückung und Verwahrlosung führen zu strukturellen Schädigungen des Handlungs- und Erlebnisrepertoires von Kindern. Im Folgenden möchte ich kurz auf die Wechselwirkungen von angeborenen und frühen sozialen Entwicklungseinflüssen eingehen, die die Selbstentwicklung steuern, um schließlich ein Modell der Strukturentwicklung zu entwerfen.

6. Struktur und Persönlichkeitsentwicklung

Bei der Erörterung der Frage nach Entwicklungsaspekten der kindlichen Struktur und wie diese mit der Entwicklung der kindlichen Persönlichkeit in Beziehung steht, kommt man rasch zur Frage einer Wechselwirkung angeborener und umweltsbedingter Einflussfaktoren. Wenn man Temperament als konstitutionelle individuelle Differenzen der Aktivität, Reaktivität und Selbstregulation in den Domänen Emotionalität, Motorik und Aufmerksamkeit (Rothbart et al. 1995) auffasst, dann scheinen sich in diesen basalen Temperamentsfacetten angeborene strukturelle Kristallisationskerne wiederzufinden. In der Literatur finden sich Hinweise, dass einzelne Facetten des Temperaments, beispielsweise Affektausdruck und Affektkontrolle, durch Umgebungseinflüsse modifiziert werden können (Harris 1994). Die moderne Säuglingsforschung hat uns gezeigt, dass frühe Interaktionen mit den Bezugspersonen die gefühlsmäßige Reagibilität des Kindes beeinflussen können. In einer früheren Erörterung dieses Themas kamen wir durch eine Literatursichtung zu folgenden Schlussfolgerungen (Resch et al. 1999 a): Die Persönlichkeitsentwicklung des Kindes erscheint als komplexer Prozess bidirektionaler Wechselwirkungen zwischen Genetik und Umwelt. Ein Mangel an Passung zwischen Individuum und Umwelt erscheint bedeutsamer als isolierte externe oder interne Einzelfaktoren. Schon geringe Temperamentsunterschiede können bei unterschiedlichen Lebensbedingungen zu deutlichen Unterschieden der Handlungsbereitschaft führen, so dass gerade die psychosozialen Resonanzphänomene in der Persönlichkeitsentwicklung des Menschen eine fundamentale Rolle zu spielen scheinen.

Genetische Faktoren bestimmen basale Reagibilitäten und Verhaltensweisen, führen aber nicht in direkter Linie zu Persönlichkeitsfacetten. Etwaige Störungen der Persönlichkeitsentwicklung stellen als fixierte Verhaltensformen den Endpunkt einer Fehlentwicklung dar. Genetische Faktoren bestimmen Aktivität und Energieniveau der biologischen Voraussetzungen des Menschen. Grundsätzliche Verknüpfungen der neuronalen Netze und grundsätzliche Equilibrien der vegetativen Funktionen sind dadurch beeinflusst. Genetische Faktoren zeigen aber auch Einflüsse auf die psychosozialen Variablen, nicht zuletzt teilen Eltern und Kinder ein hohes Maß an identischer genetischer Information, weiter wissen wir aus frühen Untersuchungen, dass bereits negative Affektäußerungen des Kindes kurz nach der Geburt zu Veränderungen der mütterlichen Reaktion im Sinne von Rückzug, Ignoranz oder weniger spielerischer Zuwendung führen können (van den Boom 1989). Kindliche Verhaltensweisen rufen also in den Bezugspersonen bereits ganz früh günstigere oder ungünstigere Reaktionsformen hervor, die sich dann als negative Entwicklungsfaktoren auswirken können. In Wechselwirkungen mit biologischen und psychosozialen Umweltvariablen entwickelt sich schließlich aus der genetisch determinierten Verhaltensmatrix jene Disposition, die als Handlungs- u. Erlebnisbereitschaft mit dem Begriff der psychischen Struktur gleichzusetzen ist. Psychische Struktur umgreift Aspekte des Temperaments und der Verhaltensstilbildung und ist als jeweils aktuelle Erfahrungskonstruktion bisheriger funktioneller Anpassungsprozesse anzusprechen. Die Umweltvariablen können in der Frühphase der Entwicklung noch als überwiegend unabhängige Einflussvariablen gelten. Disposition entsteht als Internalisierung von Interaktion durch repräsentative Prozesse. Biologische Einflussfaktoren wirken sich als Defizite und Beeinträchtigungen der neuronalen Plastizität aus, psychosoziale Mangelzustände und traumatisierende Einflüsse zeigen ebenfalls Wirkung auf die Disposition durch affektive Über- und Fehlsteuerungen. Kommt nun das Kind in einem bestimmten Lebensabschnitt im Spannungsfeld zwischen Entwicklungsaufgaben und Lebensschicksal in Anpassungsturbulenzen, dann entsteht eine Krise, in der die dispositionalen Verhaltensweisen besonders herausgefordert werden. Fixierungen im Sinne von wiederholter und schließlich persistierender Untersteuerung oder Übersteuerung sind immer das Ergebnis funktioneller Anpassungsprozesse und führen unter ungünstigen Entwicklungsbedingungen zu unflexiblen, unangemessenen Reaktionsformen, die sich beispielsweise als Risikoverhaltensweisen zum Ausdruck bringen können. Solche Risikoverhaltensweisen (beispielsweise übersteigerte Aggressivität oder Störungen des Essverhaltens) haben Auswirkungen auf die eigene Biologie, andererseits können Gewalt und soziale Regelübertretungen ungünstige Einflüsse auf die psychosozialen Rahmenbedingungen bewirken. Je nach kompensatorischen Fähigkeiten und der Reagibilität des psychosozialen Umfeldes ist schließlich eine individuelle Kompensation und Reformation im Sinne einer Umstrukturierung der dispositionalen Verhaltensbereitschaft möglich, oder aber es kommt zu immer weiteren Verhärtungen und Versteinerungen bestimmter Verhaltensweisen, die schließlich als fixierte Persönlichkeitsstörung im Erwachsenenalter imponieren.

Abbildung 2 gibt einen Überblick über das Modell der Persönlichkeitsentwicklungsstörung. Strukturelle Störungen beim Kind sind also durch eine Desorganisation und/oder mangelnde Anwendungsmöglichkeit von strukturellen Erlebnis- und Verhaltensbereitschaften gekennzeichnet. Strukturstörungen kommen als Rigidität und Uniformität kindlicher Erlebnis- und Verhaltensweisen ebenso zum Tragen wie als Untersteuerungen, die zu Impulshandlungen, überschießenden Affekten, mangelnder Desaktualisierung und expansiven Verhaltensweisen Anlass geben können. Während Veränderungen der strukturellen Möglichkeiten unter Ressourcen-Gesichtspunkten bei Kindern gut bestimmbar sind, sollten Persönlichkeitsstörungen wegen der hohen potentiellen Flexibilität von kindlichem Verhalten nicht vor dem 16. Lebensjahr diagnostiziert werden. Es macht aber Sinn, psychopathologische Symptome vor dem Hintergrund dispositioneller Anpassungsreserven zu interpretieren, um den Schweregrad einer psychischen Störung zu beurteilen. Betrachtet man nämlich psychische Störungen nach dem Handlungsrepertoire auf bestimmten psychodynamischen Funktionsniveaus, dann können wir die Symptombildung auf einer erlebnisreaktiven, einer konflikthaft übersteigerten, einer narzißtischen, einer borderlineartigen und einer (prä-) psychotischen Ebene voneinander abgrenzen.
Symptombildungen auf dem erlebnisreaktiven Funktionsniveau zeigen aktuelle Anpassunsspannungen in unmittelbarer Beantwortung von Entwicklungsaufgaben oder traumatischen Ereignissen auf, wobei ein Individuum mit bisher guten Anpassungsressourcen kompensatorische Aktivitäten in Gang setzt (dies ist die Ebene der Aktualkonflikte). Das konflikthaft übersteigerte – in anderer Diktion

Abb. 2: Modell der Persönlichkeitsentwicklungsstörung

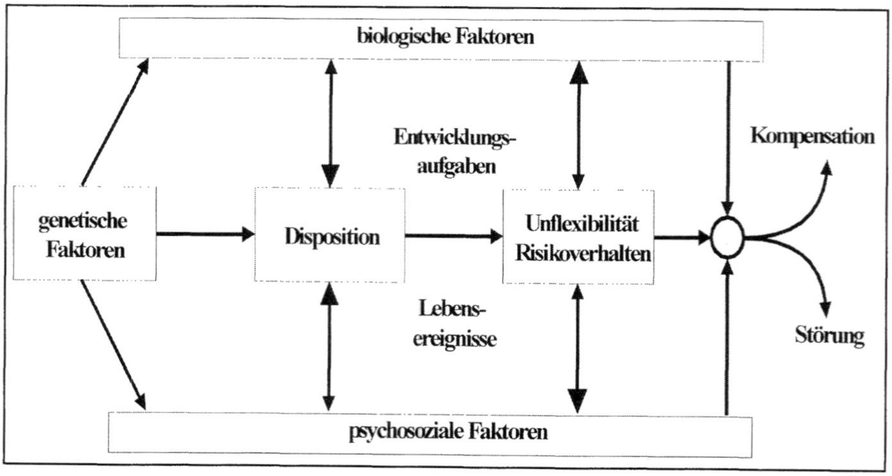

neurotische – Funktionsniveau kennzeichnet akutelle Überreaktionen, die durch vorhergegangene Traumatisierungen in früheren Lebensabschnitten und vorbestehende innere Konflikte im Selbstkonzept bzw. im Motivgefüge hervorgerufen werden. Das narzisstische Funktionsniveau wiederum ist durch überstarke Regulationsaktivitäten bezügl. des Selbstwertes gekennzeichnet, wobei Selbstwertkrisen und -konflikte, negative Selbstzuschreibungen, Ideen vermeintlicher Größe, Angst vor negativem sozialem Echo und Ängste vor Objektverlust die Kommunikation und Anpassung erschweren. Das Borderline-Niveau ist durch eine mangelnde Selbstintegration und das Erlebnis der Identitätdiffusion gekennzeichnet. Ängste vor Selbstverlust, hohe Irritabilität, eingeschränkte Affektregulationsmechanismen und eine verminderte Impulskontrolle herrschen vor. Auf dem (prä-) psychotischem Niveau besteht bereits eine Fragmentierung des inneren Erlebens, die Realitätskontrolle ist gravierend beeinträchtigt und die kommunikativen Aktivitäten durch Störungen der Wahrnehmung und Informationsverarbeitung nachhaltig eingeschränkt. Die Operationalisierung der aktuellen Anpassungsressourcen aus überdauernden Funktionsleistungen kann im Strukturbegriff erfolgen. Das psychische Funktionsniveau, auf dessen Basis ein Symptom erkennbar wird, kann als strukturelles Niveau bezeichnet werden (Resch et al. 1999 b). Es lohnt sich, Anpassungsfunktionen und die Bewältigung von Entwicklungsaufgaben bei Kindern zur Erklärung hervorstechender extremer Persönlichkeitszüge heranzuziehen. Wir sollten uns mehr darum bemühen, Kinder und Jugendliche zu verstehen, und die Flexibilität bzw. Wandelbarkeit von Persönlichkeitseigenschaften in den Fokus nehmen. Es erscheint unter Therapiegesichtspunkten wichtiger, nach Selbstbild, Weltbild und psychischem Funktionsniveau der kindlichen Struktur in der aktuellen Situation zu fragen, als Kinder nach dominierenden Verhaltensfacetten zu kategorisieren.

Literatur

Adler A (1982) Über den nervösen Charakter (1928) Frankfurt a M: Fischer

Baldwin JM (1902) Social and ethical interpretations in mental development. London: MacMillan

Bischoff-Köhler D (1998) Zusammenhänge zwischen kognitiver, motivationaler und emotionaler Entwicklung in der frühen Kindheit und im Vorschulalter. In Keller H (Hrsg) Entwicklungspsychologie: ein Lehrbuch. Bern: Huber, 319 – 376

Bruner J (1987) Wie das Kind sprechen lernt. Bern: Huber

Brunner R, Parzer P, Schuld V, Resch F (2000) Dissociative symptomatology and traumatogenic factors in adolescent psychiatric patients. J Nerv Mental Dis 188: 71 – 77

Bucci W (1997) Psychoanalysis and cognitive science. A multiple code theory. New York London: Guilford Press

Ciompi L (1982) Affektlogik: Über die Struktur der Psyche und ihre Entwicklung. Stuttgart: Klett-Cotta

Ciompi L (1997) Die emotionalen Grundlagen des Denkens. Göttingen: Vandenhoeck und Ruprecht

Damon W, Hart D (1982) The development of self-understanding from infancy through adolescence. Child Development 52: 841 – 864.

Durkin K (1995) Developmental social psychology. Cambridge Mass: Blackwell Verlag

Frith U (1989) Autism: Explaining the enigma. Oxford: Basil Blackwell Verlag

Harris P (1994) The childs understanding of emotion: Developmental change and the family environment. J Child Psychol Psychiatry 35: 3 – 28

Harter S (1986) Cognitive developmental processes in the integration of concepts about emotions and the self. Soc Cognition 4: 119 – 151

Hoffman ML (1977) Sex differences in empathy and related behaviors. Psychol Bull 84: 712 – 722

Hoffman ML (1987) The contributions of empathy to justice and moral judgement. In Eisenberg N und Strayer J (Hrsg) Empathy and its development. Cambridge: Cambridge University Press

James, W (1890) The principles of psychology. New York: Henry Holt

Janzarik, W (1988) Strukturdynamische Grundlagen der Psychiatrie. Stuttgart: Enke

Köhler L (1998) Einführung in die Entstehung des Gedächtnisses. In Koukkou M, Leuzinger-Bohleber M, Mertens W (Hrsg) Erinnerung von Wirklichkeiten, Psychoanalyse und Neurowissenschaften im Dialog. Band l, Stuttgart: Internat. Psychoanalyse Cotta, 131 – 222

Krüger F (1953) Zur Philosophie und Psychologie der Ganzheit. Berlin: Springer

Nathanson, D (1987) A timetable for shame. In Nathanson D (Hrsg) The Many Faces of Shame. New York: Guilford Press, 1 – 63

Perry BD, Pollard RA, Blakley TL, Baker WL u. Vigilante D (1998) Kindheitstrauma, Neurobiologie der Anpassung und „gebrauchsabhängige“ Entwicklung des Gehirns: Wie „Zustände“ zu „Eigenschaften“ werden. Anal Kinder- u. Jugendl-Psychother 99: 277 – 307

Piaget J (1975) Gesammelte Werke. Stuttgart: Klett-Cotta

Premack D, Woodruff G (1978) Does the chimpanzee have a theory of mind? Behav Brain Sci 1: 515 – 526

Resch F (1999) Repräsentanz und Struktur als entwicklungspsychopathologisches Problem. Prax Kinderpsychol und Kinderpsychiatrie 48: 556 – 563

Resch F, Parzer P, Brunner R (1999 a) Zur Störung der Persönlichkeitsentwicklung. Persönlichkeitsstörungen 3: 49 – 52

Resch F. u. d. Mitarbeit von Parzer P, Brunner R, Haffner J, Koch E, Oelkers R, Schuch B, Strehlow U (1999b) Entwicklungspsychopathologie des Kindes- u. Jugendalters. Ein Lehrbuch, 2. überarbeitete und erweiterte Auflage. Psychologie Verlagsunion, Weinheim.

Resch F, Parzer P (2000) Entwicklungspsychopathologie: Therapierelevante Beiträge der klinischen Emotionsforschung. In Sulz et al (Hrsg) Emotion und Therapie. München: CIP Verlag, (in press)

Rothbart MK, Posner MI, Hershey KL (1995) Temperament, attention and developmental psychopathology. In Cicchetti D u. Cohen D J (Hrsg) Developmental Psychopathology. New York: Wiley Verlag

Rudolf G (2000) Psychotherapeutische Medizin u. Psychosomatik. Ein einführendes Lehrbuch auf psychodynamischer Grundlage. 4. Aufl. Stuttgart New York: Thieme Verlag

Shapiro D (1965) Neurotic Styles. New York: Basic Books

Siegel DJ (1999) The Developing Mind. Toward a neurobiology of interpersonal experience. New York London: Guilford Press

Spitzer M (1996) Geist im Netz. Modelle für Lernen, Denken und Handeln. Heidelberg: Spektrum Verlag

Squire LR (1982) The neuropsychology of human memory. Ann Rev Neurosci 5: 241 – 273

Stern DN (1985) The Interpersonal World of the Infant. New York: Basic Books

Stern DN (1995) The Motherhood Constellation. New York: Basic Books

Van den Boom D (1989) Neonatal irritability in the development of attachment. In Kohnstamm G, Bates J (Eds) Temperament in Childhood. Chichester: Wiley

Wolff S (1996) Moral Development. In Lewis M. (Hrsg) Child and Adolescence Psychiatry, a comprehensive textbook. Baltimore, London, Paris, Tokio: Williams u. Wilkins Verlag, 212 – 221

Körper und psychische Struktur: Anmerkungen zur Psychosomatik der Psyche

Peter Henningsen

Im folgenden soll deutlich werden, warum es „eigentlich" gerechtfertigt wäre, statt von „psychischer Struktur" von „psychosomatischer Struktur" zu sprechen; die mit dieser Bezeichung angedeuteten Bezüge zwischen psychischer Struktur einerseits und Körper bzw. Körperlichkeit andererseits werden zu diesem Zweck mit einigen Anmerkungen illustriert.
Wenn es also um das Verhältnis des Körpers zu einem psychologischen Konstrukt wie der „psychischen Struktur" geht, muss man methodisch von vornherein berücksichtigen, dass der Körper auf verschiedene Art beschrieben und erklärt wird: den Körper gibt es zum einen als Objekt physiologischer, im weiteren Sinn naturwissenschaftlicher, zum anderen als Gegen-stand psychologischer bzw. intentional-bedeutungshafter Beschreibung und Erklärung. Diese letztere muss allerdings, wenn sie die Bedeutung des Körpers erfasst, nicht zwangsläufig auf Motive und Gründe für ein bestimmtes Erleben oder Verhalten abzielen, sie kann sich auch darauf beschränken, die Fähigkeit zu einem funktionierenden Umgang mit Körperbedeutungen zu beschreiben, ungeachtet der dahinter stehenden Motive und Gründe. Während die erstere, naturwissenschaftliche Perspektive auf Körperfunktionen und -störungen grundsätzlich in der objektivierenden dritten Person erfolgt, ist für die zweite, bedeutungshaft-intentionale Perspektive die weitere Unterscheidung zwischen dem „Bedeutungskörper" in der ersten Person (Erleben/ Handeln des eigenen Körpers, „Eigenleib") und in der dritten Person (Erleben/ Behandeln des Körpers des Anderen, „Leib des Anderen") wichtig.
Entlang dieser Unterscheidung von, verkürzt gesagt, physiologischem und bedeutungshaftem Körper gliedert sich auch das folgende: im ersten Teil wird darauf eingegangen, welche Zusammenhänge zwischen dem physiologischen Körper und der psychischen Struktur bestehen, dabei bleibt allerdings ein Aspekt weitgehend ausgespart: der Zusammenhang von psychischer Struktur und Gehirn (Henningsen 2000). Im zweiten Teil, dem Schwerpunkt der Arbeit, soll dann das Auftauchen des Bedeutungskörpers und seiner Störungen in den verschiedenen Facetten der psychischen Struktur beleuchtet werden.
Der in diesem Zusammenhang verwendete Begriff der psychischen Struktur lehnt sich an die Defnition in der Operationalisierten Psychodynamischen Diagnostik (Arbeitskreis OPD 1996) an: Struktur als „die Gestaltung und Funkti-

onsweisen des Selbst in der Beziehung zum Anderen" ist ein klinisch-psychologisches Konzept, das mit dem Strukturbegriff der psychoanalytischen Ich- und Objektbeziehungspsychologie näher, mit dem der alten psychoanalytischen Metapsychologie jedoch nur noch entfernt verwandt ist (Stolorow 1978, Henningsen 2000). Das hier verwendete Konzept von Struktur entspricht, im Sinne der oben angedeuteten Unterscheidung im Umgang mit Bedeutungen, einer funktionalistischen Beschreibung bestimmter psychischer „Fähigkeiten zu"; Aussagen über dahinter liegende Motive oder Gründe sind dagegen nicht enthalten, sie sind für das Konzept des psychischen Konflikts charakteristisch.

1. Psychische Struktur und physiologischer Körper

Grundsätzlich müssen die physiologisch-körperlichen Funktionen eines Menschen ausreichend intakt sein, damit auch die psychische Struktur ihr übliches Niveau erreichen kann. Das ist im Prinzip klar – obwohl es wahrscheinlich nicht ganz so selten passiert, dass bei jemandem z.B. mit einer beeinträchtigten Kommunikations- und Empathiefähigkeit eine Drogen-Intoxikation oder eine Hypothyreose übersehen wird und dann ungerechtfertigte Schlüsse im Hinblick auf die psychische Struktur gezogen werden.
In einem Übergangsfeld von physiologischen Aspekten körperlicher Erkrankung und eher psychosozialen Aspekten des Umgangs bzw. der Bewältigung dieserr Krankheit liegt der Einfluss, den unmittelbar krankheitsbedingte Erlebens- und Verhaltensänderungen auf die Flexibilität und das Integrationsniveau der psychischen Struktur haben: akute, organisch bedingte Schmerzen wirken sich auf diese ebenso aus wie z.B. die Zwänge, die durch die Notwendigkeit von regelmäßiger Medikation, Diät und anderer Verhaltensmodifikationen im Zuge einer chronischen Erkrankung entstehen (Möhring 1997).
Auch außerhalb des engeren Felds psychodynamischer Diagnostik kann man auf Beschreibungen der neurophysiologischen Einflüsse auf Erhaltung bzw. Einbuße der psychischen Struktur im weitesten Sinne stoßen: die neurologischen Fallgeschichten von Oliver Sacks (z.B. 1995) lassen sich nämlich so verstehen – denn in ihnen geht es ja um den Einfluß bestimmter Nervenerkrankungen wie eines Parkinson-Syndroms nicht nur auf Bewegung und Wahrnehmung, sondern auch auf Selbsterleben und Beziehungsgestaltung der Betroffenen.
Zwei allgemeine Schlüsse zur Beurteilung der „psychischen Struktur" lassen sich aus diesen Fällen einer (neuro-)physiologischen Körperstörung ziehen: erstens ist die Einschätzung der einzelnen Aspekte der Struktur bzw. des jeweils erreichten Strukturniveaus nicht nur vom psychosozialen, sondern auch vom physiologischen Kontext abhängig, dieser muss entsprechend beachtet werden – und zweitens ist die Beschreibung der jeweiligen Strukturmerkmale bzw. des Strukturniveaus prinzipiell unabhängig von einer Erklärung der Ursa-

che: diese ist in den obigen speziellen Fällen in einer physiologischen Funktionsstörung zu sehen, dagegen wird im allgemeinen bekanntlich eher eine psychosoziale Ursache struktureller Beeinträchtigungen angenommen.
Wie schwierig die Differenzierung psychischer oder möglicher hirnphysiologischer Ursachen einer Regression im Strukturniveau im Einzelfall sein kann, merken wir im Rahmen der psychotherapeutischen Beratungen vor prädiktiver Diagnostik auf Chorea Huntington, die in Heidelberg in Zusammenarbeit mit der Humangenetik durchgeführt werden. Nicht selten entsteht bei diesen Beratungen die klinisch ganz schwer zu klärende Frage, wie z.B. eine in letzter Zeit zunehmende Reizbarkeit und eine Impulssteuerungsschwäche des Betreffenden diagnostisch einzuordnen ist: als Ausdruck einer persönlichkeitsgebundenen Selbststeuerungsschwäche, die unter der psychischen Belastung des Nicht-Wissens um die Gen-Diagnose manifest wird, oder schon als Frühzeichen einer beginnenden Chorea – oder als Mischung von beidem (Retzlaff et al. 2001).
Auch für die **Bildung** der psychischen Struktur sind physiologische Aspekte relevant:
Die frühkindlichen Interaktionen, die zur langsamen Ausbildung von Beziehungsrepräsentanzen und psychischer Struktur beitragen, hinterlassen auch auf physiologischer Ebene ihre Spuren – und zwar nicht nur zentral im Gehirn, sondern auch in der peripheren Regulation. Aus Tierexperimenten der Gruppe um Myron Hofer läßt sich schließen, dass auch das Ausbilden physiologischer Regulationsmechanismen, z.B. der Hormonsekretion, der Herzfrequenz oder des Schlaf-Wach-Rhythmus in spezifischer Weise von physiologischen Aspekten der gelingenden Interaktion mit der Mutter abhängen wie von der Wärme ihres Körpers, von ihren Berührungen, Gerüchen, ihren Fütterungsgewohnheiten usw.; erst im Laufe der Reifung werden diese physiologischen Regulationen unabhängig von der Anwesenheit der Mutter. Störungen in der frühen Interaktion, z.B. frühe Trennungen, hinterlassen auch physiologische Regulationsstörungen z.B. der Thermo- und Schlafregulation, die bei diesen Tieren die Anfälligkeit für körperliche Erkrankungen, zB Magenulcera, unter „Streß“ erhöhen. Hofer selbst zieht die Verbindung dieser physiologischen Regulationssysteme zu mentalen Repräsentationen und damit letztlich zur psychischen Struktur: er sagt:

> „(...) die organisierten psychischen Strukturen [funktionieren] als übergeordnete Regulatoren derjenigen biologischen Systeme, die Motivation und Affekt zugrundeliegen. Dabei ersetzen sie nach und nach die sensomotorischen, temperatur- und ernährungsbezogenen Regulationssysteme, die sich bei kleinen Säuglingen finden.“ (Hofer 1994, Übers. PH)

2. Psychische Struktur und intentionaler Körper

2.1 Bedeutungszuschreibung, Körper und psychische Struktur

„Intentionaler Körper" ist als Kürzel gemeint für den mit psychologisch-bedeutungshafter oder, methodisch, mit intentionaler Sprache erfassten Körper; hierher gehörige Begriffe sind: Körpererleben, Körperbild, Körperausdruck etc. Wie schon gesagt, erfassen wir mit dieser intentional-bedeutungshaften Sprache sowohl, in funktionaler Perspektive, die Phänomenalität des Erlebens und Handelns als auch, in motivationaler Perspektive, die Gründe und Überzeugungen, die unser Erleben und Verhalten motivieren. „Intentional=bedeutungshaft" ist in diesem methodischen Verständnis also deutlich umfassender als im üblicheren psychologischen Verständnis von „absichtsvoll, gerichtet auf"; gleichzeitig sollte klar sein, dass in unserem Zusammenhang Bedeutung im Hinblick auf den Körper und nicht im Hinblick auf psychische Phänomene zugeschrieben wird, darum wäre es irreführend, von einer psychologischen Beschreibungssprache zu reden.

Im Gegensatz zu Begriffen wie „Leib" oder „Körpererleben" ist der Oberbegriff „intentionaler Körper", wie oben schon angedeutet, nicht nur vorwiegend aus der Perspektive des Subjekts, der ersten Person angelegt, sondern unbestimmter und damit offener auch für die Perspektive vom Anderen her, sprachlich in der 3. Person (auch ich erlebe seinen, er erlebt meinen Körper). Diese Offenheit für Bedeutungszuschreibungen sowohl in 1. wie in der 3. Person passt besser zum heutigen, interpersonellen Konzept von psychischer Struktur und ist auch in methodischer Hinsicht offen für die Frendzuschreibungen, die die Grundlage der psychodynamischen Struktureinschätzungen bilden.

Auch die Kategorien der psychischen Struktur beruhen bei näherem Hinsehen auf derartigen Bedeutungszuschreibungen, und zwar vorwiegend in der dritten Person (insofern auch eine Gegenübertragungsanalyse in die Beurteilung der psychischen Struktur des Gegenübers eingeht, ist es eine Kombination aus Zuschreibung in 1. und 3. Person). „Selbstwahrnehmung", „Objektwahrnehmung", „Bindung" etc. – das ist eine Aufzählung psychischer Funktionen, die man sich auch unabhängig von der Art ihrer körperlichen Verankerung und unabhängig von ihrer Bedeutung im Kontext der konkreten Interaktionen des Betreffenden vorstellen kann, z.B. als wären sie das Resultat der Ausführung eines bestimmten (neuronal verankerten?) Programms. Aber das wäre ein Missverständnis: so sehr substantivische Begriffe wie die obigen zur Verdinglichung von prozesshaften Vorgängen und damit auch zu diesem Missverständnis einladen, so klar ist doch, dass das nicht Gegenstände im Kopf des Beschreibenden, sondern „eigentlich" Kürzel sind für Zuschreibungen eines (teilnehmenden) Beobachters, die sich auf die funktionale (nicht: die motivationale) Bedeutung bestimmter Erlebens- und Verhaltensweisen eines Betreffen-

den im Kontext früherer und gegenwärtiger Interaktionen mit Anderen beziehen. Im Hinblick darauf, dass die Beurteilung der psychischen Struktur vor allem auf habituelle Erlebens- und Verhaltensweisen abzielt, kann man auch davon sprechen, dass dem Gegenüber damit „Repräsentanzen" bestimmter Bedeutung (Selbst-, Objekt-, Bindungs- etc. Repräsentanzen) zugeschrieben werden – und zwar sind das sowohl symbolisierte wie nicht-symbolisierte, selbstbewusstseinsfähige und nicht bewusstseinsfähige Repräsentanzen. Der Schwerpunkt bei der Beurteilung der psychischen Struktur liegt dabei in den prozeduralen, nicht bewussten Repräsentanzen, die nur indirekt aus Erleben und Verhalten in Bericht und Szene erschlossen, nicht aber vom Betreffenden in symbolisierter Sprache berichtet werden (ich erschließe das Integrationsniveau der Objektwahrnehmung, Bindung oder Affektsteuerung nicht vorwiegend daraus, was das Gegenüber zu diesen Themen direkt sagt, sondern was sich darüber aus Bericht und Verhalten indirekt mitteilt).
Diese eher abstrakten Überlegungen sind unmittelbar relevant für das Thema „Psychische Struktur und intentionaler Körper", denn aus ihnen wird klar, dass die Basis für die Beurteilung der psychischen Struktur in besonderem Masse das sein muss, was sich als Ausdruck einer prozeduralen Repräsentanz nonverbal, also über körperliches Verhalten und geäußertes Erleben, bedeutungshaft mitteilt.

2.2 Der intentionale Körper in der psychodynamischen Theorie und Therapie

Um auch hier, diesmal in psychologisch-intentionaler Perspektive, wieder zunächst kurz mit dem kranken Körper zu beginnen, sei darauf hingewiesen, dass sich die Bewältigung einer körperlichen Krankheit und die psychische Struktur wechselseitig beeinflussen: das vorherbestehende Integrationsniveau der psychischen Struktur wird die Bewältigungsmöglichkeiten einer (chronischen, bedrohlichen) körperlichen Krankheit durch den Betroffenen mitbestimmen, besonders deutlich wird das im Hinblick auf die Abwehrformen, die ein Kranker in den verschiedenen Phasen des Umgangs mit seiner Erkrankung einsetzt. Umgekehrt beeinflusst das Erleben einer (chronischen, ggf. bedrohlichen) Erkrankung und der sie begleitenden Ängste, Fantasien und Bewältigungsmechanismen auch das Integrationsniveau anderer Strukturdimensionen wie Selbstwahrnehmung, Selbststeuerung, Kommunikation und Bindung – denn diese „Funktionen" verändern sich im Prozess der Krankheitsbewältigung oft notgedrungen. Es ist hier allerdings Vorsicht angebracht, damit die Veränderungen nicht vorschnell „pathologisiert" werden, denn ein weniger hoch integriertes Selbstbild, eine eingeschränktere Antizipationsfähigkeit, weniger „reife" Abwehrmechanismen etc. können in diesem speziellen Kontext der Krankheitsbewältigung adaptiv sein, auch wenn sie es in anderen Kontexten nicht sind. Wenn vorhin gesagt wurde, dass die Strukturbeurteilung auch den physiologischen Kontext einer möglichen organischen Krankheit berücksichtigen soll, so gilt demnach hier, dass sie auch den psychologisch-bedeutungshaften Kontext der Krankheitsbewältigung in die Beurteilung einbeziehen muss. Natürlich gilt analoges auch dann, wenn eine angeborene körperliche Behinderung vorliegt – allerdings wird sich diese schon auf die primäre Ausbildung der genannten Strukturdimensionen auswirken.

Im Folgenden soll jetzt aber die intentionale Perspektive auf den organisch gesunden Körper im Zentrum stehen, und zwar zur Einführung zunächst in einem allgemeineren Blick auf zwei psychodynamische Theoriestränge. An erster Stelle ist jener aus der Psychoanalyse herausentwickelte Theoriestrang zu erwähnen, der versucht hat, den intentionalen Körper im Gegensatz zu vielen anderen systematisch zu betonen – gemeint sind Wilhelm Reich (1933) und sein Schüler Alexander Lowen mit der Bioenergetik (1981). Während für den frühen Reich die Analyse von Körperhaltungen und körperlichem Ausdruck eine wichtige Quelle für die – technisch im engeren psychotherapeutischen Rahmen verbleibende – Analyse von Charakterstrukturen wurde, entwickelte sich spätestens mit Lowen aus dieser Analyse des intentionalen Körpers bekanntlich auch eine grundlegend veränderte (körper-) psychotherapeutische Technik.

Hinter der theoretischen Frage nach der Einbeziehung des intentionalen Körpers in der psychodynamisch orientierten Psychotherapie verbergen sich im Anschluss an Reich also vor allem Unterschiede hinsichtlich der therapeutischen Haltung: wie arbeite ich mit Patienten, die bestimmte Bedeutungen körperlich ausdrücken, ohne dass sie ihnen bislang bewusst selbst zur Verfügung stehen? Ist es günstiger, sie in der Interaktion verbal oder sogar handelnd explizit „beim Körper“ abzuholen oder soll ihnen besser modellhaft vorgeführt werden, welche psychischen Bedeutungen der Therapeut aus dem Körperausdruck herauszulesen und damit dem Betreffenden zur Verfügung zu stellen vermag? Derartige Debatten werden von der Zeit Reichs und Lowens bis heute geführt (z.B. Bauriedl 1998, Moser 1999).

Aber auch in der Tradition der Neo-Psychoanalyse haben körperlich vermittelte Bedeutungen früh Beachtung erfahren für das Verständnis gerade habitueller psychischer Haltungen. Das wird beispielhaft in der Arbeit „Zur Psychologie der Horrorliteratur. Schizoides Körpererleben am Beispiel von Frankensteins Monster“ von Gerd Rudolf (1972) deutlich. Dort beschreibt er die Störung des Körpergefühls bei Schizoiden, die ihren Körper als einen bedrohten und zugleich bedrohlichen „Fremdkörper“ erleben. Störungen in der frühesten Entwicklungsphase dieser Patienten hätten unter anderem zur Folge, dass die von der Mutter üblicherweise befriedigten oralen und sensorischen Bedürfnisse unbefriedigt bleiben und so nicht in einem stabilen „Körper-Ich“ integriert werden konnten, was zur Gefühlstönung von Fremdheit, von fehlender Zugehörigkeit des Körpers zur Gesamtperson beiträgt.

In einem theoretisch verwandten empirischen Ansatz hat Zander (1988) den Zusammenhang von Neurosenstruktur und intentionalem Körper dadurch überprüft, dass er überwiegend schizoid, depressiv, zwangsneurotisch oder hysterisch strukturierte Patienten in ihrer spontanen und kontextspezifischen Motorik gefilmt und „blind“ beurteilt hat. Dabei konnte er 4 strukturspezifische Bewegungsmuster finden und damit die Arbeitshypothese bestätigen, wonach im Rahmen der Antriebspsychologie Schultz-Henckes sich die Motorik entsprechend der jeweiligen Struktur je speziell entwickelt.
Vor dem Hintergrund dieser Rolle des Körpers in zwei psychodynamischen Theoriesträngen und der weiter oben angestellten Überlegungen zur Rolle nicht-sprachlich kommunizierter Bedeutungen für die Beurteilung der psychischen Struktur allgemein wäre also zu prüfen, ob auch in den „offiziellen“ Anhaltspunkten für die Beurteilung des Integrationsniveaus der psychischen Struktur Merkmale des intentionalen bzw. bedeutungshaften Körpers explizit aufgenommen werden. Exemplarisch soll das an den Definitionen der einzelnen Dimensionen der psychischen Struktur in der OPD überprüft werden.

2.3 Der intentionale Körper in der Beurteilung der psychischen Struktur

In dem für klinische Zwecke entwickelten Manual zur Achse IV – Struktur (Arbeitskreis OPD 1996) findet sich in den Erläuterungen zu den 6 Dimensionen der Struktur keine Erwähnung einer der Aspekte des intentionalen Körpers. In der neueren und detaillierteren sog. Struktur-Checkliste (Rudolf et al. 1998) finden sich allerdings beim Fokus „Selbstbild“ der Dimension „Selbstwahrnehmung“ für die unterschiedlichen Integrationsniveaus folgende körperbezogenen Definitionsmerkmale:

- gute Integration: Patient kann seinen Körper in Bezug auf Alter, Geschlecht, Gesundheit, Attraktivität realitätsgerecht beschreiben; sein Körpererleben ist lebendig.
- mäßige Integration: Unsicherheiten des Körperselbstbildes; Einschränkungen des Körpererlebens; ich-dystone Körperbeschreibung im Sinne von „ich und mein Körper“.
- geringe Integration: Unklares oder fragmentiertes Körperselbstbild, Körpererleben bedrohlich oder eingefroren.
- Desintegration: Leere oder Entfremdung des Körperselbst.

In diesem Struktur-Manual für Forschungszwecke ist damit für das Selbstbild als einem von (in dieser Fassung) 24 Foki der Strukturbeurteilung eines von insgesamt 61 Definitionsmerkmalen (je Fokus gibt es 1 – 6 derartiger Merkmale) explizit einem Kernbereich des intentionalen Körpers gewidmet: der Körperbeschreibung, dem Körperselbstbild und dem Körpererleben. Darüber hinaus taucht der Körper auch in dieser detaillierten Manualisierung der Strukturbeurteilung nach OPD nicht auf.

Tab. 1

Beurteilungsdimension	Fokus	Intentionaler Körper
Selbstwahrnehmung	Selbstreflexion	Körperbild (ob reflektiert)
	Selbstbild	Körperbild (wie reflektiert) Körperbeschwerden (zum Selbst gehörig oder fremd)
	Identität	Haltung, Ausdruck, Körpererleben (Kohärenz, Stabilität)
	Affektdifferenzierung	Körpererleben(Affektkorrelat vs. -äquivalent)
Abwehr	Intrapsychische Abwehr	„Charakterpanzer“
	Flexibilität der Abwehr	–
Objektwahrnehmung	S-O-Differenzierung	Körperbeschwerden
	Empathie	–
	Ganzheitliche Objektwahrnehmung	–
	Objektbezogene Affekte	Körpererleben (objektbezogene Affektkorrelate bzw. äquivalente)
Kommunikation	Kontakt	leibliches Handeln, Körpersprache
	Verstehen fremder Affekte	Körpererleben (komplementäre/ konkordante Affektkorrelate bzw. -äquivalente)
	Mitteilung eigener Affekte	Körpersprache, Körpererleben
	Reziprozität	Zwischenleiblichkeit, Körpersprache (Abstimmung, attunement)
Bindung	Internalisierung	Körperbild der Anderen
	Loslösung	–
	Variabilität der Bindungen	–

Diesem angesichts der Vorüberlegungen vielleicht überraschend mageren Befund soll in der Tabelle 1 eine auf die einzelnen Strukturdimensionen bezogene Sammlung von Aspekten des intentionalen Körpers gegenübergestellt werden. Diese Sammlung beansprucht weder, vollständig noch allgemeingültig zu sein, sie soll nur illustrieren, dass es nicht schwerfällt, den Strukturdimensionen solche Körperaspekte zuzuordnen – wenn man diese explizit zum Thema macht.

Aus Tabelle 1 wird deutlich, dass sich tatsächlich ohne größere Schwierigkeit für die meisten Struktur-Foki nach OPD ein Aspekt des intentionalen Körpers nennen lässt, der in die Beurteilung eingeht – wobei natürlich die Frage noch offen bleibt, wie die Zuordnung von Integrationsniveau und jeweiliger Ausgestaltung dieses Körperaspekts für die einzelnen Foki aussehen könnte. Die Vielzahl benennbarer Aspekte entspricht jedenfalls den obigen Vorüberlegungen zur Bedeutung non-verbalen und damit auch körperlichen Bedeutungsmaterials in der Strukturbeurteilung; sie steht aber scheinbar im Gegensatz zur geringen faktischen Erwähnung von Aspekten des intentionalen Körpers in den Struktur-Manualen für Klinik und Forschung. Wie kommt diese Diskrepanz zustande? Hier dürfte verschiedenes eine Rolle spielen, drei Punkte seien genannt.

Zunächst einmal sind viele der in Tabelle 1 aufgezählten Aspekte des intentionalen Körpers vergleichsweise allgemein gehalten und damit nur unter größerem Aufwand schlüssig zu operationalisieren.

Als weiteres ist zu nennen, dass die Beschreibung unterschiedlicher Aspekte und Ausprägungsarten z.B. von Körpersprache, Körperbild etc. mindestens so schlüssig motivational, also bestimmten Qualitäten der Beziehungsgestaltung zuzuordnen sein könnte wie funktional, also bestimmten quantitativ anmutenden Niveaus der strukturellen Integration. Derartige Qualitäten werden z.B. in den Achsen „Beziehung“ und „Konflikt“ der OPD und in den Bewältigungsmodi der Grundkonflikte von „schizoid“ über „narzisstisch“ bis „altruistisch“ beschrieben – wie im Frankenstein-Beispiel verbinden sich gerade einige dieser letzteren, in der OPD nicht eigenständig repräsentierten Modi besonders leicht mit Vorstellungen über die dazugehörige Körperlichkeit bzw. den intentionalen Körper.

Noch grundsätzlicher hat das Fehlen von Aspekten des intentionalen Körpers, wie sie sich in der Manualisierung der psychischen Struktur nach OPD zeigt, sicherlich damit zu tun, dass diese Körperaspekte methodisch ganz natürlich mit derselben intentional-bedeutungshaften Sprache erfasst werden wie die stärker offensichtlich psychischen oder interpersonellen Momente. Ganz automatisch versehen wir den Körperausdruck, die Körperwahrnehmung mit Bedeutung und „psychifizieren“ sie damit; aus „er geht heute gebeugt“ wird unwillkürlich „er wirkt bedrückt“. Dadurch „durchschauen“ wir die enge Körperbezogenheit vieler Wahrnehmungen und Mitteilungen – besonders deutlich

wird dieses „Durchschauen des Körpers auf die Psyche hin“ bei den mimisch ausgedrückten Affekten.
Für die Fremdzuschreibung, wie wir sie bei der Beurteilung der Struktur vornehmen, ist diese „Psychifizierung“ körperlicher Bedeutung allerdings von Vorteil, weil sie viele körperbezogene Einzelbeobachtungen unter intentionalem Gesichtspunkt funktional und ökonomisch zusammenfasst; unter pragmatischen, aber auch ethischen Gesichtspunkten dürfte auch die Zuschreibung von Subjekthaftigkeit und personaler Verantwortung, die mit der Psychifizierung verbunden ist, ebenso vorteilhaft sein.
Wichtig ist dabei nur, die Körperbedeutungen im Zuge der Psychifizierung nicht als Ausdruck einer davon zu trennenden, eigenen Instanz wie etwa einer Psyche oder eines psychischen Apparats zu verstehen – denn diese Abtrennung einer Psyche vom Körper verstellt Einsichten in die Zusammenhänge eher als dass sie sie befördert (die erwähnten Arbeiten in der Tradition Reichs und Lowens lassen sich vor diesem Hintergrund auch verstehen als ein Versuch, sich gegen die Tendenz zur allzu vergegenständlichenden Psychifizierung von Körperbedeutungen anzustemmen).
Unter Berücksichtigung dieses Risikos gibt es also ganz gute Gründe, den intentionalen Körper in der (diagnostischen, forschenden) Fremdzuschreibung eher zu psychifizieren und damit nicht oder nur in geringem Umfang explizit zum Gegenstand der Beschreibung, auch im Rahmen der Beurteilung der psychischen Struktur, zu machen. Für das therapeutisch besonders relevante subjekthafte Erleben, also die Selbstzuschreibung, gilt das allerdings nicht in der gleichen Weise, denn hier ist es häufig notwendig und fruchtbar, die Körperlichkeit von Erleben und Ausdruck zu betonen, um dem Betroffenen eine „Wiederaneignung“ seines Körpers zu ermöglichen.

2.4 Konsequenzen für die pychische Struktur

Welche Konsequenz lässt sich nun aber aus all dem für die Aspekte des intentionalen Körpers in der Beurteilung der psychischen Struktur ziehen?
Um überhaupt weiter zu kommen, ist an erster Stelle eine genauere Ausarbeitung der in der Tabelle 1 nur angedeuteten Zusammenhänge von Strukturdimensionen und Bedeutungskörper notwendig, einschliesslich einer Zuordnung einzelner Aspekte zu den verschiedenen Integrationsniveaus der Struktur. Erst auf dieser Grundlage liesse sich überprüfen, ob eine explizitere, der Tendenz zur Psychifizierung entgegenwirkende Berücksichtigung des Körperaspekts Vorteile böte hinsichtlich der Validität und Reliabilität der strukturbezogenen diagnostischen Einschätzung.
Material für eine solche Ausarbeitung ist verfügbar, wenn erst die Bereitschaft (und Übung!) vorhanden ist, den vielen körperbezogenen Beobachtungen von Patienten aus Treppenhaus und Wartezimmer wie aus dem Untersuchungszimmer den ihnen zukommenden Status auch theoretisch relevanten Materials

zuzugestehen. Eine weitere wichtige Quelle für eine solche Ausarbeitung könnten auch Beobachtungen aus der psychodynamisch orientierten Körpertherapie, z.B. der Konzentrativen Bewegungstherapie, sein.
Die detaillierte Aufzählung von Foki und Untermerkmalen der Strukturbeurteilung im Forschungsmanual würde eine schlüssige Zuordnung zu einzelnen Integrationsniveausder Struktur erleichtern, da diese differenzierten Merkmale klarere Vorstellungen der assoziierten Körperaspekte erlauben.
Solche Aspekte des intentionalen Körpers, die selbst schon als Ausdruck einer Funktionsstörung erscheinen, lassen sich leichter der hierarchischen Logik bzw. speziell den niedrigeren Integrationsniveaus der Struktur zuordnen als solche, die wie Körperhaltung, -sprache etc stärker als persönlichkeitsgebundene Varianten von „Normalität" imponieren. So sind wir es bereits gewohnt, die Selbstverletzungen der Borderline-Patientin oder auch die Eßanfälle bei Bulimie nicht nur als diagnostisches Symptom, sondern auch als Hinweis auf eine beeinträchtigte Impulssteuerung zu verstehen. Beide Verhaltensauffälligkeiten sind ja auch als „intentionale Körperstörungen" anzusehen, insofern in ihnen ein auffälliges Erleben und Handeln des/ mit dem eigenen Körper zum Ausdruck kommt.
Bei diesen Zuordnungen muss man allerdings das allgemeine Problem berücksichtigen, ab welcher Dauer bzw. in welcher Situation Symptome überhaupt als Indikator für das Strukturniveau bzw. die strukturelle Disposition verwendet werden können: ist die Körperschemastörung der Anorektikerin tatsächlich Ausdruck einer geringen Integration des Selbstbildes als Fokus der Selbstwahrnehmung bzw. wie lange muss sie bestehen, um als solche angesehen zu werden? Insofern auch somatoforme Störungen nichts anderes sind als eine Form intentionaler Körperstörungen, stellt sich auch dort dieselbe Frage nach dem Bezug einer entsprechenden Diagnose zur Struktureinschätzung.

3. Fazit

Wir haben gesehen, dass sich viele Bezüge des physiologischen wie des intentionalen Körpers zum Konzept der psychischen Struktur ergeben – wenn erst einmal die Aufmerksamkeit darauf gerichtet wird. Noch ist die Frage offen, ob eine stärker explizite statt der bisher üblichen impliziten Berücksichtigung des intentionalen Körpers empirisch nachweisbare Vorteile für die Beurteilung der psychischen Struktur erbrächte.
Davon unabhängig ist es aber m.E. in jedem Fall günstig, das Bewusstsein für die enge konzeptuelle Verzahnung von Bedeutungszuschreibung, intentionalem Körper und psychischer Struktur zu schärfen – so lässt sich der durch Begrifflichkeiten geförderten Illusion entgegenwirken, dass es einen selbständigen „psychischen Apparat" gebe, der vom körperlichen Substrat der jeweils handelnden Person einerseits, vom Kontext der jeweiligen Interaktion andererseits unabhängig sei.

Im Nebeneffekt ließe sich so vielleicht auch allgemeiner dazu beitragen, dass genuin körperbezogene Beobachtungen in allen Psychotherapien, auch und gerade in den Körperpsychotherapien, weniger als bisher durch einen psychologischen Überbau „veredelt" werden müssen, um ernstgenommen zu werden. Diese Tendenz zur „Psychifizierung" allen therapeutisch relevanten Materials, die oft fälschlich als Ausdruck theoretischer Kompetenz angesehen wird, führt nicht nur häufig zum Verlust von Anschaulichkeit, sie vergrößert auch „unnötig", weil aus letztlich falscher Theorie geleitet, die Distanz zu vielen Patienten – denn vor allem anfangs sind diese oft eher bereit, den körperbezogenen Beobachtungen und Interpretationen ihrer selbst und ihres Gegenübers zu trauen als den abstrakteren und zugleich verantwortungsbeladeneren psychifizierenden Zuschreibungen.

Literatur

Arbeitskreis OPD (Hrsg) (1996) Operationalisierte psychodynamische Diagnostik. Grundlagen und Manual. Bern: Huber

Bauriedl T (1998) Ohne Abstinenz stirbt die Psychoanalyse. Über die Unvereinbarkeit von Psychoanalyse und Körpertherapie. Forum Psychoanal 14: 325-341

Henningsen P (2000) Vom Gehirn lernen? Zur Neurobiologie von psychischer Struktur und innerer Repräsentanz. Forum Psychoanal 16: 99-115

Hofer MA (1994) Early relationships as regulators of infant physiology and behavior. Acta Paediatr Suppl 397: 9-18

Lowen A (1981) Körperausdruck und Persönlichkeit. Grundlagen und Praxis der Bioenergetik. München: Kösel

Möhring P (1997) Körperlich Kranke in psychoanalytischer Psychotherapie. Zschr psychosom Med 43: 57-79

Moser T (1999) Der Körper und die Psychoanalyse. Erwiderung auf Thea Bauriedl. Forum Psychoanal 15: 167-174

Reich W (1933) Charakteranalyse. Wien: Selbstverlag d A

Retzlaff R, Henningsen P, Spranger M, Janssen B, Spranger S (2001) Prädiktive genetische Untersuchung auf Chorea Huntington: Erfahrungen mit einem begleitenden ressourcen- und familienorientierten Beratungsansatz. Psychotherapeut 46: 36-42.

Rudolf G (1972) Zur Psychologie der Horrorliteratur. Schizoides Körpererleben am Beispiel von Frankensteins Monster. Zschr psychosom Med 18: 205-219.

Rudolf G, Oberbracht C, Grande T (1998) Die Struktur-Checkliste. Ein anwenderfreundliches Hilfsmittel für die Strukturdiagnostik nach OPD. In Schauenburg H, Freyberger HJ, Cierpka M, Buchheim P (Hrsg) OPD in der Praxis. Bern: Huber.

Sacks O (1995) Eine Anthropologin auf dem Mars. Reinbek: Rowohlt

Stolorow RD (1978) The concept of psychic structure: its metapsychological and clinical psychoanalytic meanings. Int Rev Psycho-Anal 5: 313-320.

Zander W (1988) Untersuchungen zum motorischen Grundmuster bei den vier Neurosenstrukturen. Zschr psychosom Med 34: 373-388.

Organisationsprozesse und ihre Funktionalität in Familien

Manfred Cierpka

1. Das Mehrebenen-Modell in der Familiendiagnostik

In der Familienforschung hat sich die Annahme einer Dreiteilung der Familienorganisation im Sinne von unterschiedlichen hierarchischen Ebenen als nützlich erwiesen (Gurman und Kniskern 1978; Gurman et al. 1986; Cromwell & Peterson 1983; Steinhauer et al. 1984; Cierpka 1987, 1990, 1996). Vor allem die strukturelle Familientherapie (Minuchin 1977; Minuchin & Fishman 1983) betont, dass die familiäre Struktur durch eine hierarchische Gliederung gekennzeichnet ist. Dies gilt für die Unterschiedlichkeit von elterlichen und kindlichen Rollen und den damit zusammenhängenden Regeln in der Familie. Die unterschiedlichen Regeln, die z. B. im Umgang mit Autorität und Einfluß offenkundig werden, tragen zur Differenzierung dieser Ebenen bei. Auch die Unterschiede in der Rollenzuweisung und im Rollenverhalten diskriminieren unterschiedliche Ebenen. Einige Entwicklungspsychologen kennzeichnen die verschiedenen familiären Erfahrungsbereiche als unterschiedliche Organisationsebenen in der Familie. Unter dem Stichwort „Kontextualisierung der menschlichen Entwicklung“ beschreiben Kreppner und Lerner (1989) die individuelle Entwicklung als dynamische Interaktion mit der Umwelt auf solchen Ebenen, die während der gesamten Lebensspanne wirksam werden.

Klinische Phänomene sollten auch auf verschiedenen Systemebenen betrachtet werden. In Anlehnung an die Forschungsheuristik habe ich für die Familiendiagnostik ebenfalls ein Drei-Ebenen-Modell vorgeschlagen, das sich bewährt hat (Cierpka 1996). Diagnostische Aussagen über eine Familie sollten zumindest die Ebene der Individuen, der Dyaden und der gesamten Familie beinhalten. Eine der wichtigsten Aufgaben des Psychotherapeuten besteht darin, für das jeweilige Problem des Patienten die richtige Behandlungsmethode zu finden. Überlegungen, auf welcher (oder welchen) der Ebenen das klinische Problem therapeutisch angegangen wird, beeinflussen die Wahl des Settings.

Für die Eingrenzung auf drei Ebenen ist u.a. die klinische Erfahrung maßgebend, dass komplexe Situationen vereinfacht werden müssen, um sie erfassen zu können. Bei einer solchen Reduktion der Komplexität ist sich der Kliniker bewußt, dass bei der Fokussierung auf eine Ebene gleichzeitig andere Ebenen vorhanden sind und sich das Leben in der Familie simultan auf mehreren Ebenen abspielt. Wenn der Therapeut seine Aufmerksamkeit auf die intrapsychischen Strukturen richtet, geschieht dies vor dem Hintergrund der Zusammenhänge mit übergeordneten Systemen, etwa den innerfamiliären Beziehungen oder dem kulturellen und gesellschaftlichen Kontext, in dem der Einzelne lebt. Was ist in diesem Zusammenhang mit „Ebene“ gemeint? Hilfreich für unseren Ansatz sind die theoretischen Überlegungen der Systemtheorie. Diese Theorie ist in besonderem Maße dazu in der Lage, die Wechselwirkungen zwischen den einzelnen Faktoren in einem übergreifenden, integrativen Ansatz zu erfassen. Der systemtheoretische Ansatz weist aus, dass die biologischen, entwicklungspsychologischen, familiären und sozialen Parameter in Bezug auf menschliche Reifungs- und Wachstumsprozesse, aber auch für die Pathogenese von Störungsbildern, komplementär sind und sich nicht gegenseitig ausschließen. In einer metatheoretischen Betrachtungsweise beschreibt die Systemtheorie, wie Humansysteme in Untersysteme (Subsysteme) untergliedert werden können, die für sich genommen wiederum ein eigenes System darstellen. Jede „höhere“ oder weiter fortgeschrittene Ebene besteht aus Systemen „niedriger“ oder weniger fortgeschrittener Komplexität. Der Mensch kommuniziert als ein soziales Individuum auf mehreren Organisationsebenen mit seinen Mitmenschen und der Umwelt. Miller (1978) benennt sieben solcher Organisationsstufen lebender Systeme, die durch ihre Strukturgleichheiten eine hierarchische Ordnung hervorrufen: Zelle, Organ, Organismus, Organisation, Gruppe, Gesellschaft, Supranationale Systeme. Diese Überlegungen wurden von Scheflen (1981) aufgegriffen und am Beispiel der schizophrenen Erkrankungen und deren interaktiven Dimensionen herausgearbeitet. Er beschreibt unterschiedliche Interaktionen zwischen den Ebenen, von der Interaktion auf der zellulären morphologischen Ebene bis hin zu den institutionellen und gesellschaftlichen Ebenen. Dieses zirkulär regulierte Modell weist drei Ebenen aus, die für den familiären Organisationsprozess maßgebend sind – das Individuum, die Subsysteme in der Familie und die Dynamik des Gesamtsystems (s. Abb. 1).

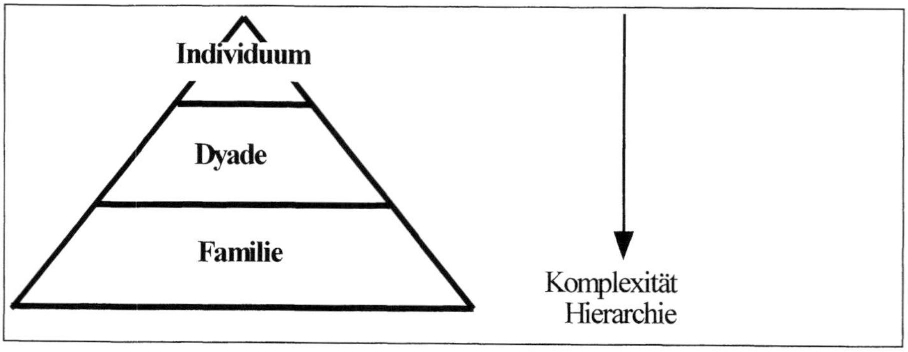

Abb. 1: Die Hierarchie der Ebenen in der Familie

Das Familiensystem ist einerseits Teil eines größeren Systems (der umgebenden Gemeinde, Gesellschaft, Kultur), andererseits ist es im hierarchischen Sinne den verschiedenen Subsystemen (Eltern-Subsystem, Geschwister-Subsystem) und den einzelnen Familienmitgliedern übergeordnet.
In der Familiendiagnostik sollte jede Organisationsebene für sich betrachtet werden, um die Dimensionen, die auf dieser Ebene wirksam sind, identifizieren, beschreiben und einschätzen zu können. Für das weitere familiendiagnostische Vorgehen führt dies zu drei diagnostischen Fragestellungen:

1. Wie organisiert sich das Individuum innerhalb des familiären Beziehungssystems?
2. Wie organisiert sich die Familie als Familie?
3. Wie organisiert sich die Familie innerhalb des sozialen und gesellschaftlichen Kontextes?

Die Frage nach dem „wie" führt zu funktionalen Aussagen. Die darüber hinausgehende inhaltliche Fragestellung zielt auf die Beschreibung der Funktionen selbst, die auf jeder Ebene notwendig sind, um die Organisation aufrechtzuerhalten.

2. Wie organisiert sich das Individuum innerhalb des familiären Beziehungssystems?

Das Individuum steht immer sowohl körperlich als auch psychisch im Austausch mit seiner Umgebung. Mehr als jedes andere Lebewesen ist der Mensch von Beginn an von seinen Bezugspersonen über eine lange Zeit der psychischen und körperlichen Reifung abhängig. Entwicklung vollzieht sich in diesen primären Beziehungen. Jedes Individuum bringt in diese Beziehungen seine spezifischen Anlagen ein (z.B. sein Temperament) und trägt so zur Gestaltung der innerfamiliären Beziehungswelt und der Familiendynamik bei. Die organismischen Bedingungen (z. B. körperliche Stabilität und Gesundheit, Funktionstüchtigkeit der Sinnesorgane, Qualität der neurobiologischen Vernetzung im Cortex cerebri) spielen eine ganz wesentliche Rolle. Die somatisch-biologische Organisation des Menschen ist zwar genetisch weitgehend gegeben. Welche Gene wann und wie wirksam werden und wie sich das neuronale Netzwerk in den ersten Lebensjahren des Kindes ausbildet, wird jedoch durch Umweltreize und die Umgebungsbedingungen beeinflußt. Der Interaktion zwischen dem Individuum und seiner unmittelbaren und wichtigsten Umgebung, der Familie, kommt hohe Bedeutung für die Entwicklung des Organismus zu. Dem Zusammenspiel zwischen „nature" and „nurture" wird heutzutage wesentlich mehr Relevanz eingeräumt als früher.
Die individualpsychologischen Theorien beschreiben die kognitiven (Intelligenzniveau, Begabung, Aufmerksamkeit, Konzentration, Fantasien etc.), emotionalen (z. B. emotionale Belastbarkeit, Affektmuster, Angstausmaß etc.) und motivationalen (Zukunftsvorstellungen, Ziele, Erwartungen, Werthaltungen,

Wünsche, Interessen) Aspekte des Individuums. Die Individuen in einer Familie unterscheiden sich in diesen Dimensionen. Mithilfe der unterschiedlichen Theorien (z. B. Lerntheorie, Verhaltenstheorie, Kognitionspsychologie, Affekttheorie, psychodynamische Theorien) können die Dimensionen auf der individuellen Ebene diagnostiziert und (quantifizierend) beurteilt werden (vgl. Laireiter 2000).
Die Psychoanalyse stellt die Frage, wie die intrapsychische Welt dieser Repräsentanzen, die in ihrer Gesamtheit auch als Selbst bezeichnet werden kann, in der Interaktion mit der Umwelt (den „Objekten") funktioniert. Die psychoanalytische Objektbeziehungstheorie beschreibt die Zusammenhänge zwischen innerseelischen und zwischenmenschlichen Erfahrungen. Die psychische Innenwelt des Individuums bildet sich in der Kindheit in den Interaktionen mit den primären Bezugspersonen, meistens den Eltern, heraus. Mithilfe der Entwicklung von Repräsentanzen als Verinnerlichungen der zwischenmenschlichen Erfahrungen und aller Lernprozesse macht sich das Kind die Welt zu eigen und wird gleichzeitig ein Teil der Welt. Das Kind als Familienmitglied entwickelt ein Modell, in dem die persönlich bedeutsamen familiären Identifizierungen niedergelegt sind. Die Vorstellungen von sich selbst und von anderen Personen gestalten sich zu einer inneren „Landkarte" der interpersonalen und intrapsychischen Realität, die für einen jeden natürlich unterschiedlich aussieht. Das Konzept des „mapping" von Friedmann (1975) bezeichnet die innerpsychische Kristallisation von prägenden Erfahrungen. Dieser Begriff deutet daraufhin, dass die verschiedenen Kristallisationen, die letztendlich die für den Einzelnen spezifische innerseelischen „Landkarte" ausmachen, miteinander in Verbindung stehen. An anderer Stelle wurde auf die Korrespondenz zwischen den verinnerlichten „persönlichen Lebensentwürfen" und den familiären Beziehungen hingewiesen (Cierpka 1987, 1989). Die Entwicklung eines Familiengefühls geht mit der innerseelischen Strukturbildung der Familienrepräsentanzen und der Familienidentität einher (Cierpka 1992). Der psychoanalytische Strukturbegriff bezeichnet dabei die stabilisierte und die stabilisierende Funktion der innerseelischen Organisationsformen.

3. Wie organisiert sich die Familie als Familie?

3.1 Die Aufgaben der Familie

Was sollte eine Familie leisten? Was ist das Besondere im Zusammenleben einer Familie? Um die zentralen Funktionen zu identifizieren, die die Organsiation der Familie als Familie ermöglichen, ist zunächst nach den Aufgaben der Familie zu fragen.
Die Familie hat verschiedene Aufgaben zu erfüllen:

Die tagtägliche Problemlösung:
Die basalen Aufgaben garantieren die materielle Versorgung, etwa von Essen, Schutz, Gesundheit usw. Die Familie verschafft dem Kind in der Regel den Kontext für die somatische Integrität (nature) und die emotionale Einbettung (nurture). Für die Alltagsbewältigung ist eine angemessen gute und relativ konfliktarme Gruppen- bzw. Familienatmosphäre notwendig.
Die Entwicklung des Einzelnen bei Aufrechterhaltung des Ganzen:
Ganz überwiegend ist es die Aufgabe der Familie, dem Kind die fördernde Umwelt zur Verfügung zu stellen, damit die notwendigen Reifungsschritte und die adäquate psychische Entwicklung erfolgen können (Winnicott 1974; Stern 1985). Jedem Familienmitglied werden optimalerweise jene Bedingungen geschaffen, die es für seine Reifung der Ich-Funktionen benötigt. Für das Kind günstige psychologische Entwicklungs- und Wachstumsprozesse tragen in erheblichem Maße zur psychischen Stabilität des Erwachsenen bei (Tress 1986). Mit Erikson (1966) geht man von einer lebenslangen Entwicklung des Individuums aus. Die Familie muss diesen Veränderungen Rechnung tragen können. „Funktionale" Familien erfüllen dann ihre „Funktion", wenn sie ihre Entwicklungsaufgaben so erfüllen, dass dem Kind oder Jugendlichen die Reifung und das psychische Wachstum an den Schwellensituationen (erste Selbständigkeit in Kindergarten und Schule, Veränderungen in der Pubertät, Ablösung vom Elternhaus) ermöglicht wird. Wenn „dysfunktionale Familien" diese Aufgaben nur ungenügend erfüllen, werden den Familienmitgliedern keine altersentsprechenden Entwicklungsmöglichkeiten geboten.
Ein Zusammenleben der Familienmitglieder:
Familien sind durch das Miteinander von Generationen charakterisiert. Das Zusammenleben von – in der Regel Eltern und Kindern –, ist idealerweise von einem Miteinander in größtmöglicher Intimität und Privatheit gekennzeichnet. Keine andere Lebensform erlaubt in der Regel soviel Sicherheit, Affekttoleranz und so viel Regressionsmöglichkeit.

3.2 Wie funktioniert eine Familie?

Welche Dimensionen lassen sich identifizieren und dann operationalisieren, um die Aufgabenerfüllung in diesem Sinne zu ermöglichen? Diese Fragestellung folgt heuristisch dem sog. „dimensionalen Modell" der Familienforschung (Fisher 1977), das auf eine krankheitsbezogene Kategorisierung der Familien verzichtet. Stattdessen werden die Familien entlang einem Kontinuum auf verschiedenen Dimensionen eingestuft, die etwas über die Stärken und Schwächen der Familien aussagen. Es gibt dann keine festen Gruppen sondern ein spezifisches Geflecht von Beziehungen zwischen diesen Dimensionen mit jeweils verschiedenen Ausprägungen der Dimensionen für jede Familie. Eine Klassifikation der Familie oder die Kategorisierung der Dysfunktionalitäten erfolgt auf der Basis der multidimensionalen Strukturen der Familien.

Verschiedene Prozessmodelle wurden auf dem Hintergrund unterschiedlicher familientheoretischer Vorstellungen entwickelt. Beavers und seine Mitarbeiter verfolgten z. B. das Ziel, ein Prozessmodell zu entwickeln, das zwischen klinischen und nicht-klinischen (den sog. „normalen“) Familien unterscheiden kann (Beavers 1982; Beavers u. Voeller 1983; Beavers 1990, 1991, 1993). Die Beavers Interaktionsskalen basieren auf zwei grundlegenden Dimensionen: Familienkompetenz und Familienstil (eher zentripetaler bzw. zentrifugaler Familienstil). Familienkompetenz beschreibt, wie sich eine Familie als interaktionelle Einheit organisiert. Die Beurteilung der Kompetenz der Familie führt zur Aussage über die vorhandenen Ressourcen, also zu einer Aussage darüber, was an Fähigkeiten in einer Familie vorhanden ist.
Das Familienmodell ist besonders gut geeignet, um die Organsiationsprozesse in Familien darzustellen (Steinhauer et al. 1984; Cierpka 1990). Es operationalisiert in sieben Dimensionen, wie sich eine Familie als Familie organsiert und damit die Entwicklung der Einzelnen gewährleistet ohne die Aufrechterhaltung der Familie zu gefährden. Eine erfolgreiche Aufgabenerfüllung erfordert die Differenzierung von Rollen in einer Familie und die entsprechende Bereitschaft der Familienmitglieder, die ihnen zugeteilten Rollen zu übernehmen. Für das Verständigen über Rollenzuweisungen und -übernahmen ist eine möglichst effektive Kommunikation notwendig. Die Intensität der Gefühle, die Emotionalität, kann die Kommunikation entweder stören oder erleichtern und zur erfolgreichen Rollenerfüllung beitragen. Das emotionale Interesse der einzelnen Familienmitglieder füreinander ist in der Dimension „Affektive Beziehungsaufnahme“ enthalten. Als Kontrolle wird der Prozess bezeichnet, mit dem sich die einzelnen Familienmitglieder untereinander beeinflussen. Die Familienmitglieder sollten fähig sein, bestimmte Funktionen zuverlässig aufrechtzuerhalten, andere in eher flexibler Weise zu verändern. Die gesellschaftlich vermittelten Werte und Normen werden von der Familie übernommen und gehen in alle diese Dimensionen ein.

3.3 Das „Strukturniveau“ der Organsiationsprozesse

Lassen sich die Dysfunktionalitäten in diesen Prozessen quantifizieren? Kann man Störungsgrade oder ein „Strukturniveau“ in diesen Organsationsprozessen der Familie bestimmen? Die Funktionalität des Familiensystems kann an der Frage festgemacht werden, wie die Entwicklung und Reifung des Einzelnen ermöglicht wird, ohne die Aufrechterhaltung der Familie zu gefährden. An dem Grad der Gewährleistung elementarer Funktionen, die einerseits ein psychisches Wachstum bzw. eine psychische Reifung des Einzelnen ermöglichen und andererseits das Familienleben aufrechterhalten, kann man dann Störungsgrade oder Strukturniveaus ablesen. Auch die Frage, wie das intime Zusammenleben das Bedürfnis nach Bindung und Miteinander in größtmöglicher Sicherheit gewährleistet, läßt sich mithilfe der Dimensionen des Familienmodells beantworten. Wie gut, wie effizient, wie angemessen funktioniert die Familie in diesen dimensional beschriebenen Bereichen? Die sieben Dimensionen des Familienmodells lassen sich so quantifizieren, dass Stärken und Schwächen auf jeder Dimension beschrieben werden können. Im Familiengespräch und in der Forschung kann mithilfe von Ratinginstrumenten oder Fragebögen (Familienbögen, Frevert und Cierpka 1995) der Grad der Funktionalität bzw. Dysfunktionalität erfasst werden.

4. Wie organisiert sich die Familie innerhalb des sozialen und gesellschaftlichen Kontextes?

Familien sind in den sozialen Kontext der Nachbarschaft, der Gemeinde, der Stadt, und darüberhinaus in kulturelle und gesamtgesellschaftliche Bedingungen eingebettet. Die Familie muss sich an die Umgebung anpassen können, damit es zu einem fruchtbaren AustauschProzess kommen kann. Die Familie selbst ist aber auch eine „Keimzelle" der Gesellschaft und entwickelt Werte und Normen, die von der Gesellschaft assimiliert werden.
Werte und Normen werden über die Generationen der Familie tradiert. Dies gilt insbesondere für die moralischen und religiösen Maßstäbe, welche festlegen, was moralisch akzeptabel oder im ethischen Sinne wertvoll ist. Viele dieser moralischen oder religiös beeinflußten Wertvorstellungen finden sich in den (explizit oder implizit formulierten) Regeln der Familie wieder. Die Normen einer Familie beschreiben querschnittsmäßig die Summe der Wertvorstellungen, die in derselben als akzeptabel gelten. Sie legen die Minimalanforderungen hinsichtlich der Standards für die einzelnen Familienmitglieder fest. So sind Individuationsprozesse insofern von diesen Normvorstellungen beeinflußt, als z. B. der Zeitpunkt der Loslösung in den Familien sehr verschieden verhandelt werden kann. Auch der Zeitpunkt der Heirat ist von familiären und gesellschaftlich-kulturellen Vorstellungen abhängig. Dies erinnert an die wechselseitigen Identifizierungen und die damit in Zusammenhang stehenden Gefühlsbindungen, wie sie von Freud (1923) beschrieben wurden. Wechselseitige Identifizierungen setzen gemeinsame Ideale in der Familie voraus, die von den Familienmitgliedern anerkannt und geteilt werden.
Die Familie unterscheidet sich von anderen Kleingruppen durch die sog. Mehrgenerationenperspektive und die damit implizierte existentielle Verbundenheit. Familien haben eine eigene Geschichte, die mit Ideologien, bestimmten Werten und Normen, aber auch Familienmythen verbunden ist. Die Familienmitglieder sind im Zusammenleben so sehr miteinander verbunden, dass sie im gesellschaftlichen Kontext als eigenständige Gruppe gelten und als eine Figur vor dem kontextuellen Hintergrund beschrieben werden können.
Empirisch orientierte Familiendiagnostiker beschreiben die Funktionalität dieser Systemmerkmale mit den familiären Dimensionen Kohäsion und Adaptabi-

lität. Olson (1983) definiert Kohäsion als emotionale Bindung der Familienmitglieder. Die extrem hohe Ausprägung von Kohäsion bezeichnet Olson als Verstrickung, die eine Überidentifikation mit der Familie beinhaltet und eine Individuation der Familienmitglieder verhindert. Extrem niedrige Kohäsion ist durch Beziehungslosigkeit der Familienmitglieder untereinander gekennzeichnet und wird Losgelöstheit genannt. Die Familienmitglieder streben von der Familie weg, hin zu außerfamiliären Erfahrungswelten. Dazwischen liegen die Bereiche der Getrenntheit und Verbundenheit, in denen mehr oder weniger angemessene emotionale Bindungen der Familienmitglieder zueinander registriert werden. Die Fähigkeit eines Paar- bzw. Familiensystems, seine Machtstrukturen, Rollenbeziehungen und Beziehungsregeln entsprechend den situativen und entwicklungsbedingten Belastungen zu verändern, wird von Olson (1983) als Adaptabilität bezeichnet. Diese Dimension basiert also im wesentlichen auf dem Konzept der „dynamischen Veränderung" (Olson 1983, S. 77), welche sich auf einem Kontinuum von Morphogenese (allmähliche Veränderung) nach Morphostase (keine Veränderung, Stabilität) bewegt. Familien können so graduell (von besonders wenig bis besonders stark) entlang der Dimensionen Kohäsion und Adaptabilität charakterisiert werden.

5. Die Schnittstellen und Verknüpfungen der Ebenen

Die Differenzierung der Familiendiagnostik auf drei Ebenen wirkt statisch, weil zunächst auf die Wechselwirkungsprozesse zwischen den Ebenen nicht eingegangen wurde. Alle individuellen und interpersonellen Dimensionen können als Teilaspekte des Gesamtsystems beschrieben werden. Durch die Konzeptualisierung der theoretischen Verknüpfungen zwischen der individuellen, zwischenmenschlichen und der außerfamiliär/gesellschaftlichen Ebene wird der Schwerpunkt von der Beschreibung der Faktoren selbst auf deren Interaktion ausgeweitet. Um Aussagen über die Schnittstellen zwischen des Systemen machen zu können, ist es notwendig, unterschiedliche theoretische Ansätze einzubeziehen und teilweise zu integrieren. Nur ein solch pluralistischer Ansatz ist in der Lage, der Komplexität der Familie gerecht zu werden und das wechselseitige Verhältnis zwischen den Ebenen zu berücksichtigen.
Einige Psychoanalytiker versuchten, die individuumszentrierte psychoanalytische Theorie mit systemischen Konzepten zu verbinden und das Individuum im Kontext der Beziehungsysteme zu verstehen, in der es lebt. Vor allem Bowen (1960) und danach Marmor (1975), Havens (1973), Slipp (1980), Flomenhaft and Christ (1980), Kantor (1980), Framo (1981) und Steinhauer (1984, 1986) fordern einen einheitlichen konzeptuellen Rahmen, in dem die unterschiedlichen theoretischen Vorstellungen Platz haben sollten. In Deutschland haben Fürstenau (z.B. 1992), Buchholz (z.B. 1990, 1993) und Cierpka (z.B. 1990,

1996) dazu beigetragen, dass die Vorteile einer integrativen Sichtweise für die psychotherapeutische Behandlung gesehen werden.
Steinhauer (1986) spricht von einem „interface“ an der Verbindungsstelle zweier verschiedener Ebenen. Er nennt zum Beispiel interfaces im intrapsychischen Bereich zwischen Ich und Über-Ich, auf der interpersonalen Ebene zwischen Mann und Frau, Eltern und Kindern oder zwischen Familie und Umwelt. Der englischsprachige Begriff des „interface“ ist dem deutschen Begriff der Schnittstelle vorzuziehen, weil ein „interface“ z. B. in der Computertechnologie etwas Verbindendes kennzeichnet, während die „Schnittstelle“ eher auf das Trennende hinweist.
Normalerweise befinden sich die Kontrollfunktionen dieser „interfaces“, die die Grenze zwischen den Systemen sichern, im Gleichgewicht. Das Äquilibrium setzt keine Kräfte frei, die zur Veränderung drängen. Spannung und subjektiv erfahrbare Angst sind dann nicht spürbar. Beispielsweise sind die von einem Familienmitglied intrapsychisch determinierten Wünsche an ein anderes Familienmitglied dann kein Problem, wenn diese Wünsche vom anderen befriedigt werden und der Rest der Familie damit einverstanden ist.
Es ist damit zu rechnen, dass sich Störungen des Gleichgewichts in einem System, die zu Spannungen an den Schnittstellen mit anderen Systemen führen, als Belastungen in den angrenzenden Systemen auswirken (Steinhauer und Tisdall 1984). Diese Störungen müssen, wenn sie nicht korrigiert werden, von den hierarchisch übergeordneten Systemen kompensiert werden. Ein schwer depressiv erkrankter Vater, bei dem sog. endogene Krankheitsursachen vermutet werden, wird mit seinem vorwiegend individuellen Problem andere Subsysteme in der Familie (z. B. die Ehe) schwer belasten. Solche funktionellen Störungen können, falls sie lange andauern und schwerwiegend sind, im Sinne einer Anpassungsleistung zu Veränderungen in der Familienstruktur, also einer weiteren, komplexeren Ebene, führen. Das Modell der Schnittstellen zwischen den Ebenen erlaubt klinische Aussagen hinsichtlich der Indikationsstellung.

Der Zusammenhang zwischen individuellem Symptom und dysfunktionellen familiären Organisationsprozessen

Für die Entstehung, die Aufrechterhaltung und den Verlauf von psychischen Problemen oder gar Erkrankungen ist der Zusammenhang zwischen familiären Dysfunktionalitäten und dem Symptom relevant. Ein Ziel der Familiendiagnostik ist, den Beitrag der familiären Faktoren bei der Symptombildung und -auflösung abzuschätzen. Wenn man dem Mehrebenen-Modell folgt, ergeben sich zur Erfassung der Funktionalität der Familie mehrere Schritte:

1. Jede Systemebene muss für sich beurteilt werden. Der Blick durch die unterschiedlichen diagnostischen Fenster wird meistens durch unterschiedliche theoretische Brillen geleitet. Auf der individuellen Ebene stellt sich die Frage, wie die intrapsychische Welt (das „Selbst“) in der Interaktion mit der Umwelt (den „Objekten“) funktioniert. Die Dimensionen des

Familienmodells ermöglichen eine Beurteilung von Stärken und Schwächen der Familie und erlauben deshalb eine Einschätzung ihrer Organisationsprozesse. Die Dimensionen der Adaptabilität und Kohäsion beschreiben, wie adäquat eine Familie mit dem sozialen Kontext interagiert.

2. Um den Zusammenhang zwischen einem Problem oder einem Symptom und der Qualität der Organisationsprozesse in der Familie zu erfassen, muss geklärt werden, welche Wechselwirkungsprozesse zwischen den Ebenen zu „Abschwächungen" bzw. zu „Verstärkungen" der dysfunktionellen Prozesse führen.
3. Für psychosomatische Erkrankungen ist noch ein weiterer Schritt im diagnostischen Prozess notwendig. Zusätzlich zu den oben genannten zwei Schritten muss das „interface" zur biomedizinischen Ebene bedacht werden. Der rätselhafte Sprung im Leib-Seele-Problem beinhaltet die Frage, wie sich seelische und körperliche Vorgänge beeinflussen und umgekehrt. Für jedes Krankheitsbild müssen „Schlüsselkonzepte" für die interfaces zwischen den individuellen, familiären und sozialen Faktoren identifiziert und beschrieben werden (Cierpka et al. 1999). Für jede psychosomatische Erkrankung benötigt man deshalb ein Entwicklungsmodell der Störung, das duch unterschiedliche dysfunktionelle Prozesse zu charakterisieren ist. Die interfaces zwischen den biologischen und psychologischen Faktoren sind mithilfe der Systemtheorie als Feedbackprozesse zwischen dem Familiensystem und den immunologischen bzw. endokrinologischen Parametern des Menschen zu verstehen. Einflüsse der Familiendynamik auf den Immunstatus zeigen sich als Auswirkungen von belastenden Lebensereignissen in der zellulären Immunreaktion, mit der Folge einer erhöhten Inzidenz von Infektionserkrankung und Neoplasie (Ramsey 1989, Cierpka et al. 2001). In den endokrinen Feedback-Kreisläufen wirkt sich die Familiendynamik als Stimulus im Informationsprozess über das Gehirn bis in die humoral gesteuerten Endorgane aus. Familiäre Konflikte und dysfunktionelle familiäre Organisationsprozesse beeinflussen als Stressstimuli z. B. Metabolismus, Wachstum und Reproduktionsprozesse.
4. Wesentlich ist die Berücksichtigung des Symptom-Kontext bei diesem mehrschrittigen Vorgehen. Den Kliniker interessieren vor allem die Determinanten, die zu einem bestimmten Zeitpunkt in der individuellen und familiären Entwicklungsgeschichte und unter bestimmten situativen und kontextuellen Bedingungen die Symptomatik auslösen, aggravieren oder auch wieder auflösen. Nur so wird die Untersuchung der Schlüsselkonzepte für den Diagnostiker handlungsleitend, weil die problemauslösenden Faktoren identifiziert und bearbeitet werden können.

Literatur

Beavers W (1982) Healthy, midrange, and severely dysfunctional families. New York: Guilford Press
Beavers WR, Voeller, MN (1983) Family models: Comparing and contrasting the Olson Circumplex model with the Beavers systems model. Family Process 22: 85-98
Beavers W, & Hampson R (1991) Successful families. Assessment and intervention. Workshop der Jahreskonferenz der American Association for Marriage and Family Therapy. Dallas, USA
Beavers W, & Hampson R (1993) Measuring family competence. New York: Guilford Press
Beavers, W, Hampson, R, & Hulgus, Y (1990) Beavers Systems Model Manual. Southwest Family Institute, Dallas TX
Bowen M (1960) The family as the unit of study and treatment. Am J Orthopsychiatry 31: 40-60
Buchholz M (1990) Die unbewusste Familie. Psychoanalytische Studien zur Familie in der Moderne. Berlin, Heidelberg, New York: Springer
Buchholz MB (1983) Psychoanalytische Familientherapie. In Schneider K (Eds), Familientherapie in der Sicht psychotherapeutischer Schulen. Paderborn: Junfermann.
Cierpka M (1989) „Persönliche Lebensentwürfe" und familiärer Kontext. Prax Psychother Psychosom, 34: 165-173
Cierpka M (1990) Zur Diagnostik von Familien mit einem schizophrenen Jugendlichen. Heidelberg: Springer
Cierpka M (1992) Zur Entwicklung des Familiengefühls. Forum Psychoanal 8: 32-46
Cierpka M (Hrsg) (1996) Handbuch der Familiendiagnostik. Berlin Heidelberg New York: Springer
Cierpka M (Hrsg) (1987) Familiendiagnostik. Heidelberg Berlin New York Tokyo: Springer
Cierpka M, Krebeck S & Retzlaff R (2001) Arzt, Patient und Familie. Stuttgart: Klett Cotta
Cierpka M & Frevert G (1995) Die Familienbögen. Ein Inventar zur Einschätzung von Familienfunktionen. Göttingen: Hogrefe.
Cierpka M, Reich G & Kraul A (1998) Psychosomatic medicine and family psychopathology. In L'Abate G (ed) Handbook of Family Psychopathology. New York: The Guilford Press, 311-332
Cromwell RE & Peterson GW (1983) Multisystem-multimethod family assessment in clinical contexts. Family Process 22: 147-163
Erikson EH (1966) Identität und Lebenszyklus. Frankfurt am Main: Suhrkamp
Flomenhaft K & Christ A (1980) The challenge of family therapy: a dialogue for child psychiatric educators. New York: Plenum Press

Framo J (1992) Family-of-Origin-Therapy. An intergenerational approach. New York: Brunner/Mazel

Freud S (1923b) Das Ich und das Es. GW Bd 13, 235-289

Friedmann L J (1975) Current psychoanalytic object relations theories and its clinical implications. Int J Psychoanal 56: 137-146

Fürstenau P (1992) Entwicklungsförderung durch Therapie. München: Pfeiffer

Gurman AS, Kniskern DP (1978) Research on marital and family therapy: Progress, perspective and prospect. In Garfield S, Bergin A (Eds.) Handbook of psychotherapy and behavior change: An empirical analysis (2nd ed) New York: Wiley

Gurman AS, Kniskern DP, Pinsof WM (1986) Research on the process and outcome of marital and Family Therapy. In Garfield S, Bergin A (Eds.) Handbook of psychotherapy and behavior change (3rd ed) New York: Wiley.

Havens LL (1973) Approaches to the mind. Boston: Little Brown

Kantor D (1980) Critical identity image. A concept linking individual couple and family development. New York: Grune & Stratton

Kreppner K & Lerner R (1989) Family system and life-span development. Hillsdale: Erlbaum

Laireiter R (2000) Diagnostik in der Psychotherapie. Wien: Springer

Marmor J (1975) The nature of the psychotherapeutic process revisited. J Can Psych Assoc 20: 557-65

Miller IG (1978) Living systems. New York: McGraw-Hill

Minuchin S (1977) Familie und Familientherapie. Freiburg i Br: Lambertus

Minuchin S (1983) Praxis der Familientherapie. Freiburg i Br: Lambertus

Minuchin S, Rosman B, Baker L (1983) Psychosomatische Krankheiten in der Familie. Stuttgart: Klett-Cotta

Ramsey CN (1989) The science of family medicine. In Ramsey CN (Hrsg) Family systems in medicine. New York: The Guilford Press, 3-17

Scheflen AE (1981) Levels of schizophrenia. New York: Brunner & Mazel.

Slipp S (1980) Interactions between the interpersonal in families and individual intrapsychic dynamics. In JK Pearce & LJ Friedmann (Eds) Family therapy New York: Grune & Stratton

Steinhauer P (1986) Beyond family therapy - Towards a systemic and integrated view. Unveröffentl. Manuskript University of Toronto

Steinhauer PD, Tisdall GW (1984) The integrated use of individual and family psychotherapy. Can J Psychiatry 29: 89-97

Steinhauer PD, Santa-Barbara J & Skinner HA (1984) The process model of family functioning. Can J Psychiatry 29: 77-88

Stern D (1985) Die Lebenserfahrung des Säuglings. Stuttgart: Klett-Cotta

Tress W (1986) Das Rätsel der seelischen Gesundheit. Traumatische Kindheit und früher Schutz gegen psychogene Störungen. Göttingen: Vandenhoeck & Ruprecht

Teil III: Empirische Ergebnisse zur Struktur der Persönlichkeit

Einleitung

Einigendes Band der Arbeiten im dritten Teil ist die empirische Fundierung der Aussagen, die allerdings durchaus verschiedene Aspekte des Strukturthemas zum Inhalt haben. In einem Beitrag von Gerd Rudolf und Mitarbeitern wird die auch konzeptuell wichtige Beziehung von struktureller Störung und Persönlichkeitsstörung anhand von Daten aus der stationären Psychotherapie untersucht. Dabei erweist sich nicht nur der Vergleich von globalen Strukturniveaus zwischen Patienten mit Neurosen sowie leichten und schweren Persönlichkeitsstörungen als bedeutsam, sondern vor allem auch der Vergleich der qualitativen Muster struktureller Beeinträchtigung. Tilman Grande und Mitarbeiter stellen einen empirischen und konzeptuellen Vergleich von OPD und den „Scales of Psychological Capacities“ von Waller-stein und Mitarbeitern vor; die Herausarbeitung der beträchtlichen Unterschiede im zugrundeliegenden Begriff von Struktur trägt im Sinne der Arbeiten im ersten Teil des Buches zur konzeptuellen Klärung bei. Claudia Oberbracht untersucht den therapeutisch sehr wichtigen Zusammenhang zwischen der Einschätzung des Strukturniveaus des Patienten und der Entwicklung der therapeutischen Arbeitsbeziehung vom Anfang bis zum Ende einer stationären Psychotherapie. Stefanie Wilke und Claudia Pauli-Magnus berichten in einer qualitativen Studie auch anhand einer Falldarstellung über die strukturellen Veränderungen im Rahmen einer ambulanten Psychoanalyse; der im Vergleich zum Begriff „Struktur der Persönlichkeit“ umfassendere Begriff der strukturellen Veränderung meint hier auch therapieinduzierte Veränderungen in anderen nicht direkt symptombezogenen Bereichen der Persönlichkeit wie Konflikten und Beziehungsmustern.

Strukturelle Aspekte der Persönlichkeitsstörungen

Gerd Rudolf, Thorsten Jakobsen, Tilman Grande und Claudia Oberbracht

1. Einleitung: Klassifikationsprobleme

Inwieweit lassen sich strukturelle Gesichtspunkte verwenden, um Patienten mit unterschiedlichen Diagnosegruppen zu charakterisieren? Besonderes Interesse richtet sich dabei auf die Diagnosegruppe der Persönlichkeitsstörungen, welche sehr verschiedenartige Störungsbilder in sich versammelt. Einige von ihnen gelten als besonders „schwer" im Hinblick auf das Ausmaß ihrer Symptomatik, ihres dysfunktionalen Verhaltens und ihrer psychotherapeutischen Zugänglichkeit (z.B. die emotional instabile Persönlichkeitsstörung). Andere ähneln in ihrer Beschreibung den Neurosen der früheren Terminologie (z.B. die ängstlich-vermeidende Persönlichkeitsstörung). Keine andere Störungsgruppe wurde in den letzten Jahren in so zahlreichen Buchveröffentlichungen, Sonderheften von Zeitschriften und sogar in neugegründeten Journalen (z.B. PTT, Persönlichkeitsstörungen, Theorie und Therapie) diskutiert. Angesichts der außerordentlichen Popularität und Aktualität des Themas kann auf den Versuch verzichtet werden, hier einen Literaturüberblick zu geben. Neben klassifikatorischen, epidemiologischen und biologischen Aspekten ist die Entwicklung therapeutischer Modelle und die Evaluation ihrer Anwendung von herausragender Wichtigkeit. Als Beispiel sei der von Kernberg et al. (2000) herausgegebene Band erwähnt, in dem der aktuelle Wissensstand von 62 Autoren auf knapp 1000 Seiten diskutiert wird. Nirgendwo sonst in der Psychotherapie (vielleicht von der Traumatherapie abgesehen) lässt sich gegenwärtig eine solche Aktivität der Forschung und der allgemeinen Diskussion beobachten. Die hier gewonnenen Erfahrungen werden sicher in absehbarer Zeit deutliche Rückwirkungen auf das Krankheitsverständnis und wohl auch auf die Klassifikation der Persönlichkeitsstörungen haben.
Wenn wir hier den strukturellen Aspekt in die Diskussion um die Persönlichkeitsstörung hineintragen, dann tun wir das ebenfalls unter vorwiegend therapeutischen Gesichtspunkten: Das strukturelle Verständnis einer Störung hat erhebliche Auswirkungen auf die Planung und Durchführung von Psychotherapien. Eine moderne Psychotherapie muss dem jeweiligen Patienten die Stützen und Entwicklungshilfen geben, die er störungsspezifisch benötigt und sie muss dabei seine erhaltenen Möglichkeiten nutzen und seine vorhandenen Grenzen respektieren. Störungsbezogenheit und Symptomorientierung gewin-

nen daher auch zunehmend Bedeutung in den psychodynamische Psychotherapien, die in ihren ursprünglichen psychoanalytischen Wurzeln nur wenig individuumspezifische Modifikationen nahegelegt haben.
Im Folgenden werden wir daher an Patientenstichproben aus der stationären Psychotherapie der Frage nachgehen, wieweit sich unterschiedliche Diagnosegruppen und speziell Unterformen der Persönlichkeitsstörungen unterscheiden, wenn eine strukturelle Charakterisierung zugrunde gelegt ist.

2. Ein Fallbeispiel

Ein Mitte 40-jähriger Mann wird wegen massiver vielfältiger Symptomatik einschließlich Suizidalität stationär aufgenommen. In der Selbsteinschätzungsversion des Psychischen und sozialkommunikativen Befunds PSKB-SE (Rudolf 1991) werden in 6 von 9 Skalen hoch auffällige Werte erreicht: Körperbezogene Ängste sind am stärksten ausgeprägt, ferner bestehen soziale Ängste, depressiv-suizidale Symptome, multiple Körperbeschwerden. Unter den Persönlichkeitsskalen fällt auf, dass er eine hohe Rücksichtserwartung hat und dass er gleichzeitig an sich und Andere starke Ansprüche richtet.
Gemessen an seinen vielfältigen Beschwerden erscheint er von außen gesehen sehr locker und munter. Zu den Einzelsitzungen oder Visiten kommt er gelegentlich in auffallend kurzen Hosen, so als wäre er 15 Jahre alt oder befände sich im Strandurlaub. In seinem Selbstverständnis erlebt er sich als Versicherungsagent und Börsenmakler, aus der Sicht der Sozialarbeiterin ist von Langzeitarbeitslosigkeit und einem großen Schuldenberg die Rede. Auf der Station werden rasch massive Beziehungskonflikte berichtet, weil der Patient alle Frauen potentiell für Huren hält und ihnen gut gemeinte Ratschläge gibt, wie sie sich weniger nuttig verhalten könnten. Die daraus resultierende Empörung seiner Mitpatientinnen verwundert und erschreckt ihn, ohne dass er sie verstehen könnte. Biographischer Hintergrund ist die Tatsache, dass die Mutter des Patienten eine alkoholabhängige, sozial instabile Frau war, die zumindest aus der Sicht des Patienten ihr Geld mit Gelegenheitsprostitution verdiente.
Das therapeutische Szenario soll hier nicht weiter ausgemalt werden. Man kann sich leicht vorstellen, dass es dabei permanent um Fragen des Selbstbildes und des Objekterlebens geht, um die Sehnsucht nach Zugehörigkeit und die Destruktion von Beziehung, letztlich um das Überlebenkönnen oder Zugrundegehenmüssen. Hinter dem lärmenden Beziehungsverhalten des Patienten verbergen sich unvermutete Aspekte seines subjektiven Erlebens.

In seiner Selbsteinschätzung im Inventar interpersoneller Probleme (IIP) (Horowitz et al 1994) formuliert der Patient:
Es fällt mir **sehr** schwer,
- anderen Menschen zu vertrauen
- die Ansichten eines Anderen zu verstehen
- ein Gefühl von Liebe zu jemandem zu empfinden
- alleine zu sein
- jemand Anderem zu verzeihen nachdem ich ärgerlich war
- selbstbewusst zu sein, wenn ich mit Anderen zusammen bin

Eine weitere Facette seines verborgenen Erlebens wird erkennbar aus den Aussagen, denen der Patient im Narzissmus-Inventar (Denecke und Hilgenstock 1989) völlig zustimmt.
- Oftmals sehne ich mich nach unendlich viel Ruhe und Frieden und nichts als das
- Man kann sich furchtbar schämen, wenn man glaubt, versagt zu haben
- Es dauert sehr lange, bis ich zu einem Menschen Vertrauen fasse
- Meine Stimmungen können sehr plötzlich von einem Extrem ins andere umschlagen
- Ich bin sehr sprunghaft in meinen Gedanken und Gefühlen

Wenn wir die im Kapitel Struktur der Persönlichkeit diskutierten Merkmale heranziehen (Rudolf, in diesem Band), wird rasch erkennbar, in welchen strukturellen Bereichen der Patient seine Schwierigkeiten erlebt: Sie liegen im Bereich des empathischen Objekterlebens (er kann Anderen nicht liebevoll vertrauend oder verzeihend begegnen), im Bereich der emotionalen Kommunikation (er kann die affektive Mitteilung Anderer nicht verstehen), im Bereich der Selbstwertregulierung (sein Selbstbewusstsein fällt in Gegenwart anderer in sich zusammen und Scham überwältigt ihn), im Bereich der Selbststeuerung (Stimmungen und Affekte überrollen ihn, während er sich zugleich nach friedlicher Harmonie sehnt). Die strukturelle Problematik dieses Patienten, bei dem, neben einigen anderen, die Diagnose einer narzisstischen Persönlichkeitsstörung gestellt wurde, ist offensichtlich.

3. Affektive und strukturelle Themen bei Patienten mit unterschiedlichen Diagnosen

In den folgenden Auswertungen werden verschiedene Jahrgangsstichproben stationär behandelter Patienten der Psychosomatischen Klinik Heidelberg untersucht. Es wurden dabei konsekutiv alle Patienten eines Jahrgangs einbezogen. Im Fall der diagnostischen Untersuchung handelt es sich um 100 Patienten, im Falle der Prä-Post-Untersuchung gingen 78 Patienten mit vollständigem Datensatz in die Untersuchung ein.

Um den Einfluss der Hauptdiagnose untersuchen zu können, wurden die Patienten auf der Grundlage der bei Behandlungsende ermittelten Diagnosen in drei Gruppen eingeteilt:

- Neu: Neurotische Störungen (ICD-10 Symptomdiagnosen ohne Vorkommen von Persönlichkeitsstörungen (z.B. phobische Störungen, Angststörungen, somatoforme Störungen, affektive Störungen)
- P I: Persönlichkeitsstörungen: Typ I (histrionische P, anankastische P, ängstliche (vermeidende) P, abhängige P)
- P II: Persönlichkeitsstörungen Typ II (schizoide P, emotional instabile P, paranoide P und sonstige (d.h. speziell narzisstische) P

Im Rahmen eines DFG-geförderten Graduiertenkollegs „Klinische Emotionsforschung“ werden mehrere Studien durchgeführt, welche sich mit der Entwicklung der Emotionalität im Verlaufe psychotherapeutischer Behandlungen beschäftigen. In dem Projekt von B. Klem (unveröffentlicht) wurde auf der Grundlage der OPD-Strukturachse und der OPD-Konfliktachse je eine Skala dysfunktionaler Affektivität entwickelt, die auf der Grundlage eines speziellen Interviews vor Therapiebeginn und nach Therapieende durch die Untersucherin eingeschätzt wurde. Dabei wurde erfasst, in welchem Maße emotionale strukturelle Fähigkeiten beeinträchtigt sind (z.B. Affektdifferenzierung, Affekttoleranz, Affektausdruck, Affektverständnis) und welche Affekte in dysfunktioneller Ausprägung vorhanden sind (z.B. Angst, Wut, Scham etc). In dem Interview vor Therapiebeginn wurden aus diesen beiden Listen 5 Foki festgelegt, welche die für den Patienten bedeutsamsten dysfunktionalen Affekte- bzw. das wichtigste strukturelle Affektthema erfassen.

Abbildung 1 zeigt die prozentuale Häufigkeit der 4 wichtigsten **dysfunktionalen Affekte**, die für die Patienten der 3 Diagnosegruppen als Fokus definiert wurden.

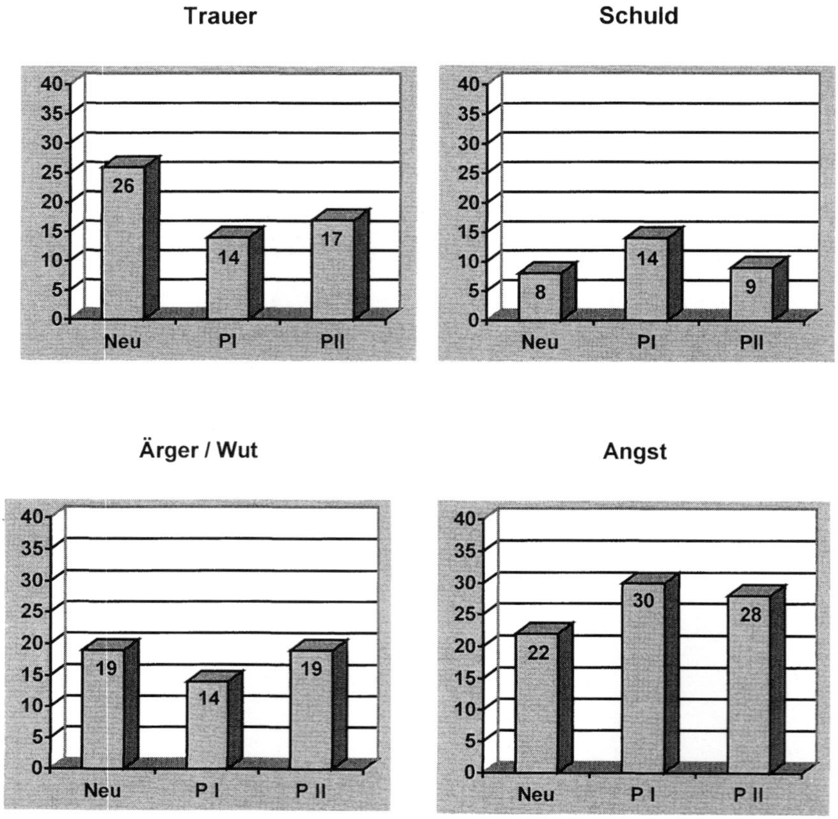

Abb. 1: Affektthemen als therapeutischer Fokus

Gewisse Unterschiede sind erkennbar, doch sind sie nicht so ausgeprägt, dass sie zu einer Charakterisierung der Diagnosengruppen geeignet wären. Entsprechend der theoretischen Annahme spielen depressive Affekte (Trauer) bei den beiden Gruppen der Persönlichkeitsstörungen eine geringere Rolle als bei den neurotischen Störungen. Umgekehrt lässt sich Angst bei den beiden Persönlichkeitsstörungen etwas häufiger beobachten als bei den Neurosen.
Auffallend ist die Tatsache, dass der Ärger-, Wutaffekt keineswegs kennzeichnend ist für die schweren Persönlichkeitsstörungen, sondern bei den neurotischen Störungen ebenso häufig als besonders wichtig gefunden wurden. Auch die Schuldthematik ist nicht, wie zu erwarten wäre, bei den neurotischen Störungen besonders häufig, sondern bei den Persönlichkeitsstörungen Typ I.

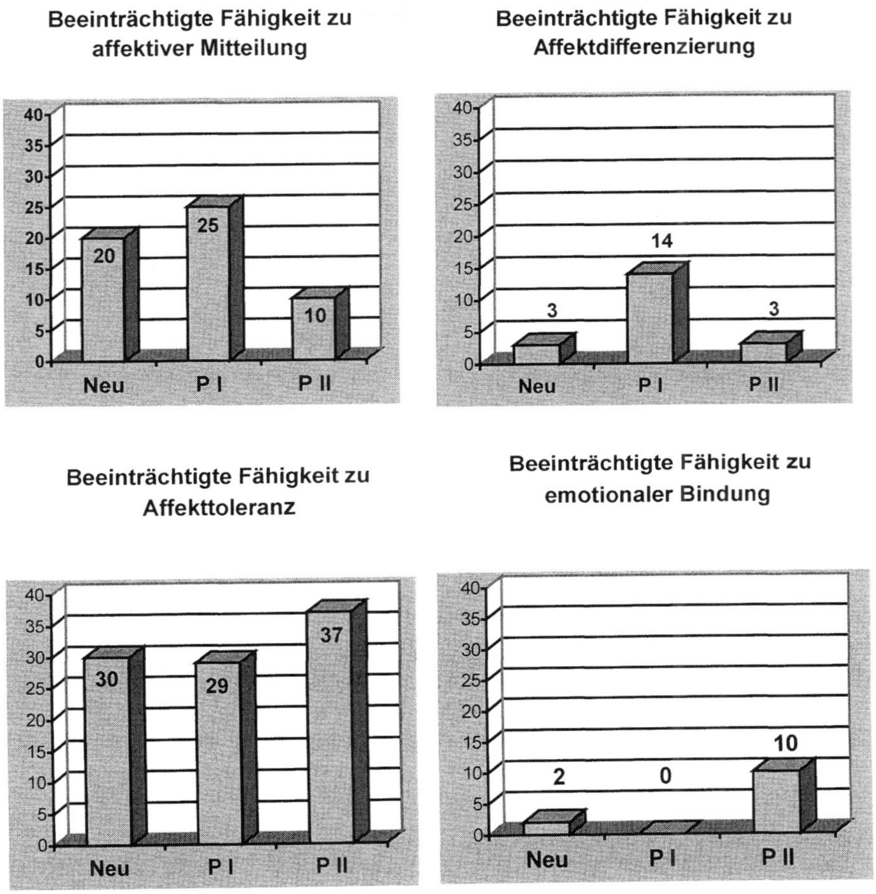

Abb. 2: Strukturelle Affektthemen als Therapiefokus

Untersuchen wir im Weiteren den Bereich der **strukturellen Affektthemen** zu Beginn der stationären Psychotherapie, so findet sich theoriekonform die beeinträchtigte Fähigkeit zur Affekttoleranz bei den schweren Persönlichkeitsstörungen besonders häufig. Es fällt jedoch auf, dass die beeinträchtigte Affekttoleranz auch bei den Neurosen und leichten Persönlichkeitsstörungen häufig registriert wird. Die für schwere Persönlichkeitsstörungen z.B. Borderline-Störung beschriebene Steuerungsschwäche scheint in diesem Vergleich also durchaus nicht so eindeutig kennzeichnend für diese Gruppe, sondern spielt bei allen Störungen im Erleben eine wichtige Rolle.

Besonders auffällig sind auch die Befunde zum Merkmal der beeinträchtigten Affektdifferenzierung und beeinträchtigten affektiven Mitteilung. Sie charakterisieren ebenfalls nicht die schweren Persönlichkeitsstörungen, sondern finden sich gehäuft in der Gruppe der Persönlichkeitsstörung Typ I.
Bei der Interpretation dieser Befunde muss wohl berücksichtigt werden, dass hier keine reine Außenbeobachterperspektive zugrunde liegt (wie beim OPD-Befund), sondern dass ein diagnostisches Gespräch der Untersucherin mit den Patienten zum Thema ihrer Affektivität den Befunden zugrunde liegt. Während die Beobachterperspektive einer OPD-Untersuchung erkennen lässt, dass Patienten mit schweren Persönlichkeitsstörungen ihre Affekte schwer differenzieren und wenig deutlich mitteilen können, kommt das diagnostische Gespräch mit den Patienten, welches notwendigerweise auch deren subjektives Erleben mitberücksichtigt, zu dem Ergebnis, dass die Neurosen und leichten Persönlichkeitsstörungen massiv das Gefühl haben, sich affektiv nicht äußern zu können, während die in diesem Bereich objektiv schwerer gestörten Patienten (PII) offenbar subjektiv daran weniger leiden.
Ein drittes Ergebnisbeispiel aus dieser Untersuchung an 78 stationär psychotherapeutisch behandelten Patienten zeigt, in welchen Bereichen die signifikanten **Veränderungen** im Vergleich der affektiven Befunde vor und nach der Therapie liegen.

Tab. 1: Affektive Veränderungen im Prä-Post-Vergleich

Neu	P St I	P St II
Neugier, Interesse ↑		
Enttäuschung ↓	**Enttäuschung ↑**	↑
	Mißtrauen ↓	**Mißtrauen ↓**
		Scham ↓
		F. zu Abschied Trauer ↑
		F. zu Affektsteuerung ↑
	F. zu Affektausdruck↑	
F. zu Objekt-Erleben ↑	**F. zu Objekt-Erleben ↑**	

Die neurotischen Patienten sind am Ende der stationären Psychotherapie weniger enttäuscht und stärker interessiert zugewandt. Ihre Fähigkeit, sich den Objekten empathisch zuzuwenden, erscheint verbessert. Dieser Befund erscheint ebenso theoriekonform wie jener bei den schweren Persönlichkeitsstörungen: Bei ihnen haben die vorher dysfunktional ausgeprägten Affekte des Misstrauens und der Scham bemerkenswert nachgelassen, während ihre Fähigkeit, trauern zu können und Abschied zu nehmen, zugenommen hat; ebenso wird bei ihnen eine verbesserte Affektsteuerung deutlich. Die beiden Befunde bestätigen anschaulich, was stationäre Psychotherapie bei unterschiedlich ausgeprägten Störungen (und insbesondere bei unterschiedlichem Strukturniveau) zu leisten vermag.
Auch die Gruppe der leichten Persönlichkeitsstörungen verbessert ihre Fähigkeit zum empathischen Objekterleben und vor allem zum Affektausdruck (in Abb. 2 war gezeigt worden, wie sehr sie unter der eingeschränkten affektiven Ausdrucksfähigkeit leiden). Ihre Misstrauenshaltungen sind ebenfalls geringer geworden. Auffallend ist die Tatsache, dass ihre Enttäuschungsbereitschaft zugenommen hat. Wir können davon ausgehen, dass diese Patienten, die vor allem unter sehr dysfunktionalen Beziehungserfahrungen bei gleichzeitig großen Beziehungssehnsüchten leiden, verstärkt mit ihren illusionären Hoffnungen und den damit verbundenen Enttäuschungen konfrontiert werden. Dafür spricht auch der Vorher-Nachher-Vergleich im Inventar der interpersonellen Probleme (IIP). Während die Neurosen und die schweren Persönlichkeitsstörungen hier Befundverbesserungen erkennen lassen, bleibt das IIP-Niveau bei den leichten Persönlichkeitsstörungen hoch und zeigt sogar eine zunehmende Tendenz.

4. Strukturniveau und Strukturfoki bei unterschiedlichen Diagnosegruppen

Im Gegensatz zu dem eben beschriebenen Interview, welches die für den Patienten erlebbaren Affektthemen aufgreift, und im Kontrast zu den Selbsteinschätzungsskalen, die den Patienten nach seiner bewussten Einschätzung fragen, stellt die OPD-Einschätzung die Außenbeobachtung eines Experten dar. Dem System Operationalisierte Psychodynamische Diagnostik (Arbeitskreis OPD 1996) liegt ein diagnostisches Interview in einer oder mehreren Sitzung zugrunde (Schauenburg et al. 1998), es können auch Arbeitsinterviews im Sinne des Beziehungsepisodeninterview (Dahlbender et al. 1993) eingesetzt werden. Das vom Untersucher geführte Gespräch bzw. dessen Videoaufzeichnung bildet die Grundlage für die diagnostische Urteilsbildung. Dabei erfolgt die Einschätzung der OPD-Achse Beziehung relativ nah am Beobachtbaren, während die Einschätzung der OPD-Konfliktachse und der OPD-Strukturachse in deutlichem Maße eine theoriegeleitete Beschreibung und Interpretation des vom Untersucher beobachteten oder vom Patienten beschriebenen Verhaltens darstellt.

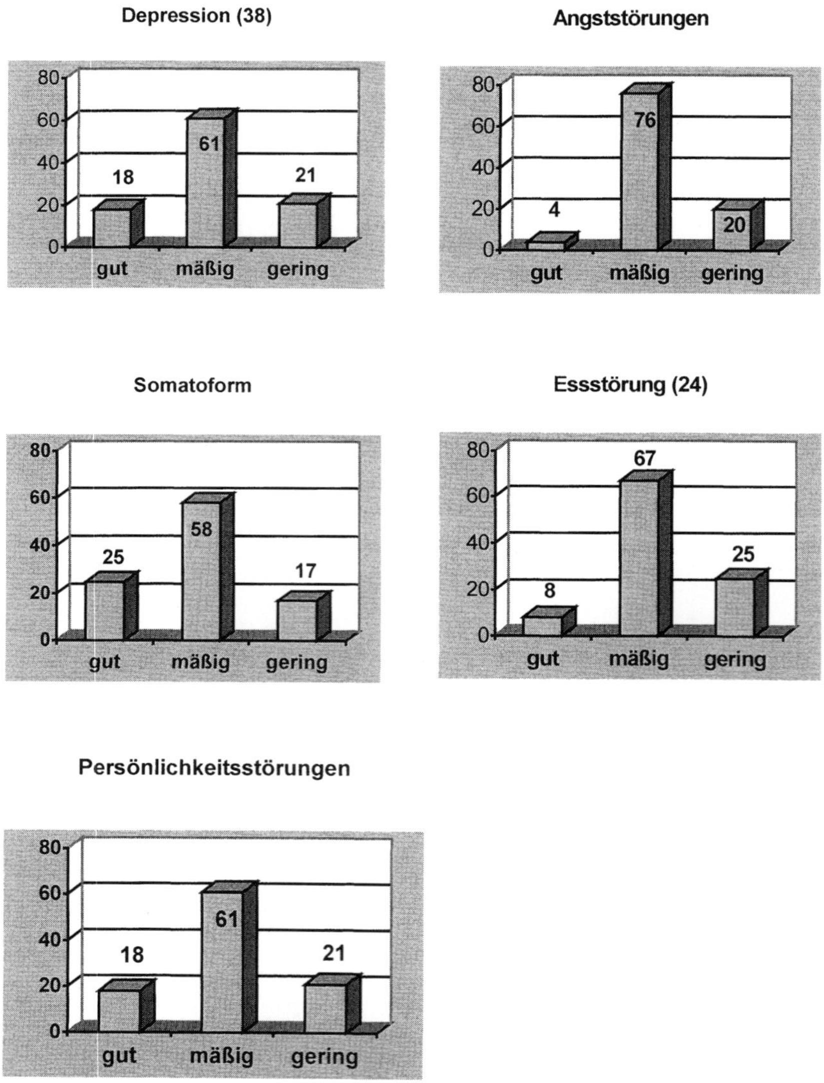

Abb. 3: Strukturniveau bei verschiedenen ICD-10-Diagnosen

Den voranstehenden Auswertungen sind die OPD-Befunde von 100 stationären Psychotherapiepatienten zugrunde gelegt, die unter den strikten Bedingungen eines Forschungsprojektes erhoben wurden (Grande et al. 1998).
Untersuchen wir zunächst das Strukturniveau bei verschiedenen ICD-10 Diagnosen (das Strukturniveau „desintegriert" wurde so selten verwendet, dass es hier beiseite gelassen ist).
Die 4 wichtigsten Symptomdiagnosen (Depression, Angststörung, somatoforme Störungen, Essstörungen) zeigen jeweils eine ähnliche Verteilung der Strukturniveaus. Unter den stationären Patienten wird jeweils der größte Teil als mäßig integriert eingeschätzt (insgesamt 54%). Variabel ist der Anteil der gut integrierten Patienten, der bei den Angststörungen besonders niedrig liegt. Ein Fünftel bis ein Viertel der Patienten werden als gering integriert eingeschätzt.
Im Kontrast zu den Symptomneurosen ist bei der Gesamtgruppe der Persönlichkeitsstörungen der Anteil der gering integrierten Patienten höher (35%).
Nehmen wir die nun eingangs definierte Einteilung in sog. „leichte Persönlichkeitsstörungen" (PI) und „schwere Persönlichkeitsstörungen" (PII) vor, wird ein deutlicher Unterschied erkennbar.

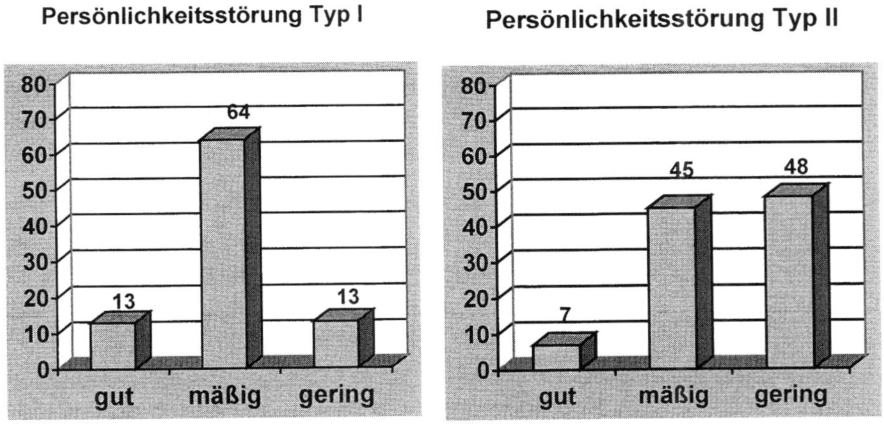

Abb. 4: Strukturniveau bei verschiedenen Persönlichkeitsstörungen

Bei den „leichten Persönlichkeitsstörungen" ist das Strukturniveau ähnlich verteilt wie bei den Symptomneurosen, während die schweren Persönlichkeitsstörungen durch den hohen Anteil gering integrierter Patienten gekennzeichnet sind. Innerhalb der Gruppe der schweren Persönlichkeitsstörungen variiert die

Quote gering integrierter Patienten: emotional instabil 70%, schizoid und paranoid 50%, narzisstisch 33%, gering integriert.
Betrachten wir zusätzlich die in der Patientenselbsteinschätzung angegebene Symptomatik, so lassen sich für die vier wichtigsten PSKB-SE-Symptomskalen wenig Unterschiede in den drei Diagnosegruppen finden. Die „Schwere" der strukturellen Störungen ist also nicht verknüpft mit dem Ausmaß der Symptomatik.

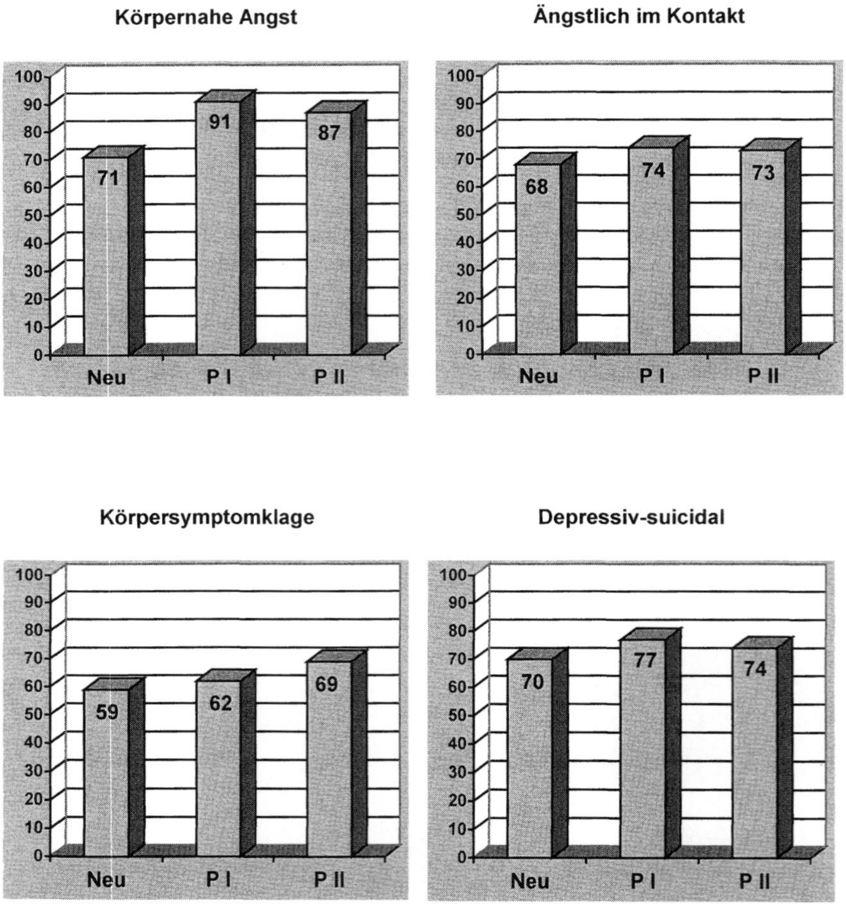

Abb. 5: PSKB-SE-Werte bei Therapiebeginn

Wir kehren daher noch einmal zur Struktur zurück und fragen jenseits des globalen Strukturniveaus (das in den Diagnosen verschieden ist) nach den strukturellen Inhalten, die im einzelnen kennzeichnend sind für die drei Diagnosengruppen.

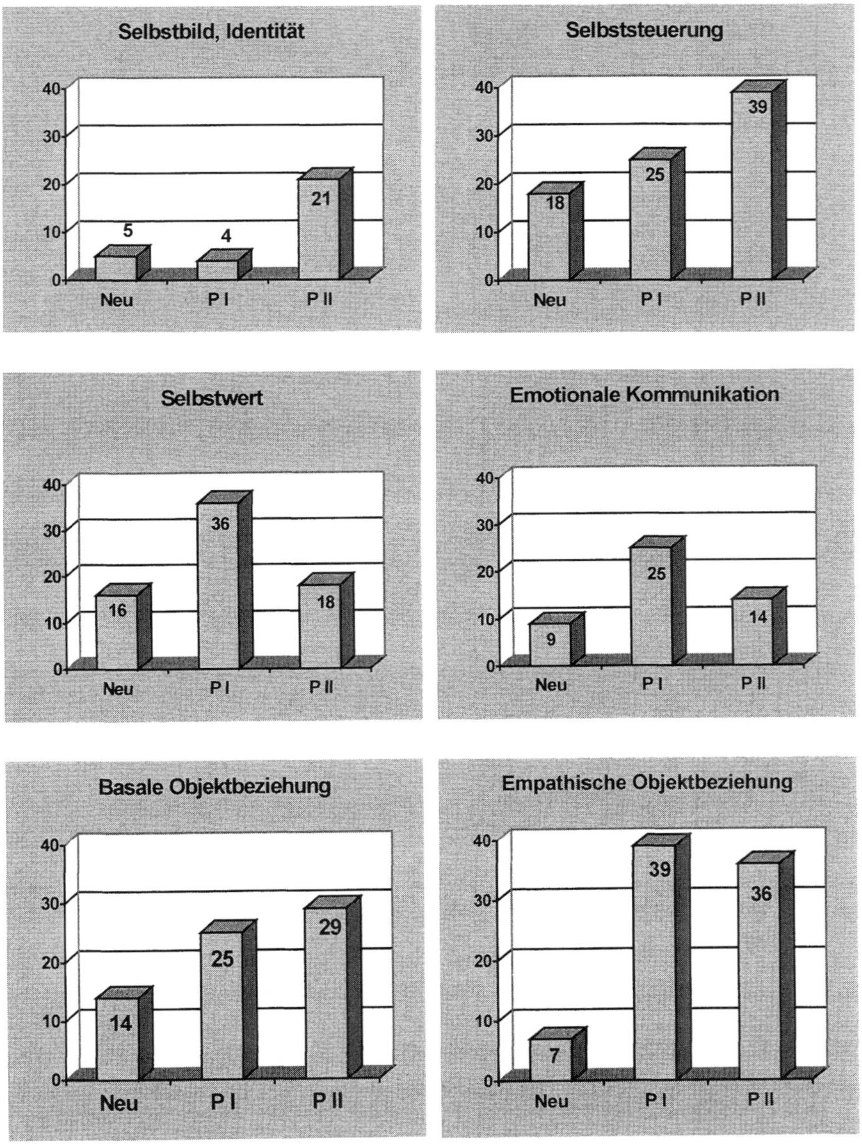

Abb. 6: Strukturfoki bei verschiedenen Diagnosen

In dieser Untersuchung wurde bei Therapiebeginn durch die unabhängigen Außenbeobachter eine Einschätzung des Störungsschwerpunktes (Fokus) vorgenommen. Aus dieser Fokusbildung entnehmen wir die Strukturelemente, die für die Auswertung zu 6 Gruppen zusammengefasst sind und untersuchen ihre Häufigkeit bei den verschiedenen Diagnosengruppen. Im Kontrast zu der vorn erwähnten Untersuchung, bei welcher mit den Patienten über ihre affektive Problematik gesprochen und der Fokus auf Grund dieses Interviews ausgewählt wird, handelt es sich hier um eine Experteneinschätzung aufgrund der Videoaufzeichnung bzw. des Interviews. Sie stellt eine Antwort dar auf die Frage, welcher wichtige Persönlichkeitsbereich (Fokus) bei dem Patienten therapeutisch verändert werden müsste, damit es ihm besser geht.

Bei den schwerer gestörten Persönlichkeitsstörungen bilden Probleme des Selbstbildes (dazu rechnen auch Selbstreflexion und Affektdifferenzierung) und der Selbststeuerung (Impulssteuerung und Affekttoleranz) den häufigsten Fokus.

Themen der Selbstwertregulation und der emotionalen Kommunikation (empathisches Verstehen und Ausdrücken von Affekten) werden in der Gruppe der leichten Persönlichkeitsstörungen am häufigsten genannt.

Fokusbereiche, welche beide Persönlichkeitsstörungen von den neurotischen Störungen unterscheiden, sind die empathische Objektbeziehung (ganzheitliche Objektwahrnehmung, objektbezogene Affekte, variable Bindungsfähigkeit) und die basale Objektbeziehung (Fähigkeit zur Selbst-Objekt-Differenzierung, zur Internalisierung und zur Loslösung).

Die Differenzierung der beiden Typen von Persönlichkeitsstörungen anhand ihrer strukturellen Auffälligkeiten lässt sich folgendermaßen darstellen:

Tab. 2: Differenzierung der Persönlichleitsstörungen anhand struktureller Auffälligkeiten ; sehr große Häufigkeiten ***, große Häufigkeiten **

Pers. Störung Typ I (z.B. ängstlich-vermeidend)	**Pers. Störung Typ II (z.B. Borderline)**
Selbstwert ***	
Selbststeuerung **	Selbststeuerung ***
Emotionale Kommunikation**	
	Identität **
Empathisches Objekterleben ***	Empathisches Objekterleben ***
Basale Objektbeziehung **	Basale Objektbeziehung **

5. OPD-Konflikte bei verschiedenen Diagnosegruppen

Die vier häufigsten OPD-Konflikte werden in ihrer prozentualen Häufigkeit bei den drei Diagnosegruppen beschrieben (die Summe beträgt über 100%, da durch das OPD-System jeweils zwei Konflikte markiert werden).

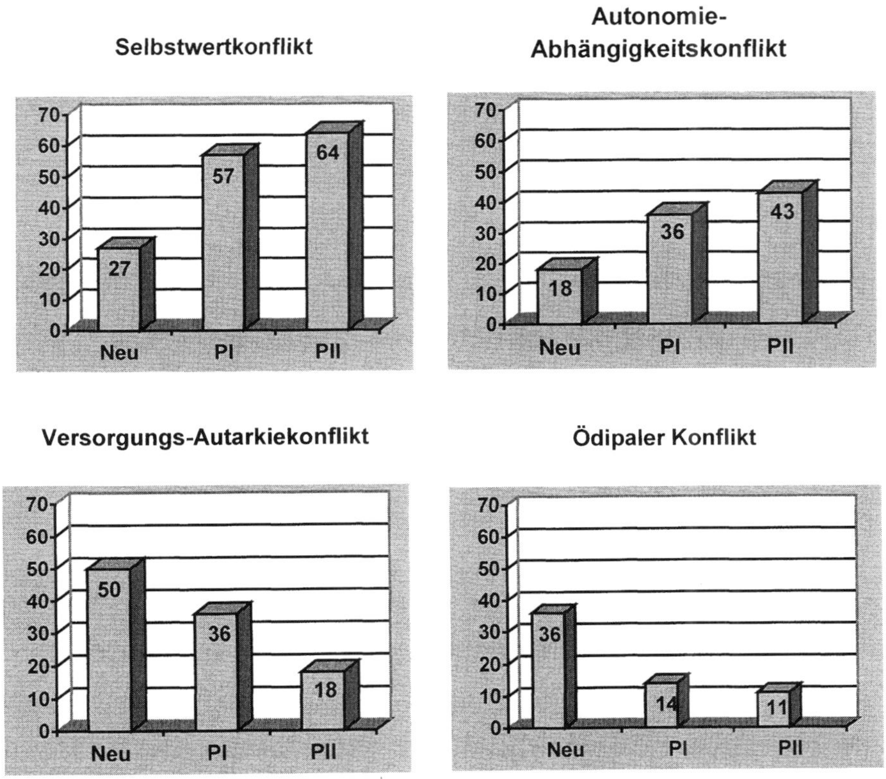

Abb. 7: OPD-Konflikte bei verschiedenen Diagnosegruppen

Die vier Konflikte zeigen eine deutliche Abhängigkeit von der Diagnosegruppe. Selbstwertkonflikte und Autonomie-Abhängigkeitskonflikt werden bei Persönlichkeitsstörungen häufiger und bei den schweren Persönlichkeitsstörungen am ausgeprägtesten registriert. Umgekehrt verhält es sich mit dem Versorgungs-Autarkie-Konflikt und dem ödipalen Konflikt, die bei den schweren Persönlichkeitsstörungen selten beobachtet werden. So kommen wir zu der Rangreihe von Konflikten, die wir bereits bei der Zugrundelegung des Strukturniveaus (jenseits von Diagnosegruppen) finden konnten (Grande et al. 1998). Aus der OPD-Perspektive sind Autonomie-Abhängigkeit- und Selbstwertkonflikte kennzeichnend für Patienten mit geringem Strukturniveau. In diesen Konflikten konvergiert offenbar die OPD-Strukturachse mit der Konfliktachse. Der Autonomie-Abhängigkeits-Konflikt markiert die existentielle Bedrohung des Patienten zwischen den Konfliktpolen einer verschmelzenden Beziehung einerseits und der schizoiden Beziehungsvermeidung andererseits. Beim Selbstwertkonflikt steht die narzisstische Überkompensation einerseits und die Fixierung auf einen negativen Selbstwert andererseits im Vordergrund.

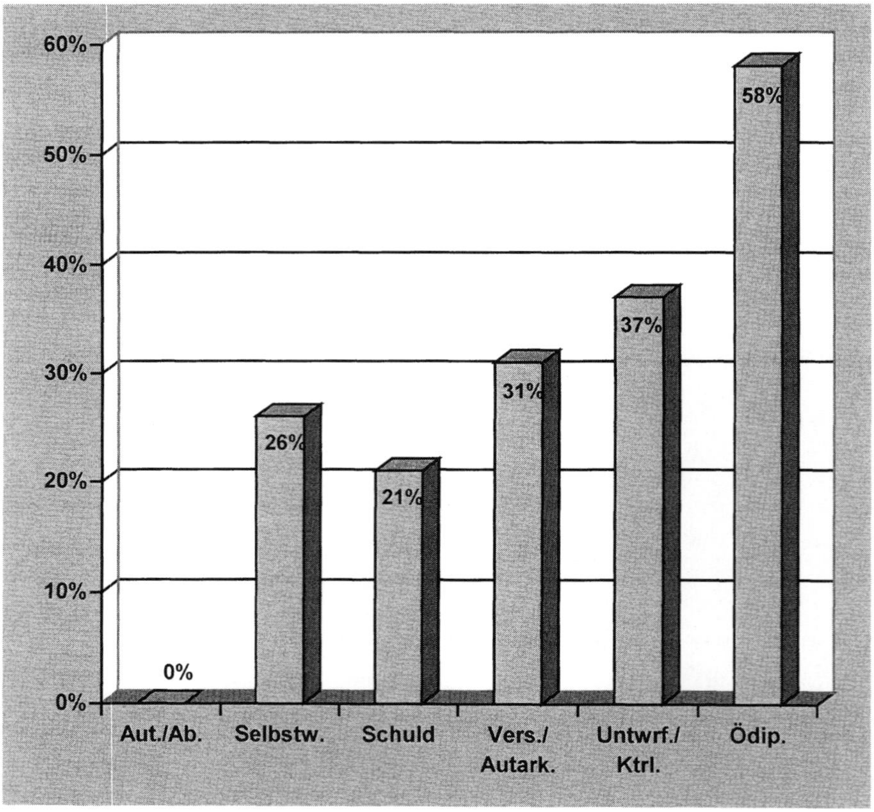

Abb. 8: OPD – Konflikte bei gut integriertem Strukturniveau

6. Strukturniveau und Beziehung

Für die drei Diagnosengruppen liegen keine OPD-Beziehungsdaten vor. Da sich die Diagnosen aber auf dem OPD-Strukturniveau so deutlich unterscheiden, können wir auf eine Untersuchung zurückgreifen, bei welcher der Zusammenhalt zwischen Strukturniveau und OPD-Beziehungsachse ermittelt wurde (Grande et al. 1998). Folgende Einzelitems der OPD-Beziehungsachse charakterisieren die Beziehungseinschätzung bei **gering integrierter Struktur.** Es bestehen **Schwierigkeiten mit Beziehungen, welche entwertet und zerstört** werden (Beziehungsitems anklagen, entwerten, ausbeuten, bedrohen, zurückweisen) und welche durch **Rückzug abgebrochen** werden (Items Flucht ergreifen, sich absondern, sich abschotten).

Das Bild dieser Beziehungsschwierigkeiten bei wenig integrierter Struktur kann kontrastiert werden durch das Bild der Beziehung bei **gut integrierter Struktur**. Hier wird **in gesicherter Beziehung und Bindung** einerseits um die **eigene Autonomie gekämpft** (Items trotzen, sich widersetzen, Selbständigkeit betonen, besonders rivalisieren) und andererseits bemüht man sich um **fürsorgliche Zuwendung** (Items helfen, versorgen, beschützen, belehren, bevormunden). Bei der gut integrierten Struktur sehen wir also stabile Beziehungen innerhalb derer ein Konflikt zwischen fürsorglich prosozialen und egozentrisch autonomen Tendenzen ausgetragen wird.

7. Psychodynamik der schweren Persönlichkeitsstörungen

Aus der OPD-Perspektive erbringt der Blick auf die schweren Persönlichkeitsstörungen folgendes psychodynamisches Bild, das sich von den leichten Persönlichkeitsstörungen und den Symptomneurosen deutlich unterscheidet:

Beziehung: Dauerhafte Beziehungen entstehen nicht, sie werden durch Entwertungstendenzen zerstört oder durch Rückzug vermieden.

Struktur: Ein Bild vom Partner oder von anderen wichtigen Objekten des Patienten ist schwer zu gewinnen. Weder die eigene Einstellung des Patienten noch die Persönlichkeit des Anderen werden anschaulich. Fehlende Empathie für das Gegenüber lassen es unklar bleiben, wer der Andere ist oder was er oder sie will. Manche Patienten sprechen über „meine Beziehung" ohne dass man als Interviewer eine Vorstellung davon hätte, ob es sich um einen Mann oder eine Frau handelt. Es entstehen auch keine Vorstellungsbilder von sozialen Rollen (Freunde, Kollegen, Konkurrent, Liebhaber, Vorbild). Besonders schwerwiegend ist die Tatsache, dass der Andere im Patienten nicht wirklich repräsentiert ist, dass nicht innerlich nicht mit ihm umgegangen werden kann und dass keine objektbezogenen Emotionen wie Fürsorglichkeit, Dankbarkeit, Trauer und Schuld dem Anderen gegenüber entstehen. In den Beziehungen werden daher

diffuse Sehnsüchte und Befürchtungen sowie feindselige Einstellungen als schwer steuerbare Handlungsimpulse wirksam oder sie werden durch ein generelles Leeregefühle ersetzt. Aus dieser Strukturperspektive erscheint auch das eigene Selbst ungewiss oder leer. Eindeutige Affekte können introspektiv nicht differenziert, zum Teil auch nicht hergestellt werden. Die Unsicherheiten des eigenen Selbst kulminieren in Selbstbewertungen, die zwischen Grandiosität und Insuffizienz hin- und hergezogen sind.
Während bei den schweren Persönlichkeitsstörungen strukturelle Momente der Selbststeuerung und Identität überwiegen, werden bei den leichteren Persönlichkeitsstörungen Probleme der Selbstwertregulierung und der emotionalen Kommunikation besonders deutlich. Störungen der basalen Objektbeziehung (Internalisierung, Selbst-Objekt-Differenzierung) und des empathischen Objekterlebens sind bei beiden Formen von Persönlichkeitsstörungen ausgeprägt vorhanden.
Konflikt: Die Konfliktperspektive liefert in den Aspekten des Autonomie-Abhängigkeits-Konflikt und des Selbstwertkonflikts eine motivationale Hypothese. Es geht um die Zweifel an der eigenen Existenzberechtigung, die wahrscheinlich von früh an durch keine verlässliche Näheerfahrung und Bindungssicherheit fundiert werden konnte und dadurch zwischen extremen Nähebedürfnissen und strikten Beziehungsvermeidungen zerrissen bleibt und deren Selbstwert sehr fragil oder narzisstisch kompensiert ist. Die Konflikte der leichten Persönlichkeitsstörungen ähneln dagegen denen der neurotischen Störungen.

8. Fazit

In der Population der stationär behandelten Patienten heben sich die Persönlichkeitsstörungen nicht allzu deutlich von den Symptomneurosen ab, da diese keineswegs wie gesunde Persönlichkeiten mit umschriebenen neurotischem Konflikt imponieren, sondern aufgrund hoher Chronizität und Multimorbidität ebenfalls massive interpersonelle Probleme und partiell auch strukturelle Einschränkungen erkennen lassen. Der Versuch, klassifikatorische Eindeutigkeit herzustellen wird darüber hinaus durch die relativ häufigen traumatisierten Patienten erschwert, die z. T. wie schwere Symptomneurosen (z.B. chronifizierte Angststörungen) imponieren, z.T. aber auch spezielle strukturelle Einschränkungen zeigen und sich schwer von Borderline-Persönlichkeitsstörungen abgrenzen lassen.

Gleichwohl erlaubt die strukturelle Perspektive ein deutlich besseres Verständnis der unterschiedlichen Störungen:

- Patienten mit Neurosen sind mehr zu dem Gefühl der Trauer in der Lage, können auch eigene Grenzen akzeptieren und sich realistischer einschätzen
- Persönlichkeitsstörungen generell zeigen in der Affektverteilung mehr Angst als Trauer; dazu passt der bevorzugte Autonomie-Abhängigkeitskonflikt mit seinem Leitaffekt der Angst. Im Vordergrund steht die Schwierigkeit der Selbst-Objektdifferenzierung, der empathischen Objektwahrnehmung und daher auch der realistischen Einschätzung Anderer.
- Persönlichkeitsstörungen vom Typ I (z.B. ängstlich-vermeidend) zeigen speziell Schwierigkeiten, ihre Affekte zu differenzieren und mitzuteilen (die beeinträchtigte emotionale Kommunikation wird häufig als Fokus beschrieben). Damit verbunden ist in besonderer Weise das Gefühl, unwert und unwichtig zu sein (beeinträchtigter Selbstwert als Fokus).
- Die Persönlichkeitsstörungen des Typs II sind darüber hinaus durch ihre ausgeprägten Schwierigkeiten der Selbststeuerung gekennzeichnet. Bei ihnen steht weniger die Selbstwerteinschränkung im Vordergrund als die Schwierigkeit, überhaupt ein Selbstbild und ein Identitätsgefühl zu entwickeln.

Die hier diskutierte strukturelle Betrachtungsweise hat erhebliche therapeutische Konsequenzen (Rudolf 2000). Das Ausmaß der strukturellen Beeinträchtigung, welches die Möglichkeiten der Selbstregulierung und Beziehungsgestaltung der Patienten in besonderer Weise beeinträchtigt, erfordert notwendigerweise therapeutische Maßnahmen, welche den begrenzten Möglichkeiten der Patienten Rechnung tragen und ihnen erforderlichen strukturaufbauenden Entwicklungsanreize geben. Eine generell psychoanalytisch-interaktionelle sowohl in den Einzel- wie in den Gruppenbehandlungen und ein strukturierender Umgang mit den strukturspezifischen Symptomen (Selbstverletzungen, Essanfälle, Beziehungsabbrüche, etc.) schafft im Rahmen von weitgehend individualisierten Behandlungsplänen die Voraussetzungen dafür, dass die Ergebnisse stationärer Psychotherapie bei den schweren Persönlichkeitsstörungen im Sinne der Borderline-Störung ebenso gut sind wie bei den symptomneurotischen Störungen.

Literatur

Arbeitskreis OPD (Hrsg.) (1998) Operationalisierte Psychodynamische Diagnostik. Grundlagen und Manual. Bern: Huber

Dahlbender RW, Thorres L, Reichert S, Stübener S, Frevert E, Kächele H (1993) Die Praxis des Beziehungsepisoden-Interviews. Zschr Psychosom Med 39: 51-62

Denecke FW, Hilgenstock B (1989) Das Narzissmusinventar. Bern: Huber

Grande T, Rudolf G, Oberbracht C. (1998) Die Strukturachse der Operationalisierten Psychodynamischen Diagnostik (OPD): Forschungsergebnisse und Konzept und zur klinischen Anwendung. Persönlichkeitsstörungen PTT 2: 173-182

Horowitz LM, Strauss B, Kordy H (1994) IIP-D-Inventar zur Erfassung interpersoneller Probleme. Weinheim: Beltz

Kernberg O, Dulz B, Sachse U (Hrsg) (2000) Handbuch der Borderline-Störungen. Stuttgart: Schattauer

Klem B (Dissertationsprojekt unveröffentlicht) Therapiebedingte Umstrukturierung im Bereich von Affektverarbeitung und Affektausdruck.

Rudolf G (1991) PSKB-Se. Ein psychoanalytisch fundiertes Instrument zur Patienten-Selbsteinschätzung. Zschr Psychosom Med 37:350-360.

Rudolf G (2000) Ergebnisse von Prozess-Outcome-Forschung in der stationären Psychotherapie. In Tress W, Wöller W, Horn E (Hrsg) Psychotherapeutische Medizin im Krankenhaus. Frankfurt: VAS 30-44

Schauenburg H, Janssen PL, Buchheim P (1998) Interviewführung in der OPD. In Schauenburg H, Freyberger HJ, Cierpka M, Buchheim P (Hrsg) OPD in der Praxis: Konzepte, Anwendungen und Ergebnisse der Operationalisierten Psychodynamischen Diagnostik. Bern: Huber, 139-158.

Zum Begriff der „Struktur" in verschiedenen Operationalisierungen

Ein empirischer Vergleich der „Scales of Psychological Capacities" und der „Operationalisierten Psychodynamischen Diagnostik"

Tilman Grande, Henning Schauenburg und Gerd Rudolf

1. Einleitung

Die empirische Forschung zum analytischen Prozess und zur Wirkung von Psychoanalysen leidet unter dem Umstand, dass fast alle objektiven und reliablen Instrumente zur Erfassung von psychischen Störungen und therapeutischen Veränderungen ohne psychoanalytischen Theoriehintergrund entwickelt wurden und eher symptomatische bzw. verhaltensnahe Merkmale erfassen. Damit wird die spezifisch psychoanalytische Sichtweise, die die strukturellen Merkmale der Patientenpersönlichkeit und ihre Veränderung in den Vordergrund, systematisch verfehlt. In der Untersuchung, über die wir hier berichten, werden zwei in jüngerer Zeit entwickelte Verfahren zur psychoanalytischen Strukturdiagnosik und zur Erfassung „struktureller Veränderungen", wie sie in Psychoanalysen angestrebt werden, verglichen und im Sinne der Übereinstimmungsvalidität (Fisseni 1990) aneinander geprüft. Solche Vergleiche verbessern unsere Kenntnisse über die Instrumente und gestatten uns eine sicherere Einschätzung dazu, was sie wirklich erfassen. Dadurch können bessere Voraussetzungen für eine gegenstandsangemessene Erforschung psychoanalytischer Behandlungsprozesse und -wirkungen geschaffen werden. Die Studie dient damit der Absicherung bzw. empirischen Fundierung von Untersuchungen, in denen Struktur und strukturelle Veränderungen erfasst werden sollen. Gleichzeitig kann sie Anhaltspunkte dafür liefern, was der theoretisch uneinheitlich und oft unklar verwendete Begriff der „Struktur" empirisch bedeutet.

Ein Problem bei der Entwicklung von Forschungsinstrumenten für die Erfassung von psychischer Struktur und struktureller Veränderungen liegt darin, dass eine einheitliche Konzeptualisierung dieser Begriffe auf dem Hintergrund der verschiedenen psychoanalytischen Theorieschulen derzeit nicht möglich erscheint (vgl. Sandler & Dreher 1996; Wallerstein 1988a, 1988b; Zilberg, Wallerstein et al. 1991). Entwicklungen in dieser Richtung können daher einen breiteren Gültigkeitsanspruch nur dann einlösen, wenn sie einen theorieübergreifenden Ansatz verfolgen und Merkmale erfassen, die mit den verschiedenartigen Konzepten von „Struktur" zwar inhaltlich eng verbunden

sind, ohne jedoch von den speziellen Begrifflichkeiten und theoretischen Vorstellungen psychoanalytischer Schulen Gebrauch zu machen. Nach unserem Wissen liegen derzeit drei Instrumente vor, die einen solchen Ansatz verfolgen und mit dem Anspruch entwickelt wurden, u.a. strukturelle Merkmale objektiv und reliabel zu erfassen. Es handelt sich dabei um das *Karolinska Psychodynamic Profile* (KAPP) von Weinryb und Rössel (1991), die *Scales of Psychological Capacities* (SPC) von Wallerstein, DeWitt et al. (1989; Wallerstein 1988b) und die *Operationalisierte Psychodynamische Diagnostik* der Arbeitsgruppe OPD (2001). Die beiden zuletzt genannten Instrumente sind Gegenstand der vorliegenden Untersuchung.
Unsere Studie basiert auf dem Material aus einem Projekt, das mit stationär behandelten Patienten durchgeführt worden ist (Rudolf, Grande et al. 1996). Ziel dieses Projekts war die Entwicklung und Erprobung einer Strategie der Erfassung struktureller Veränderungen auf der Basis der OPD-Diagnostik. Dazu wurden 100 Patienten mit psychosomatischen, neurotischen und Persönlichkeitsstörungen, die in den Jahren 1995 und 1996 in der Psychosomatischen Klinik der Universität Heidelberg behandelt wurden, zu Beginn und zum Ende ihres durchschnittlich 12-wöchigen stationären Aufenthaltens interviewt und mit OPD beurteilt. Die Interviews wurden mit Video dokumentiert.
In der vorliegenden Untersuchung wurden 48 der 100 zu Therapiebeginn geführten Interviews durch zwei unabhängige Raterinnen[1], die mit der OPD-Studie nicht befaßt waren, mit den *Scales of Psychological Capacities* (SPC) erneut eingeschätzt, um auf diese Weise einen Vergleich mit dem OPD-Befund zu ermöglichen. Leitend dabei war die Frage, welche Übereinstimmungen und Unterschiede es zwischen den beiden Instrumenten und ihren Subdimensionen gibt und welche Aspekte „psychischer Struktur" jeweils erfasst werden. Auf der Seite des OPD-Befundes schließen wir in diesen Vergleich neben der Achse IV „Struktur" auch die Achse III „Konflikt" ein. Dies ist deshalb sinnvoll, weil im psychoanalytischen Diskurs auch charakterlich fixierte Formen der Konfliktbewältigung als „strukturell" qualifiziert werden (Hoffmann 1979; Mentzos 1984).

1 Wir danken Frau Dipl.-Psych. C. Pauli-Magnus und Frau Dipl.-Psych. B. Schlierf für ihre Ratertätigkeit.

Tab. 1 OPD-Achsen „Konflikt" und „Struktur"
Konflikttypen und Strukturmerkmale der Operationalisierten Psychodynamischen Diagnostik. Kursiv gesetzt sind die Hauptdimensionen der Struktur, denen jeweils zwei bis vier weitere Merkmale zugeordnet sind.

Konflikt	**Struktur**	
K1. Abhängigkeit vs. Autonomie	*Gesamteinschätzung der Struktur*	***St4:** Fähigkeit zur Objektwahrnehmung*
K2: Unterwerfung vs. Kontolle	*St1: Fähigkeit zur Selbstwahrnehmung*	St41: Selbst-Objekt-Differenzierung
K3: Versorgung vs. Autarkie	St11: Selbstreflexion	St42: Empathie
K4: Selbstwertkonflikte	St12: Selbstbild	St43: Ganzheitliche Objektwahrnehmung
K5: Schuldkonflikte	St13: Identität	St44: Objektbezogene Affekte
K6: Ödipal-sexuelle Konflikte	St14: Affektdifferenzierung	*St5: Fähigkeit zur Kommunikation*
K7: Identitätskonflikte	*St2: Fähigkeit zur Selbststeuerung*	St51: kontakt
K8: Eingeschränkte Konfliktwahrng.	St21: Affekttoleranz	St52: Verstehen fremder Affekte
K9: Konflikthafte äußere Lebensbelastung	St22. Selbstwertregulation	St53: Mitteilen eigener Affekte
	St23: Impulssteuerung	St54: Reziprozität
	St24: Antizipation	*St6: Fähigkeit zur Bindung*
	St3: Fähigkeit zur Abwehr	St61: Internalisierung
	St31: Intrapsychische Abwehr	St62: Loslösung
	St32: Flexibität der Abwehr	St63: Flexibilität der Bindung

2. Methodisches Vorgehen

Operationalisierte Psychodynamische Diagnostik (OPD)

Die OPD enthält als im engeren Sinne **psychodynamische** Dimensionen die Achsen **Beziehung, Konflikt** und **Struktur**. Die Beziehungsachse wird in der vorliegenden Studie nicht verwendet. In der **Konflikt**achse wird das Ausmaß beurteilt, mit dem bestimmte Konflikte für einen Patienten lebensbestimmend sind; das Manual definiert insgesamt 8 Konflikttypen, darunter z.B. die Konflikte „Abhängigkeit versus Autonomie“, „Unterwerfung versus Kontrolle“ und „Versorgung versus Autarkie“. Die Achse **Struktur** erfasst verschiedene strukturelle Fähigkeiten bzw. Vulnerabilitäten, z.B. die Fähigkeiten zur „Selbststeuerung“, zur „Objektwahrnehmung“, zur „Selbstwahrnehmung“ oder zur „Bindung“. Es werden 6 Hauptdimensionen mit insgesamt 21 Unteraspekten aus der sog. Strukurcheckliste (Rudolf, Oberbracht & Grande 1998) beschrieben; darüber hinaus ist eine Gesamteinschätzung der Struktur vorzunehmen. Die Konfliktausprägungen sind auf einer Skala von 0 („nicht vorhanden“) bis 3 („vorhanden und sehr bedeutsam“) abgebildet, die Struktureinschätzungen ebenfalls auf einer Ordinalskala von 1 („gut integriert“) bis 4 („desintegriert“). Eine Übersicht zu beiden Achsen gibt Tab.1. Die OPD-Achsen werden auf der Grundlage eines speziellen Interviews beurteilt. Dieses Interview wird anfangs frei geführt wird, fokussiert im Verlauf jedoch bestimmte Bereiche, die für die Beurteilung der einzelnen Achsen wichtig sind. Der Interviewleitfaden wird von Janssen, Dahlbender et al. (1996) beschrieben (vgl. auch Arbeitsgruppe OPD 1998). Da die Patienten in der vorliegenden Studie zum Zeitpunkt des Interviews bereits gründlich untersucht und für die stationäre Psychotherapie ausgewählt worden waren, musste dieser Leitfaden leicht modifiziert werden, um in diesem besonderen Gesprächskontext plausibel zu sein (vgl. Rudolf, Grande et al. 1996). Das Forschungsinterview fand gewöhnlich in den ersten Tagen nach der stationären Aufnahme statt und wurde auf Video dokumentiert. Die Videos wurden anschließend von jeweils zwei Ratern in wechselnder Kombination aus einer Gruppe von insgesamt 6 Ratern gesehen und beurteilt. Alle Rater hatten ein intensives Training durchlaufen. Im Anschluss an die unabhängige Beurteilung wurde bei abweichenden Einschätzungen jeweils ein Konsensrating ausdiskutiert. Dieses endgültige Urteil bildet die Datengrundlage für die statistischen Auswertungen. Die Reliabilität wurde mit Hilfe des gewichteten Kappa gemessen, wobei die Abstände zwischen den Skalenstufen als gleichgewichtig angenommen wurden; das Maß entspricht dann in etwa einem Korrelationskoeffizienten (Cohen 1968). Eine Reliabilitätsprüfung an 64 Patienten erbrachte Werte von .61 für die Achse **Konflikt** und .71 für **Struktur**. Diese Werte sind absolut gesehen mäßig hoch, können jedoch auf dem Hintergrund vergleichbar komplexer klinischer Urteile insgesamt als zufriedenstellend bzw. gut bewertet werden (vgl. die Bewertung von Landis & Koch 1977).

Scales of Psychological Capacities (SPC)

Die SPC (Wallerstein 1988b; Wallerstein, DeWitt et al. 1989) sind in 17 Bereiche bzw. Themen aufgegliedert, die mit einer Ausnahme jeweils zwei oder drei Unterskalen aufweisen. Die Skalen sind jeweils 4-fach gestuft; diese Stufen werden in einem Manual beschrieben und mit Ankerbeispielen erläutert. Die Benennungen für die einzelnen Skalen lassen erkennen, dass hier **Fähigkeiten**

eingeschätzt werden, die nach klinischer Theorie und Erfahrung eng mit der strukturellen Verfasstheit von Patienten zusammenhängen: Als Beispiele seien nur die Skalen „Attribution of Responsibility", „Reciprocity", „Impulse Regulation" und „Self-Coherence" genannt. Insgesamt werden 36 Skalen definiert (vgl. Tab. 2 S. 197; deutsche Übersetzungen in Anlehnung an Leuzinger-Bohleber 1998).
Die Einschätzung dieser Skalen wurden auf der Grundlage der videographierten und nach der OPD-Leitlinie geführten Interviews von zwei Raterinnen vorgenommen. Es versteht sich, dass diese Raterinnen an der OPD-Diagnostik **nicht** beteiligt waren. Beide wurden mit den SPC-Skalen vertraut gemacht bzw. trainiert. Nach etwa 8 Beurteilungen konnten die Raterinnen weitgehend selbständig arbeiten, lediglich im Falle erheblicher Abweichungen zwischen beiden wurde das Interview noch einmal gemeinsam mit dem Trainer durchgesehen. Genau wie bei der OPD-Diagnostik erfolgten alle Beurteilungen zunächst getrennt. Im Anschluss daran wurde bei abweichenden Einschätzungen ein Konsensrating ausdiskutiert, welches die Datengrundlage für die statistischen Auswertungen bildet.
Beim Rating wurde bald folgende technische Schwierigkeit sichtbar, die mit einer konzeptuellen Besonderheit der SPC-Skalen zu tun hat: Der überwiegende Teil der Skalen enthält polar zueinander formulierte Subskalen, so z.B. die Skalen 1A „exzessiver Optimismus" und 1B „exzessiver Pessimismus". In vielen Fällen findet man bei einem Patienten sowohl in der einen als auch der anderen Richtung Auffälligkeiten, so dass gegenläufige Markierungen möglich und psychodynamisch gesehen sinnvoll sind. In anderen Fällen gewinnt man jedoch den Eindruck, dass eine Kodierung nur auf *einer* der beiden polaren Skalen angemessen ist: Bei einem durchgängig pessimistischen Patienten macht es z.B. klinisch wenig Sinn, auf der Skala 1A mit der Wertung „0" nur deshalb einen „angemessenen Optimismus" zu markieren, weil keine Tendenzen zu einem exzessiven Optimismus vorhanden sind. Im Grunde ist diese Optimismus-Skala auf einen solchen Patienten nicht anwendbar. Um die Anzahl der fehlenden Werte zu reduzieren, haben wir trotz dieser Schwierigkeit bei Fällen wie dem beschriebenen jeweils eine „0" kodiert und mit Hilfe eines besonderen Items dokumentiert, dass der zutreffende psychologische Tatbestand auf der polar entgegengesetzten Skala erfasst wird.
Einige der SPC-Skalen mussten von der Auswertung ausgeschlossen, weil sie eine zu geringe Trennschärfe aufwiesen bzw. weil sie auf der Grundlage des OPD-Interviews nicht beurteilbar waren: Die Skalen 1A „Exzessiver Optimismus", 1B „Exzessiver Pessimismus", 2A „Übertriebener Enthusiasmus" und 6B „Prinzipienlosigkeit" werden wegen ihrer geringen Trennschärfe nicht berücksichtigt; sie weisen jeweils mehr als 85% Null-Kodierungen auf. Die Skalen 13A „Impulsive Triebdurchbrüche" und 13B „Sexualhemmung" werden wegen zahlreicher Missungs von der Untersuchung ausgeschlossen

(jeweils mehr als 85% „nicht beurteilbar"); es handelt sich um die beiden Skalen zur „Regulation im sexuellen Bereich".
Für die übrigen **30 Skalen** wurden Reliabilitätswerte entsprechend des Vorgehens von DeWitt, Hartley et al. (1997) mit dem Intraclass-Koeffizienten berechnet. Bei 27 Skalen wurden Werte über .50 erreicht, bei 11 Skalen sogar Werte über .70. Das sind im Vergleich zu anderen Studien, bei DeWitt, Hartley et al. (1997) zitierten Studien recht gute Ergebnisse, besonders in Anbetracht der kurzen Vorbereitungszeit für diese Untersuchung.

Procedere beim Vergleich der beiden Instrumente

Ein **ungezielter** Vergleich zwischen den SPC und der OPD etwa auf der Basis einer Interkorrelationsmatrix erscheint recht problematisch, weil Instrumente mit einer ähnlichen Intention stets zahlreiche empirische Zusammenhänge aufweisen, die wegen der Vielzahl möglicher Tests nicht gegen den Zufall abgesichert sind. Eine Interpretation solcher Korrelationen post hoc ist in der Regel entweder schwierig oder im Ergebnis unverbindlich, weil der Versuchung erfahrungsgemäß schwer zu widerstehen ist, primär irritierende Befunde mit dem Verweis auf vermittelnde psychodynamische Prozesse sekundär zu plausibilisieren. Vor einer Überprüfung korrelativer Zusammenhänge ist daher ein **konzeptueller Vergleich** beider Manuale notwendig, um auf diesem Wege systematisch begründete Erwartungen über bestimmte Zusammenhänge zwischen den Instrumenten zu formulieren.
Diese Überlegungen haben uns dazu geführt, zunächst 1.) aufgrund eines konzeptuellen Vergleichs **Hypothesen** über mögliche Zusammenhänge zu formulieren. Die empirische Prüfung der Korrelationen zwischen beiden Instrumenten konzentriert sich dann 2.) auf diese **erwarteten** Zusammenhänge. Erst im Anschluss daran werden 3.) alle Interkorrelationen zwischen den Instrumenten hypothesenfrei nach besonders eindrucksvollen und überzufälligen Zusammenhängen durchgesehen, um auf diese Weise Hinweise auf interessante und unerwartete Verbindungen zwischen den Instrumenten aufzudecken.

3. Ergebnisse

Konzeptueller Vergleich der beiden Instrumente

Tabelle 2 listet diejenigen Items beider Instrumente auf, bei denen eine Zusammenhangshypothese gebildet werden konnte (helle Felder). Bei der Identifizierung dieser Überschneidungen wurde folgendermaßen verfahren: Im ersten Schritt formulierte ein Experte nach Prüfung der beiden Manuale Annahmen zu möglichen Zusammenhängen. Es ergaben sich dabei 33 Zusammenhangsvermutungen. Dieses Ergebnis muss zu dem Umstand ins Verhältnis gesetzt werden, dass bei 30 SPC-Skalen, 9 OPD-Konflikttypen, 7 Strukturhauptdimensionen (einschließlich der Strukturgesamteinschätzung) und 21 Struktur-Subdimensionen insgesamt 1110 verschiedene Zusammenhänge theoretisch denkbar sind. Zur Kontrolle formulierte anschließend ein zweiter Experte in der gleichen Weise Annahmen. Auch er identifizierte 33 plausible Zusammenhänge, von denen 30 mit jenen des ersten Experten übereinstimmen. Das bedeutet, dass jeder Experte lediglich 3 Zusammenhänge vermutete, die vom jeweils anderen **nicht** gesehen wurden. Die Annahmen des ersten Experten werden der weiteren Auswertung zugrundegelegt und in Tab. 2 wiedergegeben.Ein Blick auf die Tabelle läßt erkennen, dass Zusammenhangshypothesen sowohl für die OPD-Achse III „Konflikt" als auch für die OPD-Achse IV „Struktur" formuliert werden können. Dies bedarf einer Erläuterung.

Wir finden in dem Manual zu den **Scales of Psychological Capacities** zwei Arten von Skalenbeschreibungen. Bei dem ersten Beschreibungstyp werden Fähigkeiten und ihre Einschränkungen einfach deskriptiv und ohne die Andeutung einer zugrunde liegenden, eventuell erklärenden Konfliktdynamik dargestellt. In diesem Fall imponieren die betreffenden Verhaltensweisen bzw. Verhaltensdefizite als **strukturelle Auffälligkeiten** in dem Sinne, dass die dynamischen Aspekte zugunsten der zeitlichen Stabilität und der verhaltens- und erlebensbestimmenden Mächtigkeit des Merkmals in ihrer klinischen Bedeutung zurücktreten. Dies gilt besonders dann, wenn die beschriebenen Funktionseinschränkungen **ausgeprägt** sind; wir werden darauf noch einmal weiter unten zurückkommen. Wir erwarten bei solchen Skalenbeschreibungen einen Zusammenhang mit der **Strukturachse** der OPD, in der solche Funktionseinschränkungen gleichfalls ohne einen erklärenden dynamischen Hintergrund dargestellt werden werden.

Bei dem anderen Typ von Skalen werden ebenfalls Funktionseinschränkungen erfasst. Die Beschreibungen der betreffenden Merkmale und Verhaltensweisen enthalten diesmal jedoch Hinweise auf ein erklärendes konflikthaftes Hintergrundsgeschehen. Durch den Verweis auf einen dynamischen Hintergrund sind sie verglichen mit dem ersten Typ annahmenreicher ausgestaltet, indem sie Auffälligkeiten es Erlebens und Verhaltens als dysfunktionelle Formen der Abwehr oder Bewältigung kenntlich machen und auf diese Weise als **konfliktbedingte Einschränkungen** interpretieren. Dies entspricht in der OPD der Konzeptualisierung der **Konfliktachse**, so dass wir Zusammenhänge in dieser Richtung erwarten können.

Die Kommentare und klinischen Vignietten des SPC-Manuals gestatten meistens ein klare Entscheidung darüber, ob auf OPD-Seite Entsprechungen in den Bereichen „Konflikt" oder „Struktur" zu finden sind. In einzelnen Fällen sind sogar Hypothesen beiderlei Art möglich, wenn die Qualität der Skalenbeschreibung zwischen den verschiedenen Stufen wechselt. Selbstverständlich finden wir unter den SPC-Skalen auch Beschreibungen von solchen Konflikten,

für die es keine inhaltliche Entsprechung in der OPD gibt; das Gleiche gilt für einige Einschränkungen mit strukturellem Hintergrund (vgl. die entsprechenden Hinweise in Tab. 2, S. 186).
Zur Erläuterung wollen wir an dieser zwei Beispiele für Zusammenhangsvermutungen anführen:

1. Bei der SPC-Dimension 3A „Externalisierung" heißt es im Manual auf Stufe 2: „Definitive tendency not to make responsibility for undesirable behaviors, thoughts, or feelings. Usually blames other person or forces beyond own control. With external pressure or considerable internal effort, can acknowledge own responsibility." – Dieses Verhalten ist durch den Verweis der aktiven Zurückweisung von Verantwortung für ungewünschte Handlungen, Gedanken und Gefühle als konfliktbedingt markiert und entspricht gut dem aktiven Modus der „Schuldkonflikte" (K3) nach OPD. Deshalb wurde eine entsprechende Zusammenhangshypothese gebildet.
2. Bei der SPC-Dimension 10B „Wenig emotionale Resonanz" (emotional blunting) heißt es im Manual auf Stufe 2: „Definitive blunting of emotional responsiveness to others. Responds mostly to external behavior with little emotional resonance. In the presence of distinct support or the pressure of circumstance, will be able to experience and acknowledge some emotional connection." – Diese Verhalten wird rein deskriptiv und ohne die Andeutung einer Konfliktdynamik dargestellt. Da es in der Beschreibung sowohl um die emotionale Resonanz gegenüber Objekten als auch um das Erleben eigener Emotionen geht, können zwei Zusammenhangsannahmen in Richtung der OPD-Achsen I. Selbstwahrnehmung (St24 „Affektdifferenzierung") und IV. Objektwahrnehmung (St44 „Objektbezogene Affekte") formuliert werden.

In der Spalte „OPD-Konflikt" (Tab. 2) findet sich mehrfach die Eintragung „unspezifisch konflikthaft beschreiben". Dies bedeutet, dass das SPC-Manual in den betreffenden Fällen zwar eine eindeutig konflikthafte Einschränkung darstellt, dass die jeweils maßgebliche Konfliktthematik dabei jedoch nicht spezifisch erkennbar ist. Das ist z.B. dann der Fall, wenn die Skalen Modi der Gehemmtheit, Schüchternheit oder Distanzierung beschreiben (9A, 12B, 14B, 15C). In solchen Beschreibungen tritt zwar deutlich hervor, *dass* Impulse oder Wünsche abgewehrt werden, aber nicht *welche* es jeweils sind. Dies müßte jedoch erkennbar sein, um einen spezifischen Zusammenhang mit einem der OPD-Konflikttypen behaupten zu können. Als Beispiel zitieren wir eine mittlere Ausprägung (Stufe 2) der Skala 14B „Schüchternheit" (*Timidity*): *„Shows a definite tendency to inhibit self and fails to act in own behalf because of a perception that this is necessary to „keep the peace" or avoid conflict. Assertive behavior occurs only when directly asked or encouraged, and then with reluctance and significant discomfort."* Der konflikthafte Charakter der Hemmung ist in dieser Beschreibung evident, Art und Inhalt des Konflikts werden jedoch nicht näher bestimmt.

Hypothesenprüfung

In eckigen Klammern von Tab. 2 sind die Korrelationswerte und die Ergebnisse der Signifikanzprüfungen notiert. Es wurden nonparametrische Korrelationen berechnet (Spearman). Signifikanzen auf dem 5%-Niveau werden mit einem Stern, solche mit p<.01 mit zwei Sternen gekennzeichnet. Die Ergebnisse werden an dieser Stelle noch nicht kommentiert und weiter unten ausführlich diskutiert.
Aufgrund eines konzeptuellen Vergleichs der Manuale haben wir für 16 der 30 ausgewerteten SPC-Skalen einen oder mehrere Zusammenhänge mit Dimensionen und Einzelaspekten der Strukturachse der OPD *erwartet* (insgesamt 26 Zusammenhänge). Die Anzahl der empirisch signifikanten Korrelationen war noch geringer: Nur für 9 SPC-Skalen konnten Korrelationen in signifikanter Höhe gemessen werden (insgesamt 13 signifikante Korrelationen).
Als möglicher Grund für dieses Ergebnis läßt sich anführen, dass die Strukturmerkmale in der OPD überwiegend als verdeckte, vermittelnde Variablen definiert sind (z.B. Selbst-Objekt-Differenzierung, Selbstbild, Loslösung u.ä.), die sich im offen sichtbaren Verhalten *unterschiedlich* zeigen können. Die SPC-Skalen beschreiben im Unterschied dazu überwiegend Modi des manifesten Verhaltens. Aufgrund dieser Unterschiedlichkeit der Ebenen überschneiden sich einige der Konzepte nur partiell, was sich in geringen Korrelationen niederschlagen könnte. Nicht überraschend konnten die hypothetisch angenommenen Zusammenhänge am häufigsten dann empirisch bestätigt werden, wenn sie auf der OPD-Seite die Dimension „Selbststeuerung“ oder Unteraspekte dieser Dimension (vor allem St23 „Impulssteuerung“) betrafen: Diese Dimension ist vergleichsweise verhaltensnah definiert und entspricht damit besser der Beschreibungsebene der SPC-Skalen.
Während in der Strukturachse eher verdeckte Merkmale beschrieben werden, bezieht sich das Manual der OPD-*Konfliktachse* explizit auf manifeste Verhaltens- und Erlebensweisen, die für 6 verschiedene Lebensbereiche beschrieben sind. Dazu gehören die Beziehung zur Herkunftsfamilie, die Partnerwahl, das Verhalten im sozialen Umfeld und im Beruf, der Umgang mit Geld und Besitz und das Krankheitsverhalten. Komplizierend kommt dabei hinzu, dass ein passiver und aktiver Modus unterschieden werden und das manifeste Verhalten sich in diesen Modi z.T. deutlich unterscheidet. Dennoch konnten insgesamt 7 Zusammenhänge zu SPC-Skalen formuliert werden, von denen 5 statistisch signifikant sind. Als Ergebnis kann man deshalb festhalten: Wo in den SPC-Skalen Einschränkungen als a.) konfliktbedingt beschrieben werden, b.) das angesprochene konflikthafte Geschehen ausreichend konturiert dargestellt ist und c.) eine inhaltliche Entsprechung in der Konfliktliste der OPD gegeben ist,

finden wir in der überwiegenden Anzahl der Fälle auch tatsächlich signifikante Korrelationen.

Tab. 2: Hypothesen über Zusammenhänge zwischen den SPC-Skalen und den OPD-Achsen. Wie im Text angemerkt, sind einige Skalen in Tabelle 2 nicht enthalten, weil eine Auswertung aus verschiedenen Gründen nicht infrage kam: Die Skalen 1A, 1B, 2A und 6B können wegen ihrer geringen Trennschärfe nicht berücksichtigt werden, die Skalen 13A und 13B werden wegen zahlreicher fehlender Werte von der Untersuchung ausgeschlossen. Alle diese Skalen sind in der Tabelle mit dunklem Hintergrund unterlegt.

Nr.	SPC-Skala	*SPC-Subskala*	*OPD-*Konflikt	*OPD-Struktur*
1A	Hope / Hoffnung	Excessive Optimism / Exzessiver Optimismus		
1B		Excessive Pessimism / Exzessiver Pessimismus		
2A	Zest of Life/ Lebens-freude	Over-Excitement / Übertriebener Enthusiasmus		
2B		Drudgery / Bedrücktheit	Nicht konflikthaft beschrieben	Strukturmerkmal ohne Korrelat in der OPD-Strukturachse
2C		Apathy / Gleichgültigkeit	Nicht konflikthaft beschrieben	Strukturmerkmal ohne Korrelat in der OPD-Strukturachse
3A	Attribution of Respon-sibility / *Zuweisung von Verant-wortung*	Over-externalizing / Externalisierung	K5: Schuld-konflikte [.37*]	St31: intrapsychische Abwehr [n.s.]
3B		Over-internalizing / Exzessive Schuldübernahme	Nicht konflikthaft beschrieben	Strukturmerkmal ohne Korrelat in der OPD-Strukturachse
4A	Flexibility / *Flexibilität*	Closed-Mindeness / Engstirnigkeit	K2: Unterwerfung vs. Kontrolle [.40*]	Nicht strukturell beschrieben

4B		Confusion/Self-Doubt /Ständige Selbstzweifel	Nicht konflikthaft beschrieben	Strukturmerkmal ohne Korrelat in der OPD-Strukturachse
5A	Persistence / *Beharrlichkeit*	Drivenness / *Drangh. Überschreiten eigener Grenzen*	Unspezifisch konflikthaft beschrieben	St2: Selbststeuerung [.30*] St23: Impulssteuerung [.31*]
5B		Giving Up / Resignation	Nicht konflikthaft beschrieben	Strukturmerkmal ohne Korrelat in der OPD-Strukturachse
6A	Commitment to Standards and Values/ *Bindung an Normen und Werte*	Moralism / Moralismus	K2: Unterwerfung vs. Kontrolle [n.s.]	Nicht strukturell beschrieben
6B		Absence of Principles/ Prinizipienlosigkeit		
7A	Commitment in Relationships / *Einbindung in Beziehungen*	Compulsive Overinvolvement / *Überinvolviertheit*	Konfliktthema ohne Korrelat in der OPD-Konfliktachse	Nicht strukturell beschrieben
7B		Limited, Tenuous Commitment / *Beziehungsabbrüche*	Nicht konflikthaft beschrieben	St2: Selbststeuerung [.44**] St23: Impulssteuerung [.35*]
8A	Reciprocity / *Gegenseitigkeit*	Exploitation of Others/ Ausbeutung anderer	Nicht konflikthaft beschrieben	St54: Reziprozität [.35*]
8B		Surrender of Self / Selbstaufgabe für andere	K3: Versorgung vs. Autarkie [.69**]	Nicht strukturell beschrieben
9A	Trust/ *Vertrauen*	Extreme Suspicousness / Mißtrauen	Unspezifisch konflikthaft beschrieben	St6: Bindung [n.s.]

9B		Extreme Gullibility / Naive Gutgläubigkeit	Nicht konflikthaft beschrieben	St24: Antizipation [n.s.]
10A	Empathy / *Empathie*	Emotional Absorption/ Emotionale Unabgegrenztheit	Nicht konflikthaft beschrieben	Strukturmerkmal ohne Korrelat in der OPD-Strukturachse
10B		Emotional Blunting / Wenig emotionale Resonanz	Nicht konflikthaft beschrieben	St14: Affektidifferenzierung [.45**] St44: Objektbezog. Affekte [.47**]
10C		Egocentricity / Egozentrik	Nicht konflikthaft beschrieben	St4: Objektwahrnehmung [n.s.] St42: Empathie [n.s.]
11A	Affect Regulation / *Affektregulation*	„Affect storms" / Affektstürme	Nicht konflikthaft beschrieben	St2: Selbststeuerung [.30*] St21: Affekttoleranz [n.s.] St23: Impulssteuerung [n.s.]
11B		Hypercontrol / Hyperkontrolle von Affekten	K8: Eingeschränkte Konflikt- und Gefühlswahrnehmung [.33*]	Nicht strukturell beschrieben
12A	Impulse Regulation / *Impulsregulation*	Over-Indulgence / Haltlosigkeit	Nicht konflikthaft beschrieben	St2: Selbststeuerung [.44**] St23: Impulssteuerung [.35*]
12B		Over-Inhibition / Gehemmtheit	Unspezifisch konflikthaft beschrieben	In den höheren Ausprägungen strukturell beschrieben, aber ohne Korrelat in der OPD-Strukturachse

13A	Regulation of Sexual Experiences / *Regulation sexueller Erfahrungen*	Impulsive Expression/ Impulsive Triebdurchbrüche		
13B		Inhibition / Sexualhemmung		
14A	Self-Assertion / *Selbstbehauptung*	Bullying / Andere Tyrannisieren	Nicht konflikthaft beschrieben	Strukturmerkmal ohne Korrelat in der OPD-Strukturachse
14B		Timidity / Schüchternheit	Unspezifisch konflikthaft beschrieben	Überwiegend konflikthaft beschrieben; strukturell am ehesten: St6: Bindung [.32*]
15A	Reliance on Self and Others / *Verläßlichkeit*	Rarely Able to Rely on Others / *Sich nicht verlassen können*	K1: Abhängigkeit vs. Autonomie [.30*]	Überwiegend konflikthaft beschrieben; strukturell am ehesten: St6: Bindung [n.s.] St61: Internalisierung [n.s.]
15B		Rarely Able to Rely on Self / Sich nicht selbst vertrauen	Nicht konflikthaft beschrieben	St22: Selbstwertregulation [.36*]
15C		Rarely Able to Be Person Relied Upon / *Das Vertrauen anderer zurückweisen*	Unspezifisch konflikthaft beschrieben.	Nicht strukturell beschrieben
16A	Self-Esteem / *Selbstwert*	Grandiosity / Grandiosität	K4: Selbstwertkonflikte[n.s.]	St22: Selbstwertregulation [n.s.]
16B		Self-Depreciation / Selbstverachtung	Nicht konflikthaft beschrieben	St22: Selbstwertregulation [.30*]

17	Self-Coherence / *Selbstkohärenz*	Inconsistency / *Widersprüchlichkeiten im Verhalten und Erleben*	Nicht konflikthaft beschrieben	St1: Selbstwahrnehmung [n.s.] St13: Identität [n.s.] Strukturgesamteinschätzg. [n.s.]

Weitere, nicht gezielt erwartete Zusammenhänge

Bei der Suche nach Zusammenhängen, die aufgrund des konzeptuellen Vergleichs der beiden Instrumente **nicht** gezielt erwartet wurden, haben wir wegen der Vielzahl von Korrelationen eine restriktive Auswahl unter Zugrundelegung folgender Regeln getroffen:

Für die **Konfliktachse** werden lediglich zwei Korrelationen berücksichtigt, die neben den hypothetisch erwarteten Zusammenhängen die höchsten Werte aufweisen und die zugleich als einzige hochsignifikant waren (p<.01). Es handelt sich in beiden Fällen um **negative** Korrelationen zwischen dem Konflikt „Versorgung versus Autarkie" und den SPC-Skalen 7B „Beziehungsabbrüche" *(Limited, Tenuous Commitment;* r = -.41) bzw. 10B „Wenig emotionale Resonanz" *(Emotional Blunting;* r = -.42).

Dieser Befund liegt auf der Linie früherer Untersuchungen (vgl. Grande, Oberbrach & Rudolf 1998), dass höhere Ausprägungen im Konflikt K3 „Versorgung versus Autarkie" mit einer stärkeren Involviertheit in Beziehungen und einer insgesamt **objektnäheren** Position verbunden ist (im Sinne des Konzepts der „depressiven Position"). Dies ist besonders deshalb interessant, weil der deskriptiv ähnliche Konflikt K1 „Abhängigkeit versus Autonomie" nach der Untersuchung von Grande, Oberbracht & Rudolf (1998) umgekehrt ein größeres Risiko für Rückzug und Beziehungsabbrüche beinhaltet. Dies bestätigen auch die entsprechenden Korrelationen mit umgekehrtem Vorzeichen zwischen den beiden SPC-Skalen 7B „Beziehungsabbrüche" bzw. 10B „Wenig emotionale Resonanz" und dem Konflikt K1 „Abhängigkeit vs. Autonomie (7B: r=.29, p<.05; 10B: r=.32, p<.05) Diese Ergebnisse belegen einmal mehr die grundsätzliche Verschiedenheit beider Konflikte trotz deskriptiver Ähnlichkeit.

In Bezug auf die **Strukturachse** gibt es zwei SPC-Skalen, die in einer eindrucksvollen Breite und Höhe mit zahlreichen Hauptdimensionen und Unteraspekten der OPD-**Strukturachse** signifikant korrelieren. Diese Zusammenhänge dieser beiden Skalen sind verglichen mit den übrigen SPC-Skalen sehr auffällig, weshalb wir sie in Tabelle 3 wiedergeben (Korrelationen ab p<.05). Es zeigt sich eindrucksvoll, dass die SPC-Skala 10B „Wenig emotionale Resonanz" hoch mit einem großen Teil der OPD-Strukturvariablen korreliert; etwas weniger deutlich gilt dies auch für die Skala 15A „Sich nicht verlassen können". Diese Ergebnisse sind kongruent zu dem Ansatz der OPD, psychische Struktur „als die Struktur des Selbst in Beziehung zum anderen" zu konzeptualisieren (Arbeitsgruppe OPD 1998, S. 69). Vor allem die beachtlichen Zusammenhänge zwischen der OPD-Strukturachse und der Skala 10B lassen erwarten, dass hier ein relativ einfacher und beobachtungsnaher Indikator für das vergleichsweise komplexe OPD-Konstrukt des „Integrationsniveaus der Struktur" gefunden worden ist, der diagnostisch und in kommenden Untersuchungen fruchtbar eingesetzt werden könnte.

Tab. 3: Weitere Zusammenhänge: Überprüfung der Zusammenhangsannahmen. Nonparametrische Korrelationen, * bedeutet p<.05, ** p<.01.

10B. Emotional Blunting / *Wenig emotionale Resonanz*		15A. Rarely Able to Rely on Others / *Sich nicht verlassen können*	
St1: Selbstwahrnehmung	.48**	St1: Selbstwahrnehmung	.35*
St11: Selbstreflexion	.45**	St21: Selbstreflexion	.44**
St14: Affektdifferenzierung	.45**	St24: Affektdifferenzierung	.38*
St2: Selbststeuerung	.51**	St2: Selbststeuerung	.36*
St21: Affekttoleranz	.39*	St22: Selbstwertregulierung	.30*
St22: Selbstwertregulierung	.35*	St23: Impulssteuerung	.34*
St23: Impulssteuerung	.50**	St3: Abwehr	.35*
St24: Antizipation	.38*	St31: Interpersonelle Abwehr	.33*
St3: Abwehr	.34*	St4: Objektwahrnehmung	.29*
St31:Intrapsychische Abwehr	.33*	St41: Selbst-Objekt-Differenz.	.31*
St4: Objektwahrnehmung	.47**	St44: Objektbezogene Affekte	.47**
St44: Objektbezogene Affekte	.47**	St5: Kommunikation	.36*
St5: Kommunikation	.50**	St51: Kontakt	.31*
St54: Reziprozität	.45**	St52: Verst. fremder Affekte	.29*
G: Gesamtstruktur	.41**	G: Gesamtstruktur	.43**

4. Folgerungen

Der nach unserer Einschätzung zentrale Befund der vorliegenden Untersuchung ergibt sich bereits schon aus dem Versuch, auf der Grundlage der Manuale der *Operationalisierten Psychodynamischen Diagnostik* (OPD) und der *Scales of*

Psychological Capacities (SPC) Hypothesen zum Zusammenhang der Skalen beider Instrumente zu bilden. Dabei wird deutlich, dass der Begriff „Struktur" bzw. „strukturell" in den beiden Systemen *praktisch*, d.h. jenseits der explizit angebotenen theoretischen Konzeptionen, in unterschiedlicher Weise verwendet wird:

- In den *Scales of Psychological Capacities* bezeichnet dieser Begriff alle Merkmale bzw. Auffälligkeiten des Erlebens und Verhaltens, die einen zeitstabilen Charakter aufweisen und als habituelle Erlebens- und Verhaltenstendenz tiefer in der Persönlichkeit des Patienten verankert sein müssen. Ein Teil der Skalen beschreibt mehr oder weniger gut erkennbar Kompromißbildungen im Rahmen einer Konfliktdynamik, deren Art im Manual und in den erläuternden klinischen Vignietten spezifisch oder unspezifisch angedeutet wird. Bei einem anderen Teil der Skalen beschränkt sich das Manual auf die reine Deskription der in Frage stehenden Auffälligkeit, wobei *keine* erklärenden konflikthaften Hintergründe erwähnt und plausibel gemacht werden. Kennzeichen aller beschriebenen „psychologischen Fähigkeiten" und ihrer störungswertigen Einschränkungen ist aber die „tiefere" und vergleichsweise zeitstabile Verankerung in der Persönlichkeit des Patienten. In dieser Variante wird „Struktur" in einer *breiten* Bedeutung verwendet, die den *engeren* Strukturbegriff der OPD einschließt.
- Der Strukturbegriff der *Operationalisierten Psychodynamischen Diagnostik* ist anders geartet, weil konfliktbedingte Einschränkungen von psychischen Funktionen in diesem System auf einer eigenen Achse (III) als dysfunktionelle und lebensbestimmende Konflikte (Arbeitsgruppe OPD 1998) kodiert werden. Die in die OPD-Achse IV „Struktur" aufgenommenen Merkmale Auffälligkeiten werden daher durchgängig deskriptiv und ohne den Verweis auf eine erklärende Konfliktdynamik erfasst.

Wir haben weiter oben bereits angemerkt, dass die Darstellung einer Auffälligkeit als konfliktbedingt in dem Maße unstimmig wird, in dem die beschriebene Einschränkung als besonders massiv, generalisiert und durch situative Faktoren unbeeinflussbar erscheint. Dann wird es zunehmend schwieriger, eine konflikthafte Motivierung der Auffälligkeit plausibel darzustellen und die bewußten und unbewußten Beweggründe der Betroffenen nachvollziehbar zu machen. In diesen Fällen sind sowohl in diagnostischer wie auch in therapeutischer Hinsicht Darstellungen hilfreicher, die die Auffälligkeit primär *deskriptiv* erfassen und gewissermaßen für sich stehen lassen. Das Erleben der Betroffenen kann in solchen Darstellungen zwar Gegenstand und Teil der Deskription sein, hat aber dann eher den Stellenwert eines Befundes und keine erklärende Funktion für das infrage stehende Verhalten (im Sinne einer Motivzuschreibung).

Diese Veränderung der Darstellungsform in Abhängigkeit von dem Schweregrad der Störung lässt sich gut bei einigen der SPC-Skalen erkennen, von denen wir hier zur Illustration ein Beispiel anführen. Bei der Skala 12B

„Gehemmtheit“ (Over-Inhibition) heißt es auf Stufe 0 zur Kennzeichnung eines unauffälligen Status: „Can allow pleasurable impulses and pursue a particular goal without being either rigid or interpersonally controlling.“. – Zur Stufe 2, die bereits einen klinisch bedeutsamen Grad der Einschränkung abbildet, wird ausgeführt: „Inhibited impulse expression. Can only indulge impulses in special circumstances or with certain people. Indulging may, but not allways, be associated with feelings of guilt.“ Der Verweis auf Schuldgefühle und der Umstand, dass situationsbedingt Impulse dennoch zugelassen werden können, legt auf dieser Stufe noch eine konflikthafte Deutung der Hemmung nahe.
Auf Stufe 3 ändert sich die Beschreibung: „Maintains a strong and pervasive control over impulses, even when some relaxation of control is appropriate. Very much afraid of losing control; maintains tight, rigid control in all situations. As a result, appears to others as unspontaneous and little fun to be with.“ In der erläuternden klinischen Vigniette heißt es: „A wealthy man is terrified by the specter of financial insecuritiy and always orders the cheapest meal whenever he goes out to a restaurant“. Diese Beschreibung legt die die Vermutung nahe, dass es hier weniger um die Hemmung bestimmter Impulse aufgrund innerer Verbote und damit um einen intrapsychischen Konflikt geht. Statt dessen überwiegt der Eindruck, dass die Hemmung ein Versuch der Bewältigung einer basalen Brüchigkeit ist. Als eine Lesart könnte man z.B. psychotische Fragmentierungsängste vermuten, die in einer rigiden Zwangsstruktur notdürftig aufgefangen werden. Hinweise darauf sind das Ausmaß, die Rigidität und der situationsunabhängige Charakter der Hemmung.
Zusammenfassend und verallgemeinert lautet unsere These, dass sich in der Verwendung des Begriffs der „psychischen Struktur“ Invarianten der klinischen Praxis abbilden und dass in die Bedeutung des Begriffs damit implizit *pragmatische Intentionen* eingewoben sind. Eine dieser Intentionen bezieht sich auf die Eigenschaft der relativen Zeitstabilität einer Störung und die damit verbundene Erwartung, dass eine Veränderung nur begrenzt und/oder durch eine zeitaufwendige, intensive Behandlung möglich sein wird. Eine weitere Intention bezieht sich auf den Umstand, dass der Versuch einer konfliktbezogenen Plausibilisierung der Störung mißlingt, sowie auf damit verbundene therapeutische Haltungen: Dass denkbare konflikthafte Hintergründe zunächst ausgeklammert werden können und ein Vorgehen indiziert ist, welches die Auffälligkeiten zunächst *für sich selbst* stehen läßt und als primären Behandlungsfokus gelten läßt. Ziele dabei sind z.B. die Aufhebung von Verleugnungen, die Differenzierung der (Selbst-) Wahrnehmung, die Distanzierung des Patienten von ich-syntonen Verhaltensweisen oder die Verbesserung der Steuerungsmöglichkeiten als Frucht der verbesserten Wahrnehmung. Die klinische Erfahrung zeigt, dass Konfliktdeutungen bei diesem Bemühen verfrüht oder sogar kontraproduktiv sein können, weil sie nicht dazu geeignet sind, dem Patienten Einschränkungen in ihrem „Sosein“ sichtbar und als eine zu ihm ihm gehörende Schwierigkeit und Aufgabe annehmbar zu machen.

Zu beachten ist, dass diese pragmatischen Strukturbegriffe keine Festlegung dazu treffen, ob die in den SPC oder in der OPD-Strukturachse beschriebenen strukturellen Auffälligkeiten bzw. Einschränkungen durch dysfunktionelle und charakterlich fixierte Formen der Konfliktverarbeitung, durch Entwicklungsdefizite, durch erbliche Dispositionen oder aber durch Wechselwirkungen dieser Faktoren verursacht werden. Insbesondere schließt der eben diskutierte engere Strukturbegriff nicht aus, dass sich Auffälligkeiten, die sich zunächst nicht als konflikthaft plausibilisieren lassen, zum späteren Zeitpunkt einer Behandlung dennoch als konfliktbedingt erweisen. Aus der Beobachtung analytischer Prozesse im Rahmen der Praxisstudie analytische Langzeittherapie (Grande, Rudolf & Oberbracht 1997) wissen wir, dass sich zunächst nach OPD als „strukturell“ qualifizierte Auffälligkeiten im Verlauf langer und intensiver Behandlungen durchaus als Teil eines Konfliktgeschehens erweisen können, welches schließlich Thema der Behandlung wird und eine deutende Vorgehensweise sinnvoll macht.

Man kann vermuten, dass die theoretische Unklarheit und Vielschichtigkeit des Strukturbegriffs (vgl. Mentzos 1984) ihre Ursache u.a. auch in solchen verdeckten pragmatischen Bedeutungen hat, weil diese mit dem theoretischen Diskurs interferieren. Das könnte dadurch geschehen, dass über die verschiedenen theoretischen Konzeptualisierungen von „psychischer Struktur“ immer auch kontroverse therapeutische Haltungen und Wertsetzungen verhandelt werden (vgl. Hohage 1997). Verweist der Befund „strukturell“ im Unterschied zu „konflikthaft“ nicht auf etwas Unveränderbares und damit Defizitäres? Ist damit nicht eine biologistische Anschauungsweise verbunden, die das Gegebene einfach festschreibt und die aufklärerischen und emanzipatorischen Potentiale der Psychoanalyse aufgibt? Ist nicht andererseits die Anerkennung von Begrenzungen ein notwendiges und sogar wünschenswertes Ziel von guten Behandlungen? Enthält die Überzeugung von der grundsätzlichen konflikthaften Natur psychischer Einschränkungen nicht häufig Idealisierungen bezüglich einer prinzipiellen Veränderbarkeit mit der dazu gehörenden Verleugnung von Begrenzungen? Mit der Untersuchung der Verwendung des Strukturbegriffs in zwei unterschiedlichen Operationalisierungen haben wir einen ersten Schritt unternommen, die impliziten pragmatischen Bedeutungen herauszuarbeiten und damit einen Beitrag zur Klärung und Weiterentwicklung des Begriffs zu leisten.

Literatur

Arbeitskreis OPD (Hrsg.) (2001) Operationalisierte Psychodynamische Diagnostik. Grundlagen und Material. Bern, Göttingen: Huber

Benjamin LS (1993) Interpersonal diagnosis and treatment of personality disorders. New York, London: Guilford Press

Cohen J (1968) Weighted Kappa. Nominal scale aggreement with provision for scaled disagreement or partial credit. Psychol Bull 70: 213-220

DeWitt KN, Hartley D, Rosenberg SE, Zilberg NJ, Wallerstein RS (1991) Scales of Psychological Capacities: Developement of an Assessment Approach. Psychoanal Contemp Thought 14: 343-361

Fisseni H-J (1990) Lehrbuch der psychologischen Diagnostik. Göttingen: Hogrefe

Freyberger HJ, Dierse B, Schneider W, Strauß B, Heuft G, Schauenburg H, Pouget-Schors D, Seidler GH, Küchenhoff J, Hoffmann SO (1996) Operationalisierte Psychodynamische Diagnostik (OPD) in der Erprobung - Ergebnisse einer multizentrischen Anwendungs- und Praktikabilitätsstudie. Psychother Psychosom med Psychol 46: 356-365

Grande T, Rudolf G, Oberbracht C (1997) Die Praxisstudie Analytische Langzeittherapie. Ein Projekt zur prospektiven Untersuchung struktureller Veränderungen in Psychoanalysen. In Leuzinger-Bohleber M, Stuhr U (Hrsg) Psychoanalysen im Rückblick: Methoden, Ergebnisse und Perspektiven der neueren Katamneseforschung. Gießen: Psychosozial Verlag, 415-431

Grande T, Oberbracht C, Rudolf G (1998) Einige empirische Zusammenhänge zwischen den Achsen „Beziehung", „Konflikt" und „Struktur". In Schauenburg H, Freyberger HJ, Cierpka M, Buchheim P (Hrsg), Operationalisierte Psychodynamische Diagnostik - Konzepte, Anwendungen, Ergebnisse. Göttingen: Hogrefe (Im Druck)

Hoffmann SO (1979) Charakter und Neurose. Ansätze zu einer psychoanalytischen Charakterologie. Frankfurt a M: Suhrkamp

Hohage R (1997) Analytisch orientierte Psychotherapie in der Praxis. Stuttgart & New York: Schattauer

Janssen PL, Dahlbender RW, Freyberger HJ, Heuft G, Mans EJ, Rudolf G, Schneider W, Seidler GH (1996) Leitfaden zur psychodynamisch-diagnostischen Untersuchung. In Psychotherapeut 41: 297-304

Landis JR, Koch GG (1977) The measurement of observer agreement for categorical data. In Biometrics 33: 159-174

Leuzinger-Bohleber M (1998) Übersetzung der Scales of Psychological Capacities von R.S. Wallerstein und Mitarbeitern. Materialien der DPV-Katamnesestudie, Frankfurt. Unveröffentlicht.

Mentzos S (1984) Neurotische Konfliktverarbeitung. Einführung in die psychoanalytische Neurosenlehre unter Berücksichtigung neuer Perspektiven. Frankfurt a. M.: Fischer

Rudolf G, Grande T, Oberbracht C, Jakobsen Th (1996) Erste empirische Untersuchungen zu einem neuen diagnostischen System: Die Operationalisierte Psychodynamische Diagnostik (OPD). Zschr Psychosom Med 42: 343-357

Rudolf G, Oberbracht C, Grande T (1998) Die Struktur-Checkliste. Ein anwenderfreundliches Hilfsmittel für die Strukturdiagnostik nach OPD. In Schauenburg H, Freyberger HJ, Cierpka M, Buchheim P (Hrsg) OPD in der Praxis. Konzepte, Anwendungen, Ergebnisse der Operationalisierten Psychodynamischen Diagnostik. Bern, Göttingen: Huber, 167-181

Sandler J, Dreher AU (1996) What Do Psychoanalysts Want? The Problem of Aims in Psychoanalytic Therapy. London and New York: Routledge

Wallerstein RS (1988a) One Psychoanalysis or Many? Int J Psycho-Anal 69: 5-21

Wallerstein RS (1988b) Assessment of Structural Change in Psychoanalytic Therapy and Research. J Am Psychoanal Assoc 36 (Suppl): 241-261

Wallerstein RS, DeWitt KN, Hartley D, Rosenberg SE, Weiss DS, Zilberg NJ (1989) Scales of Psychological Capacities Manual. Property of PRP-II, Department of Psychiatry, University of California, San Francisco. Unveröffentlicht.

Weinryb RM, Rössel RJ (1991) Karolinska Psychodynamik Profile – KAPP. Acta Psychiatr Scand 83: 1-23

Zilberg NJ, Wallerstein RS, DeWitt KN, Hartley D, Rosenberg SE (1991) A Conceptual Analysis and Strategy for Assessing Structural Change. In Psychoanal Contemp Thought 14: 317-342

Passen oder Verpassen? Prognostische Bedeutung der Struktureinschätzung nach OPD für die therapeutische Arbeitsbeziehung

Claudia Oberbracht

„Schwierigkeiten, einander Angebote zu machen, und Schwierigkeiten, das Angebotene zu akzeptieren, errichten zwischen Patient und Therapeut – wie in jeder zwischenmenschlichen Beziehung – jene Barrieren, welche prognostische Zweifel an der längerfristigen Chance einer Beziehung aufkommen lassen" (Rudolf 1981).

Die Psychoanalyse geht von der Vorstellung aus, dass die Persönlichkeitsstruktur einer Person einen entscheidenden Einfluss auf ihre Möglichkeiten in Beziehung zu treten hat. Dabei sind die Schwierigkeiten vermutlich so vielfältig wie auch die Personen unterschiedlich sind. Diese Art von Vielfalt macht die interpersonelle Situation interessant und herausfordernd. Es gibt aber auch ein Maß an Schwierigkeit, das die betreffenden Personen bzw. andere entweder anhaltend unzufrieden stimmt oder gar den Umgang mit anderen nahezu verunmöglicht. In diagnostischem Zusammenhang ist man gewohnt, diese Bedingungen als dysfunktionell einzustufen und im weiteren zum Gegenstand von Behandlungen zu machen. Damit begibt man sich in ein Dilemma. Es wird der Versuch unternommen über den Weg der therapeutischen Arbeitsbeziehung gerade die therapeutische Arbeitsbeziehung herzustellen oder zu verbessern. Daher ist am Ende der Therapie allzu häufig erst der Punkt erreicht, an dem die Zusammenarbeit beginnen könnte.

Die Bedeutung der therapeutischen Beziehung für das Gelingen einer Therapie ist das am besten belegte Ergebnis der Psychotherapieforschung (Orlinsky et al. 1984). Auch zwischen Wissenschaftlern unterschiedlicher Prägungen herrscht hierüber Einigkeit (Grawe 1997, Reinecker 1997, Strupp 1998). Umso wichtiger erscheint daher die Frage, ob man bestimmte Patientengruppen im Hinblick darauf unterscheiden kann, ob sie Schwierigkeiten haben, eine therapeutische Arbeitsbeziehung aufzunehmen und aufrecht zu erhalten.

Die vorliegende Untersuchung will zeigen, dass sich die Verläufe der therapeutischen Arbeitsbeziehung wesentlich unterscheiden in Abhängigkeit davon, über welche struktuellen Möglichkeiten die Patienten verfügen. Dabei wird nicht nur die die Sichtweise des Patienten und die Sichtweise des Therapeuten

zum Gegenstand der Beobachtung gemacht, sondern auch die Relation der beiden Perspektiven untersucht. Es wird von der Idee ausgegangen, dass die Fähigkeit, sich mit anderen angemessen und authentisch ins Einvernehmen zu setzen ein strukturelles Potential ist, das es auch in der therapeutischen Arbeitsbeziehung ermöglicht, im Zuge eines interpersonellen Abstimmungsprozesses eine Passung, hier über die Güte der therapeutischen Arbeitsbeziehung, herzustellen.
Es gibt eine Reihe von Instrumenten, die es sich zum Ziel gesetzt haben die therapeutische Arbeitsbeziehung zu erfassen (Allen et al. 1984, Hartley et al. 1978, Horvath 1981, Luborsky 1976, Marziali et al. 1981, Morgan et al. 1982, Orlinsky et al. 1975, Strupp et al. 1964). Hier wurde der Fragebogen zur Therapeutischen Arbeitsbeziehung ausgewählt, der die Möglichkeit eröffnet, den gleichen Gegenstandsbereich aus der Perspektive von Patient und Therapeut abzubilden. Empirische Studien haben gezeigt, dass die Erfassung beider Perspektiven auffällige Differenzen zwischen den beiden Interaktionspartnern zeigt (Rudolf 1991, Schindler 1991, Strupp et al. 1977). Hier wird davon ausgegangen, dass diese Differenzen keineswegs zufällig sind, sondern ihrerseits von der Persönlichkeitsstruktur des Patienten abhängen. Diese Vorgehensweise unterscheidet sich von der Haltung anderer Autoren, die entweder durch die Mittelung der beiden Perspektiven oder durch die Einschätzung einer dritten Person um den Einsatz objektiver Indizes bemüht sind (Barber et al. 1988, Bowers et al. 1988, Grawe 1989, Neimeyer et al. 1991).

1. Der Fragebogen zur Therapeutischen Arbeitsbeziehung

Der Fragebogen zur therapeutischen Arbeitsbeziehung (TAB) knüpft an der Forschungsorientierung an, die sich beginnend am Ende der 70er Jahre um die Entwicklung von Skalen zur Erfassung dieses Gegenstandsbereichs bemühte. Ausgegangen war diese Richtung der Psychotherapieforschung einerseits von der Erkennntnis, dass selbst die Erhebung sehr unterschiedlicher Merkmale am Beginn der Therapie nie viel Varianz des Therapieerfolgs aufklären konnte, und andererseits von der Feststellung, dass verschiedenen Therapieverfahren gemeinsame Wirkfaktoren zugrunde liegen. Ein weiterer Anlass zur Konstruktion dieses Fragebogens bestand in der Erfahrung aus der Berliner Psychotherapiestudie, dass interpersonellen Faktoren gegenüber persönlichkeitsimmanenten, klinischen oder soziologischen die größere prognostische Bedeutung zukommt (Rudolf et al. 1987).
Aus diesen Überlegungen heraus wurde im Rahmen der genannten Psychotherapiestudie ein Instrument entwickelt, das die besondere Möglichkeit eröffnet, den gleichen Aspekt, die therapeutische Arbeitsbeziehung, aus zwei verschiedenen Erlebensperspektiven heraus (Patient und Therapeut) abzubilden. Hieraus ergibt sich zudem die Option, die beiden Perspektiven in Zusammenhang

miteinander zu setzen. Unter therapeutischer Arbeitsbeziehung wird im TAB sowohl die Arbeitsbeziehung im engeren Sinne als auch umfassendere Aspekte der Beziehung zwischen Patient und Therapeut wie Vertrauen, Wärme und Akzeptanz verstanden. Die inhaltlichen Aspekte der therapeutischen Arbeitsbeziehung werden im einzelnen wie folgt beschrieben: „Wertschätzung, Zusammenarbeit, Verstehen, Helfen, Geborgenheit, Offenheit, emotionale Beteiligung, Vertrauen in die Fähigkeit des anderen, Zufriedenheit mit der bisherigen Therapie, verständlicher Sprachcode". (Rudolf 1991 S. 104).
Die Version des Fragebogens aus Therapeutensicht (TAB-Ther) besteht ebenso wie der aus Patientensicht (TAB-Pat) aus 20 Items. Eine faktorenanalytische Untersuchung von letzterem ergab eine inhaltliche Gruppierung der Items in solche, die sich auf die Person des Therapeuten bezogen und solche, die sich auf die Arbeitsbeziehung an sich bezogen. Dagegen weist der Therapeutenbogen eine einfaktorielle Struktur auf. Zu beiden Versionen gibt es eine Fassung für Therapiebeginn und eine für Therapieende, die sich im Wesentlichen nur durch die Formulierung in der Vergangenheit unterscheiden. Zu beurteilen sind die Items auf einer vierstufigen Likert-Skala zwischen Zustimmung und Verneinung.

2. Strukturdiagnostik nach OPD

Es gibt mittlerweile zahlreiche Ratingsysteme, die sich auf dem Weg einer deskriptiven Operationalisierung um die empirische Erfassung von Struktur bemühen (Azim et al. 1991, Bellak et al. 1969, Ehlers 1984, 1990, Kernberg 1977, 1981, Lohmer et al. 1992, Arbeitskreis OPD 1996, Rudolf et al. 1995, Schüßler et al. 1990, Wallerstein 1988, Weinryb 1998). Allen gemeinsam ist, dass sie eher vereinzelt in Forschungszusammenhängen Anwendung finden und eine Breitenwirkung bei den klinisch arbeitenden Praktikern vermissen lassen. 1992 hat sich eine Gruppe von 40 psychodynamisch orientierten Klinikern und Forschern aus den Bereichen Psychosomatik und Psychotherapie zusammengetan, um ein systematisches und allgemeingültiges System zu entwickeln, das auf psychoanalytischen bzw. psychodynamischem Gedankengut basiert. Nach mehrjähriger Arbeit wurde ein Instrument vorgelegt, das fünf als voneinander unabhängig konzpierte Achsen vorsieht: Krankheitserleben und Behandlungsvoraussetzungen, Beziehung, Konflikt und Struktur. Es trägt den Namen „Operationalisierte Psychodynamische Diagnostik" (OPD) und hat sich zur Aufgabe gemacht, tieferliegende, persönlichkeitsimmanente Eigenschaften zu erfassen. Die Grundidee ist hierbei, dass die Kategorisierung dieser latenten Eigenschaften es mehr als bisherige diagnostische Instrumente erlaubt, differenzierte Aussagen über Behandlungsmethoden und Therapieerfolge zu machen.
Erste Arbeiten, in denen das diagnostische Instrument vorgestellt und seine Durchführung beschrieben wurde, erschienen 1995 (Cierpka et al., Schneider et

al.). Ein Jahr später wurde dann das Manual als Buch vorgelegt (Arbeitskreis OPD 1996). Darin ist neben theoretischer Fundierung eine genaue Anleitung für die Befunderhebung und Auswertung zu finden. Parallel wurden Artikel veröffentlicht, die für das Instrument warben, das Vorgehen darstellten und weitere Hinweise für die Durchführung enthielten (Frevert et al. 1996, Freyberger et al. 1996, Hoffmann 1996, Hoffmann 1998, Janssen et al. 1996, Rudolf 1996, Schauenburg et al. 1998a, Schauenburg et al. 1998b, Schneider et al. 1996, Schneider et al. 1998, Schüßler et al. 1996). Eine erste Praktikabilitätsstudie (Freyberger et al. 1998) ergab, dass die verschiedenen Achsen insgesamt als handhabbar und passgenau zu beurteilen sind. Die Sicherheit der Diagnosestellung und die Reliabilität können ebenfalls insgesamt als gut bis befriedigend eingeschätzt werden. Diese Ergebnisse konnten bestätigt werden (Rudolf et al. 1996). Hierbei erwies sich die Strukturachse im Vergleich mit den beiden anderen Achsen als am besten zuverlässig einschätzbar.
Unter Struktur wird bei OPD das „charakteristische subjektive Erleben und der habituelle Stil, die Innenwelt und die äußeren Beziehungen zu regulieren" verstanden (Rudolf 1995, S. 326). Es werden sechs unterschiedliche Fähigkeiten unterschieden: Selbstwahrnehmung, Selbststeuerung, Abwehr, Objektwahrnehmung, Kommunikation und Bindung. Diese Fähigkeiten werden im Manual gemäß der vierfach gestuften strukturellen Möglichkeiten (gut, mäßig oder gering integriert bzw. desintegriert) beschrieben und anhand von klinischen Beispielen illustriert. Im Rahmen eines ein- bis eineinhalbstündigen Interviews werden, orientiert an einem OPD Interviewleitfaden Fragen, gestellt, anhand derer die Diagnostik ermöglicht wird. Grundlage der Beurteilung sind das interpersonelle Verhalten und Erleben der letzten ein bis zwei Jahre. Im Anschluss an die Einschätzung der einzelnen Dimensionen erfolgt eine Gesamtbeurteilung der Struktur. Darüber hinaus ist mittlerweile eine Checkliste zur Einschätzung der Struktur erschienen, die die sechs Strukturdimensionen zu 24 Einzelaspekten auffächert (Rudolf et. al 1998). Anhand von Kernsätzen aus dem Manual wird jedes Strukturniveau im Hinblick auf diese 24 Einzelaspekte prägnant charakterisiert. Hierdurch wird einerseits eine Auswertungshilfe für die Strukturdiagnostik zur Verfügung gestellt und andererseits die Möglichkeit eröffnet, ein differenziertes Bild über Potentiale und Vulnerabilitäten eines Patienten zu geben. Letzteres ist besonders unter dem Gesichtspunkt von Ansatzpunkten für die Therapie von entscheidender Bedeutung. Auf der Basis dieser Einzelaspekte kann mit Hilfe der Heidelberger Umstrukturierungsskala (Grande et al. 2000) zudem eine filigrane und praxisnahe Veränderungsbeschreibung in Therapieverläufen erfolgen.
Einige Studien haben sich bislang mit der Gültigkeit der Strukturachse beschäftigt. Die Gegenstandsbereiche dieser Studien lassen sich unter den Aspekten Symptom, konflikthafter Inhalt und Beziehungsgestaltung zusammenfassen. Dabei hat sich gezeigt, dass die Ausprägung des Strukturniveaus mit symptomatischen Erscheinungen assoziiert ist. So konnte nachgewiesen

werden, dass symptomatische Auffälligkeiten nach ICD, die dem neurotischen Formenkreis zuzuordnen sind, mit einem besseren Gesamtstrukturniveau einhergehen (Nitzgen et al. 1998) und dass Patienten mit einer Suchtproblematik in der Dimension Selbststeuerung besonders schlechte Werte aufweisen (Nitzgen et al. 1998, Reyman et al. 1998). Die Dauer der Symptomatik, hier der psychogenen Erkrankung, nimmt mit Zunahme der strukturellen Vulnerabilität zu (Rudolf et al. 1996). Neben der Symptomatik steht auch der Inhalt der Konflikte mit der Ausprägung des Strukturniveaus in Zusammenhang. Während bei gut strukturierten Patienten sexuell-ödipale sowie Unterwerfungsthemen zu lebenslangen spannungsgeladenen Umgangsweisen führen, setzen sich mäßig strukturierte konflikthaft mit Versorgungs- und Schuldthemen auseinander und gering strukturierte mit Abhängigkeits- und Selbstwertthemen (Grande et al. 1998a, Grande et al. 1998b).
Die weitaus meisten Studien zur Strukturachse fanden jedoch, dass Struktur ihren Niederschlag in der Beziehungsgestaltung findet. Auf einer eher basaleren Ebene konnte nachgewiesen werden, dass Patienten mit besserem Strukturniveau auch über eine sicherere Bindung im Sinne des Untersuchungsverfahrens von Pilkonis verfügen (Schauenburg 2000). In die gleiche Richtung deutet auch das Ergebnis, dass diese Patientengruppe sich auf andere besser verlassen kann und über mehr emotionale Resonanz verfügen (Rudolf et al. 1999), erfasst durch die „Scales of Psychological Capacities“ (Wallerstein 1988). Wenn man sich die unterschiedlichen Inhalte der Beziehungsgestaltung (erfasst durch die Beziehungsachse nach OPD) anschaut, wird auch verständlich, wodurch die Beziehungsfähigkeit der schlechter strukturierten Patienten belastet wird. Hier findet man, dass während die besser strukturierten sich mit einem Zuviel an Änhänglichkeit, Fürsorglichkeit oder Selbstbehauptung mit anderen abkämpfen müssen, die schlechter Strukturierten durch ein Zuviel an Angriff, Herabsetzung, Abschottung oder Zurückschrecken im Umgang mit anderen belastet sind. Vor dem Hintergrund dieser Beobachtungen und unter Berücksichtigung der Tatsache, dass Psychotherapie nicht nur gute Interaktionen zum Ziel hat, sondern auch auf ein Mindestmaß an konstruktiver interpersoneller Auseinandersetzung angewiesen ist, wundert es dann kaum, wenn gleichzeitig auch gefunden wurde, dass gutes Strukturniveau die Aussichten auf Therapieerfolg begünstigen (Rudolf et al. 1996, Strauß et al. 1997). Wie entwickelt sich also, so könnte man sich fragen, die therapeutische Arbeitsbeziehung in Abhängigkeit von den strukturellen Möglichkeiten eines Patienten?

3. Darstellung der Untersuchung

Untersucht wurden 100 stationäre Patienten der Psychosomatischen Klinik Heidelberg. Die Auswahl der Patienten erfolgte in dem Untersuchungszeitraum 1995 und 1996 unsystematisch. Von der Untersuchung ausgeschlossen waren lediglich anorektische Patienten aus behandlungspraktischen Gründen. Am

Beginn der in der Regel zwölfwöchigen stationären Behandlung wurde mit den Patienten ein halbstrukturiertes, ein bis eineinhalbstündiges videographiertes Gespräch geführt. In diesem Gespräch wurden die wesentlichen Informationen erhoben, die für die Auswertung der Achsen Struktur, Konflikt und Beziehung notwendig sind. Die Gesprächsführung orientierte sich an einem von der OPD-Arbeitsgruppe vorgelegten Leitfaden (Janssen et al. 1996). Der Interviewer hatte den Patienten vor dem Gespräch nie gesehen und verfügte auch über keinerlei Informationen über den Patienten, um die Neutralität der diagnostischen Haltung zu wahren. Darüber hinaus sollte sichergestellt sein, dass die Erfassung der Struktur nur auf den in der Interviewsituation gewonnenen Eindrücken über das Verhalten und Erleben des Gesprächspartners beruhen und nicht auf Informationen, die aus einer anderen Quelle gespeist sind. Der Interviewer nahm auch nicht an klinischen Falldiskussionen und Teamsitzungen über die untersuchten Patienten teil.
Die Aufzeichnung dieses Gesprächs war in einem ersten Auswertungsschritt Grundlage der von jeweils zwei Ratern unabhängig voneinander vorgenommenen Einschätzung der Strukturgesamteinschätzung sowie der einzelnen Strukturdimensionen. Außerdem wurden noch die Konflikte und das dysfunktionale Beziehungsmuster eingeschätzt. Das Raterpaar konstituierte sich aus sechs der an der Untersuchung teilnehmenden Rater, wobei eine Projektmitarbeiterin fester Bestandteil des Raterpaares war und jeweils mit einem der anderen fünf Rater zusammenarbeitete. Die Rater stammten aus unterschiedlichen Arbeitszusammenhängen und kannten sich nicht alle gegenseitig. Sie standen am Beginn ihrer psychoanalytischen bzw. psychodynamischen Ausbildung und verfügten über einige Jahre an Berufserfahrung als Psychotherapeut. Drei der Rater waren nicht Mitarbeiter der Psychosomatischen Klinik, sondern niedergelassene Kollegen. Alle Rater wurden von Mitgliedern der OPD Arbeitsgruppe intensiv trainiert. Die endgültige Auswertung zu einem Patienten erfolgte nach einer umfangreichen Konsensdiskussion zwischen den beiden Ratern. Sie legten gemeinsam eine Beurteilung ab.
Die Patienten werden auf der Grundlage der Konsenseinschätzung gemäß ihres Strukturniveaus einer Untersuchungsgruppe (gutes, mäßiges oder geringes Strukturniveau) zugeordnet (quasi-experimentelles Design). Die Gruppengröße ist ungleich und ergibt sich durch die Häufigkeit der Zuordnung (N: gut integriert =19, mäßig integriert = 54, gering integriert = 27, desintegriert kam als Einschätzung nur einmal vor und wurde daher der gering integrierten Gruppe zugeordnet). Auf der Basis der geschilderten Gruppenbildung wird dann geprüft, wie sich die Gruppen im Hinblick auf andere Merkmale unterscheiden. Zur Prüfung dieser Frage wurden eine Reihe von Fragebögen herangezogen, u.a. der Fragebogen zur therapeutischen Arbeitsbeziehung.
Die Patienten waren im Durchschnitt 29,4 Jahre alt. Die folgenden Prozentangaben entsprechen auch der tatsächlichen Anzahl von Patienten, weil die Stichprobe aus 100 Patienten bestand. Die überwiegende Mehrheit der Patienten war

weiblich (75%), während der kleinere Anteil männlich war (25%). Wie es in Anbetracht des jungen Durchschnittalters zu erwarten ist, waren die meisten Patienten ledig (70%), nur wenige waren verheiratet (17%) oder getrennt bzw. geschieden (13%). Über eine Schulbildung, die nicht weiter als zur Volksschule ging, verfügten 25%, über mittlere Reife 34% und über Fachhochschul- und Hochschulreife 41% der Patienten. Die Patienten waren aus Sicht der Ambulanztherapeuten am stärksten psychisch beeinträchtigt (61% hatten einen erheblichen oder extremen Wert im BSS), gefolgt von sozial-kommunikativer Beeinträchtigung (34% hatten einen erheblichen oder extremen Wert im BSS). An letzter Stelle war das Ausmaß der körperlichen Beeinträchtigung (27% hatten einen erheblichen oder extremen Wert im BSS).
Bei den im Folgenden dargestellten Diagnosen handelt es sich um ICD-10-Diagnosen, die am Ende der Therapie vom behandelnden Therapeuten gestellt wurden. Mehrfachnennungen waren möglich. Die Diagnosen können zwei übergeordneten Kategorien zugeordnet werden, den symptombezogenen Diagnosen und den Persönlichkeitsstörungen. Die häufigste Diagnose in der ersten Kategorie war mit 38% die depressive Störung (F32 bis F34), mit 25% gefolgt von den Angststörungen (F40 bis F41), mit 24% von den funktionellen oder somatoformen Störungen (F45) und am Schluss mit 24% Essstörungen (F50, ohne Anorexien, aus den oben geschilderten Gründen). 57% der Patienten erhielten eine Persönlichkeitsstörungs-Diagnose.

4. Ergebnisse

Therapeutische Arbeitsbeziehung aus Therapeuten- und Patientensicht

Zunächst einmal ist die Frage von Interesse, wie sich therapeutische Arbeitsbeziehung nach dreimonatiger Therapie für die gesamte Stichprobe verändert hat. Dabei wird zwischen der Sichtweise des Therapeuten und der des Patienten unterschieden. Die beiden Interaktionspartner haben in drei Monaten einiges miteinander erlebt und durchgestanden, sind gegeneinander vorgegangen, steckengeblieben und/oder miteinander vorangekommen, in jedem Fall waren sie der Belastung einer dauerhaften Beziehungsnotwendigkeit ausgesetzt. Wie hat sich dies auf das Erleben der therapeutischen Arbeitsbeziehung aus der jeweiligen Perspektive niedergeschlagen?
Abbildung 1 ist zu entnehmen, dass sich die therapeutische Arbeitsbeziehung im Erleben der Therapeuten im Laufe der Behandlung und damit auch mit der Dauer der Beziehung deutlich gebessert hat (Anfang: 57,33, Ende: 63,31, p: 0,000). Sie haben den Eindruck, dass ihr Verhältnis zu ihrem Patienten von mehr Wärme, Zutrauen und Akzeptanz geprägt ist. Dies kann vermutlich auch als Ausdruck dafür gelten, dass sie ihre Arbeit als fruchtbar erleben und die Früchte ihrer therapeutischen Bemühungen u.a. in der Qualität der therapeutischen Beziehung sehen. Ein anderes Bild ergibt sich bei den Patienten. Sie

scheinen ihre Einschätzung der therapeutischen Arbeitsbeziehung im Verlauf ihres stationären Aufenthaltes nicht zu verändern. Sie beurteilen die Güte der Arbeitsbeziehung am Ende (66,85) nach der dreimonatigen Beziehung mit ihrem Therapeuten gleich gut wie am Anfang (66,53), was zunächst einmal verwundert, wenn man davon ausgeht, dass auch die Patienten einiges mit dem Therapeuten erlebt haben und diese Erfahrungen sich auch in ihrer Darstellung der Beziehung ausdrücken müssten.

Wenn man die Sichtweise von Therapeuten und Patienten miteinander vergleicht zeigt sich, dass erstere zu Beginn der Behandlung eine skeptischere Haltung in Bezug auf die therapeutische Arbeitsbeziehung einnehmen als die Patienten (Therapeuten: 57,33; Patienten: 66,53). Es scheint, als gingen die Therapeuten von der auf dem Boden von Erfahrung gewonnenen Vorsicht aus, die den Blick auf die Einschränkungen und Vorbehalte gegenüber der therapeutischen Arbeitsbeziehung richtet. Anders am Ende der Behandlung, dann siedeln die Therapeuten die Güte der Arbeitsbeziehung in der Nähe dessen an, wo die Patienten sie bereits zu Beginn der Behandlung gesehen hatten (Therapeuten: 63,31; Patienten: 66,85). Offensichtlich sehen die Therapeuten am Ende der Behandlung die interaktionellen Möglichkeiten gewachsen durch die therapeutische Arbeit in einem besseren Licht. Die Therapie führte dazu, dass sich die Sichtweisen von Therapeut und Patient im Hinblick auf die Güte ihrer Beziehung, der therapeutischen Arbeitsbeziehung, einander angenähert haben.

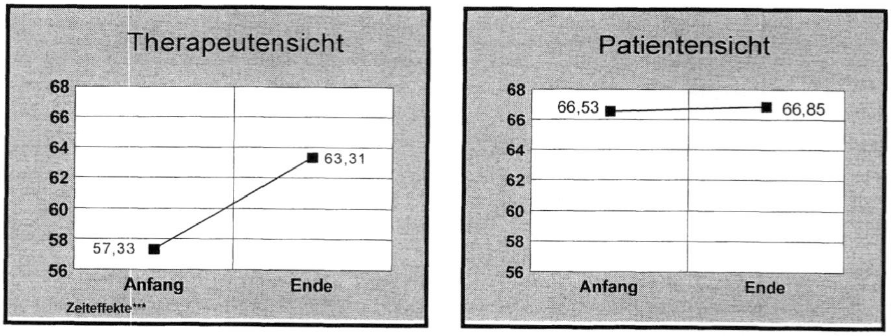

Abb. 1: Verlauf der Mittelwerte im TAB aus Therapeuten- und Patientensicht (N=100)

Therapeutische Arbeitsbeziehung aus Therapeuten- und Patientensicht in Abhängigkeit vom Strukturniveau

Es konnte gezeigt werden, dass die Therapeuten einen Zugewinn an therapeutischer Arbeitsfähigkeit am Ende der Behandlung verzeichnen, während die Patienten überraschenderweise ihre Einschätzung über die therapeutische Arbeitsbeziehung im Verlauf der Behandlung nicht zu verändern scheinen.

Eine mögliche Erklärung hierfür könnte sein, dass es für die Entwicklung der therapeutischen Arbeitsfähigkeit einen beträchtlichen Unterschied macht, welches Strukturniveau ein Patient hat. Die Frage ist nun, ob es einen charakteristischen Verlauf der Beziehungsentwicklung nach drei Monaten für die jeweiligen Stufen des Strukturniveaus gibt. Aufschluss über diese Frage gewährt Abbildung 2.

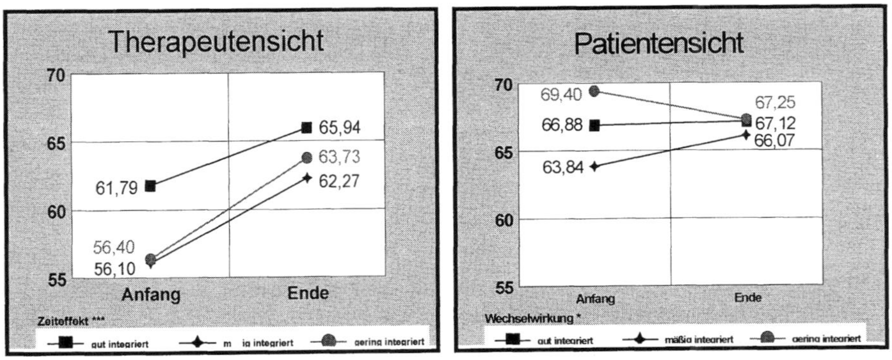

Abb. 2: Mittelwerte im TAB aus Therapeuten- und Patientensicht in Abhängigkeit vom Strukturniveau (N=100)

Die Therapeuten beurteilen die therapeutische Arbeitsbeziehung am Ende der Therapie von allen drei Gruppen als positiver als zu Beginn (Manova p: 0,000). Dabei differenzieren die Therapeuten zwischen den verschiedenen Strukturniveaus nicht. Offenbar überwiegt die therapeutische Haltung nach dem Prinzip Hoffnung bei der Einschätzung im Vergleich zu den möglichen Differenzen zwischen den Gruppen. Hierfür spricht auch, dass sie zwar zu Beginn einen signifikanten Unterschied zwischen den Gruppen wahrnehmen (Anova p: 0,016), am Ende aber diesen Gruppeneffekt in ihrer Darstellung vernachlässigen (Anova p: 0,37). Diese Ergebnisstruktur entspricht der therapeutischen Einstellung, dass man unter Einsatz der Methode der therapeutischen Arbeitsbeziehung jeden Patienten da abholt, wo er steht und ihn ans Ziel der therapeutischen Arbeitsbeziehung, sprich der günstigeren Arbeitsbeziehung, führt. Vor dem Hintergrund dieser Interpretation ist die Annäherung der strukturellen Gruppen gegen Ende aus Therapeutensicht plausibel. Wenn man die die strukturellen Gruppen im Hinblick darauf vergleicht, wie gut die Therapeuten eine Arbeitsbeziehung mit ihnen beurteilen, zeigt sich, dass die Therapeuten aus ihrer Sicht von Anfang an am besten mit den gut strukturierten Patienten arbeiten können (Anfang: 61,79, Ende 65, 94), gefolgt von den gering strukturierten (Anfang: 56,40, Ende: 63,73). Während bei der letztgenannten Gruppe es den Therapeuten gelingt, die anfänglichen Schwierigkeiten auszugleichen, tun sie sich mit der Gruppe der mäßig strukturierten durchschnittlich am meisten schwer, sowohl am Anfang als auch am Ende (Anfang: 56,10, Ende:

62,27). Synchron hierzu erleben auch die mäßig strukturierten Patienten aus ihrer Sicht die therapeutische Arbeitsbeziehung als am wenigsten positiv. Sie beginnen die Therapie mit einer verhalteneren Einstellung gegenüber der Beziehung (Anfang: 63,84), erarbeiten sich aber am erfolgreichsten im Vergleich mit den beiden anderen Gruppen eine günstigere Sicht derselben (Ende: 66,07, t-Test p: 0,082).

Die Unterschiede zwischen den Gruppen sind zu Beginn der Therapie signifikant (Anova p: 0,041). Die gut strukturierten Patienten beginnen mit einer weniger skeptischeren Haltung in Bezug auf die therapeutische Arbeitsbeziehung (Anfang: 66,88) und sehen diese nach dreimonatiger Erfahrung moderat positiver als zu Beginn (Ende: 67,12). Demgegenüber sind die gering strukturierten Patienten zunächst von der therapeutischen Arbeitsbeziehung am meisten angetan (Anfang: 69,40) und verlieren ihre Begeisterung über die Zeit der interpersonellen Auseinandersetzung (Ende: 67,25). Diese Patienten finden in der dreimonatigen Erfahrung mit der Arbeitsbeziehung ihre Hoffnung nicht bestätigt und gehen resigniert über Beziehungsmöglichkeiten aus der Therapie heraus. Aus Patientensicht zeigt sich also, dass die Patientengruppen in Abhängigkeit von ihrem Strukturniveau sehr unterschiedliche Verläufe der Beziehung aufweisen, was sich statistisch im Rahmen einer Manova in einem signifikanten Wechselwirkungseffekt niederschlägt (p: 0,085).

Der Fragebogen zur therapeutischen Arbeitsbeziehung bietet die interessanten Möglichkeiten, die Sichtweise des Patienten noch einmal im Hinblick auf die Einschätzung des Patienten über den Therapeuten oder über die Arbeitsbeziehung an sich separat abzubilden. Dieses leistet Abbildung 3. Der Verlauf der Einschätzung der Patienten über die Therapeuten zeigt einen ähnlichen, wenn auch weniger zugespitzten Verlauf wie die Gesamteinschätzung der Arbeitsbeziehung aus Patientensicht (Manova p: 0,071). Die gering und gut strukturierten Patienten erleben den Therapeuten zu Beginn als positiver als die mäßigen (gering: 35,50; gut: 33,94; mäßig: 32,33) , sehen ihn aber nach der Erfahrung von dreimonatigem Kennenlernen am Ende weniger gut (gering: 34,90; gut: 33,74). Die mäßig strukturierten Patienten sehen den Therapeuten anfangs am kritischsten, ändern ihre Meinung aber in Richtung von Zugewinn (mäßig: 33,32). Insgesamt kann man zu dem Schluss kommen, dass die Beurteilung der Patienten in Bezug auf den Therapeuten zwar zwischen den Gruppen unterschiedlich ist, aber relativ zeitstabil.

Der Wechselwirkungseffekt der Gesamteinschätzung der therapeutischen Arbeitsbeziehung durch die Patienten ist vielmehr auf die Sichtweise der therapeutischen Arbeitsbeziehung an sich zurückzuführen. Hier entdeckt man die Abhängigkeit der Ausprägung der Werte sowohl von den Stufen der Gruppenzugehörigkeit als auch vom Zeitpunkt in noch ausgeprägterer Form (Manova p: 0,099). Die gut strukturierte, mehr noch als die mäßig strukturierte Patientengruppe erlebt die therapeutische Arbeitsbeziehung im engeren Sinne zu Beginn moderat wohlwollend (Anfang: mäßig: 31,34; gut: 32,83), so dass sie sich im

Verlauf der Beziehung gewinnen lassen und am Ende der Angelegenheit überzeugter gegenüber stehen als zuvor (Ende: mäßig: 32,43; gut: 33,24). Die Entwicklung der Haltung der gering strukturierten Patienten läuft hierzu diametral entgegen. Sie sehen der therapeutischen Arbeitsbeziehung positiv entgegen (Anfang: 33,64). Diese Art von Überzeugung trägt aber nicht über den Verlauf der Beziehungserfahrung, sondern kehrt sich in ihr Gegenteil. Nach dreimonatiger Behandlung ist diese Patientengruppe gegenüber der therapeutischen Beziehung negativer eingestellt denn je (Ende: 31,41). Die Resultate machen deutlich, dass die Schwierigkeit dieser Patientengruppe möglicherweise bei einer zu großen anfänglichen Begeisterung für die therapeutische Arbeitsbeziehung und in der dann folgenden „Verschlimmbesserung“ derselben zu suchen sind, was nur für diese Gruppe typisch zu sein scheint. Dabei richtet sich das Nachlassen der positiven Einstellung weniger auf die Person des Therapeuten als mehr auf die therapeutische Beziehung selbst, was das gemeinsame Unternehmen umso komplizierter macht, als dass die therapeutische Arbeitsbeziehung wiederum Grundlage der Arbeitsmöglichkeiten ist.

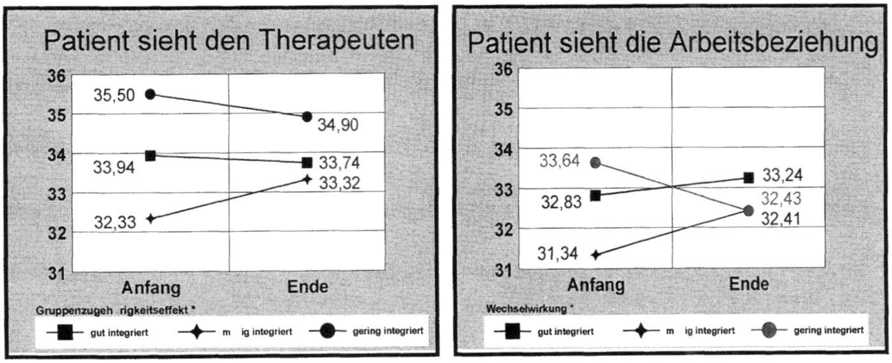

Abb. 3: Mittelwerte im TAB getrennt nach Einschätzung des Therapeuten und Einschätzung der Arbeitsbeziehung im engeren Sinne aus Patientensicht in Abhängigkeit vom Strukturniveau (N=100)

Übereinstimmung von Therapeuten- und Patientensicht im Hinblick auf die therapeutische Arbeitsbeziehung in Abhängigkeit vom Strukturniveau

Die bisherige Darstellung hat ergeben, dass die Verläufe der therapeutischen Arbeitsbeziehung aus Patientensicht in deutlichem Ausmaß von ihrem Strukturniveau abhängen. Die Patienten schätzen einerseits bereits zu Beginn der Therapie ihren Kontakt zu ihrem Therapeuten unterschiedlich ein, je nachdem wie ihre Persönlichkeit strukturiert ist. Darüber hinaus ist aber andererseits auch die Veränderung ihres Erlebens der therapeutischen Beziehung von ihren strukturellen Vulnerabilitäten abhängig. Als nächster Schritt ist noch von Belang zu untersuchen, inwieweit die Sicht des Patienten und die des

Therapeuten über ihre gemeinsame therapeutische Arbeitsbeziehung am Anfang der Behandlung in für das Strukturniveau charakteristischer Weise übereinstimmen und in welchem spezifischen Ausmaß sich die beiden Sichtweisen nach der Erfahrung einer dreimonatigen Behandlungsbeziehung einander annähern.

Die Beschäftigung mit dieser Frage soll bei der Darstellung der Patienten mit gutem Strukturniveau beginnen. Dies ist in Abbildung 4 dargestellt. Bemerkenswert ist bei dieser Gruppe, dass Patient und Therapeut gleich zu Beginn der Behandlung sich, relativ zu den anderen beiden Gruppen, einig sind über ihre gemeinsame Arbeitsbeziehung (schwarze Linien, Differenz: 5,01, Differenz und Ausmaß der Annäherung zwischen Patient und Therapeut können im weiteren Tabelle 1 entnommen werden). Diese Art von selbstverständlicher Übereinkunft über das gemeinsam Verbindende ist das Besondere an dieser Gruppe. Im weiteren Verlauf nähern sich die beiden Interaktionspartner weiter an (Annäherung: 3,88), so dass sie auch am Ende noch diejenige Dyade darstellen, die am besten zusammenpasst (Differenz: 1,13).

Wenn man den Fragebogen zur therapeutischen Arbeitsbeziehung in der Version für den Patienten noch einmal im Hinblick auf die beiden Skalen therapeutische Arbeitsbeziehung im engeren Sinne und Therapeut unterteilt (graue Linien), findet man, dass der größere Teil der Annäherung zwischen Patient und Therapeut auf der Skala Therapeut stattgefunden hat (5,40, siehe Tabelle 1), wobei 22% der Zunahme an Einvernehmen auf den Patienten zurückgehen (1,2). Wenn man diese Bewegung der Patienten übersetzt, bedeutet es, dass die gut strukturierten Patienten nach Ende der Therapie den Therapeuten kritischer sehen als zu Beginn, ihre Wertschätzung gegenüber der Arbeitsbeziehung an sich ist jedoch gewachsen und kommt nun der Sichtweise des Therapeuten sehr nahe. Gleichzeitig sind die Einschätzungen aber auch nicht deckungsgleich, so dass jeder der beiden Interaktionspartner seine eigenen Position behaupten kann. Dies gibt auch Abbildung 4 wieder. Man kann den unterschiedlichem Verlauf der Skalen „Arbeitsbeziehung“ und „Therapeut“ als Ausdruck der Fähigkeit zur Ich-Spaltung interpretieren, wobei die Patienten ihre negativen Erfahrungen im Rahmen und mit der Therapie auf die Person des Therapeuten und dessen Möglichkeiten bzw. Grenzen beziehen und damit die Arbeitsbeziehung an sich geschützt aufrecht erhalten können. Interessant ist in diesem Zusammenhang die Beobachtung, dass auch die Therapeuten, die die Beziehung zu den gut strukturierten Patienten am Anfang im Vergleich mit den beiden anderen Gruppen am positivsten einschätzen (Anfangswert: 61,79), am Ende der Behandlung ihre Sichtweise am moderatesten erhöhen (Differenz: 4,2). Dieser Verlauf auf Seiten des Therapeuten könnte ebenfalls auf eine, womöglich realitätsangemessene Skepsis gegenüber dem Patienten aufgrund der Erfahrung in der Therapie hinweisen.

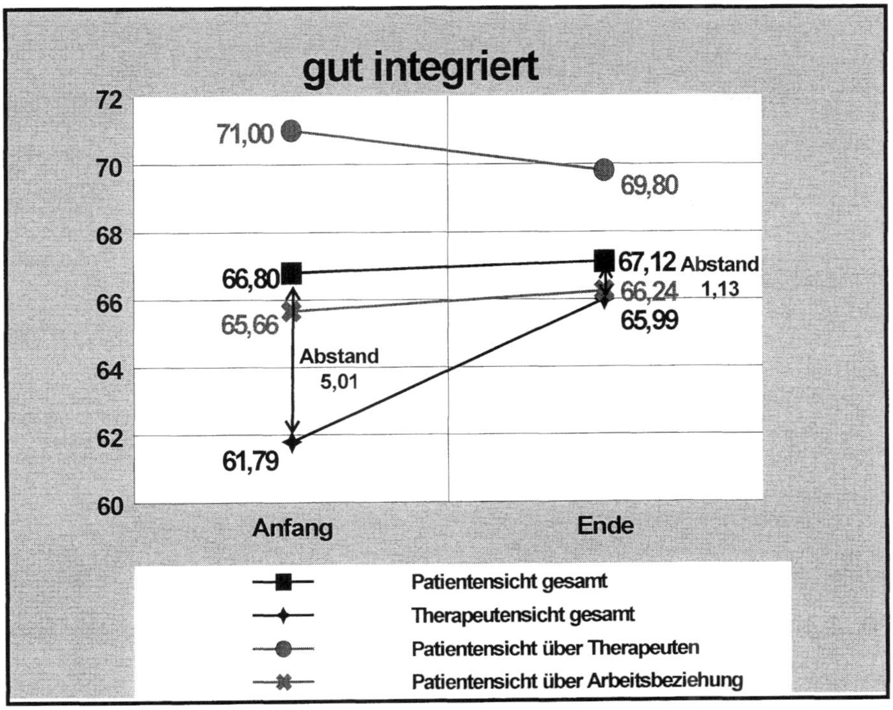

Abb. 4: Veränderung der Gruppenmittelwerte bei gut strukturierten Patienten aus Patienten- und Therapeutensicht (N=19)

Zwischen der Gruppe der mäßig strukturierten Patienten und ihren Therapeuten herrscht bereits zu Beginn der Therapie weniger Einvernehmen als bei der gut strukturierten Dyade (7,74), aber mehr als bei der gering strukturierten Dyade. Die erstgenannte Gruppe nähert sich in ihrer Einschätzung der Arbeitsbeziehung in ungefähr gleichem Umfang an wie die gut strukturierte Gruppe (3,94), was aber in Anbetracht der Ausgangssituation letztlich zu einer relativ differierenden Bewertung der therapeutischen Arbeitsbeziehung insgesamt führt (3,80). Dies veranschaulicht Abbildung 5. Offensichtlich besteht die Schwierigkeit dieser Patientengruppen weniger in der Annäherung im Verlauf als in einem bereits zu Beginn bestehenden Mangel an Einvernehmen zwischen Patient und Therapeut. Dieser Mangel kann auch bis zum Ende der Behandlung nicht kompensiert werden. Die separate Auswertung der beiden Skalen ergibt auch bei dieser Patientengruppe eine deutlichere Annäherung im Hinblick auf die Bewertung des Therapeuten. Hier ist auf Seiten des Patienten eine eiserne Konstanz in der Einschätzung zu beobachten (0,4), während die therapeutische Arbeitsbeziehung im engeren Sinne zunehmend das Ansehen des Therapeuten (6,17) gewinnt.

Tab. 1: Differenz und Annäherung der Gruppenmittelwerte im TAB und seinen Skalen „Arbeitsbeziehung" und „Therapeut" in Abhängigkeit vom Strukturniveau (N=100). Die Einschätzung zu den Skalen wurde mit zwei multipliziert, um das gleiche Wertespektrum zu erhalten wie bei der Gesamtskala

	Differenz zwischen TAB-Gesamtwert aus Therapeuten- und Patientensicht am Anfang	**Annäherung zwischen TAB-Gesamtwert aus Therapeuten- und Patientensicht im Vergleich Anfang und Ende**	**Differenz zwischen TAB-Gesamtwert aus Therapeuten- und Patientensicht am Ende**	**Annäherung zwischen TAB-Gesamtwert aus Therapeutensicht und Skala „Arbeitsbeziehung" aus Patientensicht im Vergleich Anfang und Ende**	**Annäherung zwischen TAB-Gesamtwert aus Therapeutensicht und Wert der Skala „Therapeut"aus Patientensicht im Vergleich Anfang und Ende**
gut strukturiert	5,01	3,88	1,13	3,62	5,40 Patient: 1,2 Therapeut: 4,2
mäßig strukturiert	7,74	3,94	3,80	3,99	6,57 Patient: 0,4 Therapeut: 6,17
gering strukturiert	13	9,79	3,52	9,79 Patient: 2,40 Therapeut: 7,39	5,35

Anders als die gut strukturierten Patienten geht nur der geringere Teil, nämlich 6% der Annäherung zwischen Patient und Therapeut im Hinblick auf die therapeutische Arbeitsbeziehung auf eine Veränderung der Patientensicht zurück. Es hat den Anschein als sei es bei diesen Patienten in stärkerem Umfang der Therapeut, der für eine Verständigung und letztlich Erhöhung der Passung zwischen der Bewertung der beiden Interaktionspartner am Ende der Therapie Sorge leistet. Diese Beobachtung steht in Einklang mit dem OPD Manual, wo bei dem mäßigen Strukturniveau im Hinblick auf Kommunikationsvermögen von allerlei Einschränkungen der kommunikativen Möglichkeiten die Rede ist, was wiederum den Diskurs zwischen Patient und Therapeut erheblich erschweren kann.

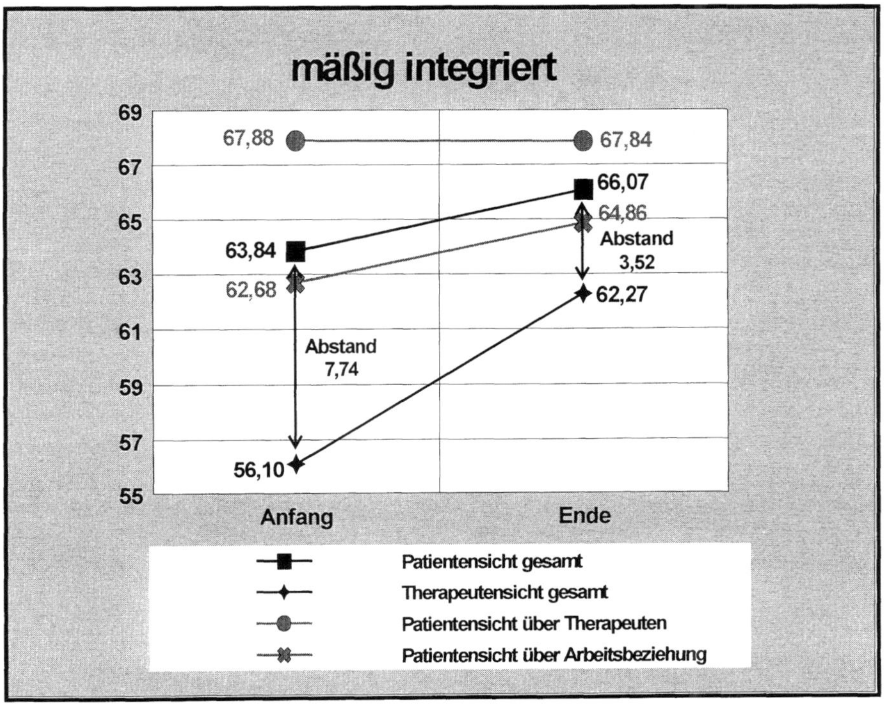

Abb. 5: Veränderung der Gruppenmittelwerte bei mäßig strukturierten Patienten aus Patienten- und Therapeutensicht (N=54)

Abbildung 6 zeigt den Verlauf der Beziehungsentwicklung der Patienten mit geringem Strukturniveau. Bei dieser Patientengruppe stellt sich zu Beginn der Therapie im Vergleich mit den beiden anderen Gruppen am wenigsten eine dyadische Übereinstimmung ein (Differenz: 13). Dieser anfänglichen Differenz steht eine beachtliche Bereitschaft zur Annäherung gegenüber (9,79), die wahrscheinlich auch Gefahren birgt. Man könnte vermuten, dass dieses Ausmaß an Annäherung in der Beziehung auch Ausdruck einer möglicherweise übergroßen Neigung ist, die Überzeugung anderer in sich aufzunehmen (als Ausdruck mangelnder Selbst-Objekt-Differenzierung). Dies wiederum könnte langfristig einerseits beim Patienten Seperationsbestrebungen auslösen und andererseits wenig Bestand haben, weil anstatt einer wahrhaftigen Aneignung eine fremde Übernahme als Ausdruck mangelnder Selbst-Objekt-Differenzierung stattgefunden hat. Dies könnte jedoch erst im Rahmen katamnestischer Erhebungen geprüft werden.

Als Hinweis auf die hypothetisch angenommenen Seperationsbestrebungen könnte gelten, dass diese Patientengruppe zwar die Therapeuten konstant beurteilt, aber, wie bereits im vorhergehenden Abschnitt festzustellen war, die therapeutische Arbeitsbeziehung im engeren Sinne immer schlechter beurteilt. Die interpersonellen Probleme schlagen sich in der Beziehung nieder. Man könnte sich vorstellen, dass diese Art von Verlauf letztlich zu einem Abbruch der Therapie von Seiten des Patienten führt, weil dieser immer weniger den Eindruck hat, dass er die Arbeitsbeziehung und damit auch das Ergebnis der Behandlung wertschätzen kann. Es entspricht zudem der klinischen Erfahrung, dass diese Patientengruppe zu Therapieabbrüchen neigt. Demgegenüber vollziehen die Therapeuten eine entgegengesetzte innerliche Bewegung. Sie, die am Anfang der Behandlung auf diese Patientengruppe vergleichsweise skeptisch reagierten (56,40), steigern ihre Einschätzung der therapeutischen Arbeitsbeziehung am meisten (7,33), so als gelte es die absteigende Entwicklung der Patienten zu kompensieren. Vielleicht deutet dies darauf hin, dass sich hinter der scheinbaren Annäherung ein Einanderverpassen versteckt, wo der eine (Therapeut) stellvertretend für den anderen (Patient) das Engagement übernimmt, was wiederum Ausdruck einer mangelnden Selbst-Objekt-Differenzierung sein kann.

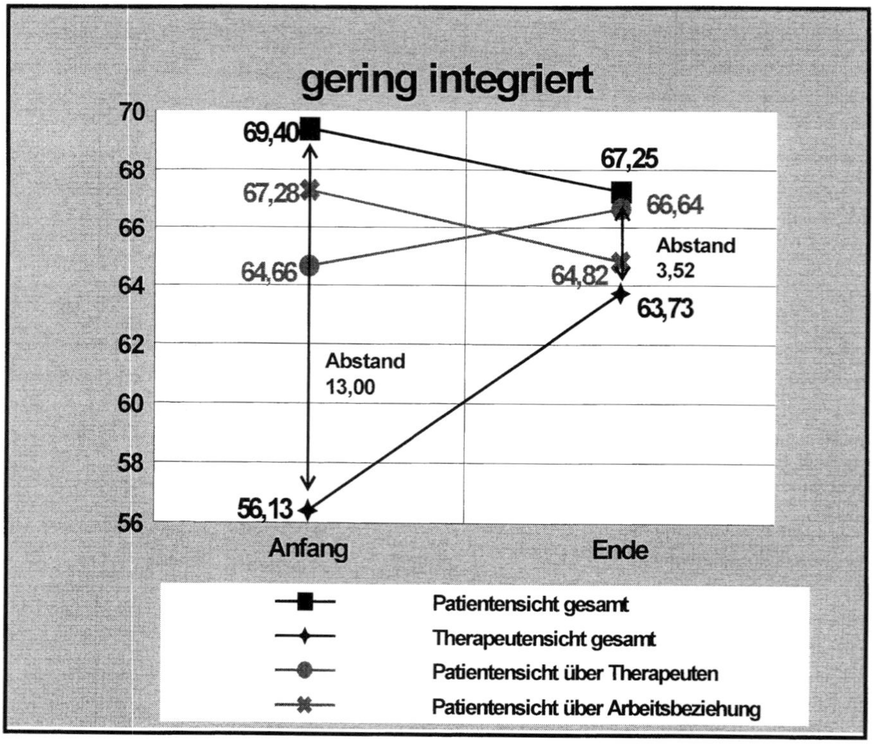

Abb. 6: Veränderung der Gruppenmittelwerte bei gering strukturierten Patienten aus Patienten- und Therapeutensicht (N=27)

5. Diskussion

Die vorgestellten Befunde weisen auf die prognostische Bedeutung des Strukturniveaus für die Entwicklung der therapeutischen Arbeitsbeziehung hin. Während die Therapeuten ungeachtet des strukturellen Niveaus ihrer Patienten alle Patienten im Hinblick auf die Güte der therapeutischen Arbeitsbeziehung am Ende der Therapie als günstiger ansehen und damit am Prinzip Hoffnung festhalten, entwickelt sich das Erleben der Patienten in Abhängigkeit vom Strukturniveau höchst unterschiedlich.
Die Möglichkeit mit gut integrierten Patienten zu arbeiten wird von den Therapeuten anfangs am positivsten eingeschätzt und die Patienten stehen dieser Einschätzung wohlwollend moderat gegenüber. Beide Interaktionspartner sind sich von anfang an am meisten einig und können diese Einigkeit auch durch den Umgang miteinander erhöhen, wobei Patient und Therapeut sich in ähnlichem Umfang aufeinanderzubewegen. Die Dyade, die bereits zu Beginn am besten zusammengepasst hat, kann vermutlich über affektive Austauschprozesse diese Passung noch verbessern, indem beide Interaktionspartner aufeinander zugehen. Es ist für diese Patientengruppe zudem charakteristisch, dass die Patienten durch die Erfahrung der Möglichkeiten und Grenzen des Therapeuten diesen am Ende der Behandlung etwas skeptischer sehen, während sie an ihrem Eindruck über die Arbeitsbeziehung festhalten. Diese Art von Ich-Spaltung sorgt dafür, dass es diesen Patienten gelingt, die mit einer Behandlung einhergehenden Erlebnisse von Frustration und Fehlbarkeit beim Gegenüber festzumachen, ohne dass die Arbeit an sich davon tangiert wird.
Von den Therapeuten werden die mäßig strukturierten zusammen mit den gering strukturierten Patienten in der therapeutischen Arbeitsbeziehung anfangs als weniger positiv eingestuft als die gut strukturierten Patienten. Am Ende hat sich die Position der mäßig strukturierten sogar gegenüber den gering strukturierten noch verschlechtert. Die Patienten sind ihrerseits auch vergleichweise am skeptischsten und bewahren sich die meiste Zurückhaltung in der Einschätzung der Arbeitsbeziehung auch noch nach der Behandlung. Die Übereinstimmung zwischen Therapeuten und Patienten ist bei dieser Gruppe von Anfang an eher nicht so hoch. Sie verbessert sich zwar im Laufe der Behandlung hauptsächlich durch die Bemühungen des Therapeuten, führt aber letztlich zu einem weniger guten Einvernehmen am Ende der Therapie als bei den gut strukturierten Patienten. Auffällig ist, dass diese Patienten im Verlauf, anders als die anderen beiden Gruppen, weder bei der Beurteilung des Therapeuten noch bei der Beurteilung der therapeutischen Arbeitsbeziehung selbst einen kritischere Sichtweise zeigen als zu Beginn. Dem Erleben von negativen Empfindungen wird kein Ausdruck verliehen. Es liegt also die Frage nahe, wie diese Patienten mit der zwangsläufig auftretenden Enttäuschung während und nach der Therapie umgehen. Dies steht zudem im Widerspruch zu der Einschätzung des Therapeuten, der die Möglichkeiten in der Arbeit mit dieser

Patientengruppe besonders am Ende als am beschränktesten ansieht. Vielleicht ist die Enttäuschung in diesem Fall bei dem Therapeuten angesiedelt. Die beiden Interaktionspartner kommen nicht richtig zusammen und es liegt die Vermutung nahe, dass dieses Verpassen nicht zuletzt auf der Unmöglichkeit beruht sich über die Vorbehalte zu verständigen.
Die Therapeuten können sich nach anfänglicher Skepsis auf die therapeutische Arbeitsbeziehung mit den gering strukturierten Patienten gut einstellen, wie der Anstieg der Werte zeigt. Demgegenüber gehen die Patienten in die Therapie mit der vergleichsweise positivsten, idealisiertesten Einschätzung in Bezug auf die Arbeitsbeziehung. Eine Einstellung, die im Verlauf der Behandlung von den Patienten nicht aufrecht erhalten werden kann. Die Untersuchung der Skalen hat gezeigt, dass die Verschlechterung der Einschätzung der therapeutischen Arbeitsbeziehung bei den gering strukturierten Patienten auf das Absinken der Wertschätzung des Patienten gegenüber der Arbeitsbeziehung an sich zurückzuführen ist. Die gering strukturierten Patienten weisen von Anfang an am wenigsten Passung in der Beziehung mit dem Therapeuten auf, weil sie diese stark überschätzen bzw. idealisieren. Diese Überschätzung der Beziehung hat keinen Bestand und mündet in eine destruktive Bewegung, die von dem Therapeuten trotz starker Gegenbewegung nicht aufgefangen werden kann und letztlich Therapieabbrüche begünstigt, was im Rahmen von katamnestischen Untersuchungen noch zu prüfen wäre. Hier scheint das Problem darin zu liegen, dass Patient und Therapeut auch am Ende in ihrer Einschätzung nicht richtig zusammenkommen, auch oder gerade weil der Therapeut eine kompensatorisch optimistische Gegenbewegung zur Resignation des Patienten vollzieht.
Die Untersuchung der Abhängigkeit des Verlaufs der therapeutischen Arbeitsbeziehung vom Strukturniveau macht unter klinischen Gesichtspunkten auf die Bedeutung der Erfassung des strukturellen Niveaus eines Patienten bei der initialen Diagnostik aufmerksam. Unter testtheoretischer Perspektive sind die Ergebnisse für den Aspekt der prognostischen Validität der Strukturachse von OPD von Belang. Es konnte gezeigt werden, dass das zu Beginn der Therapie von einem externen Untersucher ermittelte strukturelle Niveau einen entscheidenden Einfluss auf die Veränderung der therapeutischen Arbeitsbeziehung nach drei Monaten aus Sicht des Patienten sowie auf die Art der Passung zwischen Patient und Therapeut hat. Dies zeigt, dass die strukturelle Einschätzung auch bei einem längeren Zeitraum von drei Monaten und auch bei der Beteiligung unterschiedlicher, voneinander unabhängiger Personen an der Beurteilung (auf der einen Seite Diagnostiker und auf der anderen Patient bzw. Therapeut) beachtliche prognostische Potenz aufweist.

Literatur

Allen JG, Newson GE, Gabbard GO (1984) Scales to Assess the Therapeutic Alliance from a Psychoanalytic Perspective. Bull. Menninger Clin 48: 383-400

Arbeitskreis OPD (Hrsg.) (1996) Operationalisierte Psychodynamische Diagnostik. Grundlagen und Manual. Bern: Huber (1. Aufl)

Azim HF, Piper WE, Segal PM, Nixon GW, Duncan SC (1991) The Quality of Object Relations Scale. Bull Meninger Clin 55: 323-243

Barber JP, Crits-Christoph P (1993) Advances in Measures of Dynamic Formulations. J. Consult Clin Psychol 61: 547-585

Bellak LA, Hurvich M (1969) Systematic Study of Ego Functions. J Nerv Ment Dis, 148: 69-585

Bowers TG, Clum GA (1988) Relative Contribution of Specific and Nonspecific Treatment Effects: Meta-Analysis of Placebo-Controlled Behavior Therapy Research. Psychol Bull 14: 315-323

Cierpka M, Buchheim P, Freyberger HJ, Hoffmann SO, Janssen P, Muhs A, Rudolf G, Rüger U, Schneider W, Schüßler G (1995) Die erste Version einer Operationalisierten Psychodynamischen Diagnostik (OPD-1) Psychotherapeut 40:69-78

Ehlers WD, Czogalik D (1984) Dimensionen der klinischen Beurteilung der Abwehr. Prax Psychother Psychosom 29:129-138

Frevert G, Burgmeier-Lohse M, Cierpka M, Dahlbender RW, Davies-Osterkamp S, Grande T, Joraschky P, Schauenburg H, Strack M, Strauß B (1996) Operationalisierte Psychodynamische Diagnostik (OPD) Beziehungsdiagnostik. In Buchheim P, Cierpka M, Seifert T (Hrsg) Lindauer Texte. Berlin: Springer, 261-270

Freyberger HJ, Schneider W, Dierse B, Wietersheim von J, Muhs A, Hoffmann SO (1996) Operationalisierte Psychodynamische Diagnostik (OPD): Psychische und Psychosomatische Störungen nach Kapitel V (F) der ICD-10 im multiaxialen System. In Buchheim P, Cierpka M, Seifert T (Hrsg) Lindauer Texte. Berlin: Springer, 293-310

Freyberger HJ, Schneider W, Heuft G, Schauenburg H, Seidler GH (1998) Zu Anwendbarkeit, Praktikabilität, Reliabilität und zukünftigen Forschungsfragestellungen der OPD. In Schauenburg H, Freyberger HJ, Cierpka M, Buchheim P (Hrsg) OPD in der Praxis. Konzepte, Anwendungen, Ergebnisse der Operationalisierten Psychodynamischen Diagnostik. Bern: Huber, 105-119

Grande T, Oberbracht C, Rudolf G (1998a) Einige empirische Zusammenhänge zwischen den Achsen „Beziehung“, „Konflikt“ und „Struktur“. In: Schauenburg H, Freyberger HJ, Cierpka M, Buchheim P (Hrsg) OPD in der Praxis. Konzepte, Anwendungen, Ergebnisse der Operationalisierten Psychodynamischen Diagnostik. Bern: Huber, 121-138

Grande T, Rudolf G, Oberbracht C (1998b) Die Strukturachse der Operationalisierten Psychodynamischen Diagnostik (OPD) - Forschungsergebnisse zum Konzept und zur klinischen Anwendung. Persönlichkeitsstörungen PTT 4: 173-182

Grande T, Rudolf G, Oberbracht C (2000) Veränderungsmessung auf OPD-Basis Schwierigkeiten und ein neues Konzept. In: Schneider W, Freyberger HJ (Hrsg) Was leistet die OPD? Empirische Befunde und klinische Erfahrungen mit der Operationalisierten Psychodynamischen Diagnostik. Bern: Huber, 148-161

Grawe K (1989) A Comparison of the Correlations between Inputs, Process and Outcome Variables of the Generic Model for Different Forms of Psychotherapy. Paper presented at the 20th Annual Meeting of the Society for Psychotherapy Research, Toronto.

Grawe K (1997) „Moderne" Verhaltenstherapie oder allgemeine Psychotherapie? Verhaltensther Verhaltensmed 18: 137-159

Hartley DE, Strupp H (1978) Therapeutic Alliance and the Success of Brief Individual Psychotherapy. Diss Abstr Int 39: 2985-2986

Hoffmann SO (1996) Einführung in die Operationalisierte Psychdynamische Diagnostik (OPD). In: Buchheim P, Cierpka M, Seifert T (Hrsg) Lindauer Texte. Berlin: Springer: 235-247

Hoffmann SO (1998) Die Entwicklung einer Operationalisierten Psychodynamsichen Diagnostik. In Schauenburg H, Freyberger HJ, Cierpka M, Buchheim P (Hrsg) OPD in der Praxis. Konzepte, Anwendungen, Ergebnisse der Operationalisierten Psychodynamischen Diagnostik. Bern: Huber: 97-104

Horvath AO (1981) An Exploratory Study of the Working Alliance: Its Measurement and Relationship to Therapy Outcome. Diss Abstr Int 42: 2503

Janssen PL, Dahlbender RW, Freyberger HJ, Heuft G, Mans EJ, Rudolf G, Schneider W, Seidler GH (1996) Leitfaden zur psychodynamisch diagnostischen Untersuchung. Psychotherapeut 41: 297-304

Kernberg OF 1977 The structural diagnosis of borderline personality organisation. In: Hartocollis P (Eds) Borderline personality disorders. New York: Int Univ Press, 87-121

Kernberg OF (1981) Structural Interviewing. Psychiatr Clin North Am 4: 169-195

Lohmer M, Klug G, Herrmann B, Pouget D, Rauch M (1992) Zur Diagnostik der Frühstörung. Versuch einer Standortbestimmung zwischen neurotischem Niveau und Borderline-Störung. Prax Psychother Psychosom 137: 243-255

Luborsky L (1976) Helping Alliances in Psychotherapy. In: Claghorn (Ed.) Successful Psychotherapy New York: Brunner & Mazel, 92-116.

Marziali E, Marmar C, Krupnick J (1981) Therapeutic Allince Scales: Development and Relationship to Psyhotherapy Outcome. Am J Psychiatry 138: 361-364.

Morgan, R, Lubarsky L, Crits-Christoph P (1982) Predicting the Outcomes of Psychotherapy by the Penn Helping Alliance Rating Method Arch Gen Psychiatry 39: 398-402.

Neimeyer RA, Harter S, Alexander PC (1991) Group Perceptions as Predictors of Outcome in the Treatment of Incest Survivors. Psychother Res 149- 157.

Nitzgen D, Brünger M (2000) Operationalisierte Psychodynamische Diagnostik in der Rehabilitationskklinik Birkenbuck Einsatz und Befunde. In: Schneider W, Freyberger HJ (Hrsg.) Was leistet die OPD? Empirische Befunde und klinische Erfahrungen mit der Operationalisierten Psychodynamischen Diagnostik. Bern: Huber, 238-254.

Orlinsky DE, Howard, KI (1975) Varieties of Psychotherapeutic Experience. New York: Teachers College Press

Orlinsky DE, Grawe K, Parks B.K. (1994) Process and Outcome in Psychotherapy - noch einmal. In: Bergin AE Handbook of Psychotherapy and Behavior Change. New York: Wiley.

Reinecker H (1997) Therapieplanung in der modernen Verhaltenstherapie. Berlin: Lengerich.

Reymann G, Zbikowski A, Martin K, Tetzlaff M, Janssen PL (2000) Erfahrungen mit der Anwendung von Operationalisierter Psychodynamischer Diagnostik bei Alkoholkranken. In Schneider, W, Freyberger HJ (Hrsg) Was leistet die OPD? Empirische Befunde und klinische Erfahrungen mit der Operationalisierten Psychodynamischen Diagnostik Bern: Huber, 229- 237.

Rudolf G (1981) Untersuchung und Befund bei Neurosen und Psychosomatischen Erkrankungen. Materialen zum „Psychischen und Sozial-Kommunikativen Befund“ (PSKB) Weinheim: Beltz.

Rudolf G (1991) Die therapeutische Arbeitsbeziehung. Untersuchungen zum Zustandekommen, Verlauf und Ergebnis analytischer Psychotherapien. Berlin: Springer

Rudolf G (1995) Diagnostik struktureller Störungen. In: Schneider G, Seidler GH (Hrsg.) Internalsierung und Strukturbildung. Theoretische Perspektiven und klinische Anwendungen in Psychoanalyse und Psychotherapie. Opladen: Westdeutscher Verlag 313-328.

Rudolf G, Grande T (1999) Vergleich und Validierung zweier Instrumente zur Einschätzung von Struktur und struktureller Veränderung. The Scales for Psychological Capacities (R.S. Wallerstein) und die Operationalized Psychodynamic Diagnosis (Arbeitsgruppe OPD). Unveröffentlichter Abschlussbericht eines von der IPV finanzierten Forschungsprojekts.

Rudolf G, Grande T, Oberbracht C, Jakobsen T (1996) Erste empirische Untersuchungen zu einem neuen diagnostischen System Die Operationalisierte Psychodynamische Diagnostik (OPD) Zschr psychosom Med, 42: 343-357

Rudolf G, Grande T, Porsch U (1987) Indikationsstellung und therapeutische Interaktion bei dynamischer Psychotherapie und analytischer Standardbehandlung Zschr psychsom Med, 33: 221-237

Rudolf G, Oberbracht C, Grande T (1998) Die Struktur-Checkliste. Ein anwenderfreundliches Hilfsmittel für die Strukturdiagnostik nach OPD. In: Schauenburg H, Freyberger HJ, Cierpka M, Buchheim P (Hrsg) OPD in der Praxis. Konzepte, Anwendungen, Ergebnisse der Operationalisierten Psychodynamischen Diagnostik. Bern: Huber; 167-181

Schauenburg H, Janssen PL, Buchheim P (1998a) Interviewführung in der OPD. In: Schauenburg H, Freyberger HJ, Cierpka M, Buchheim P (Hrsg) OPD in der Praxis. Konzepte, Anwendungen, Ergebnisse der Operationalisierten Psychodynamischen Diagnostik. Bern: Huber, 139-158.

Schauenburg H, Freyberger HJ, Sartorius N (1998b) Diagnostik und Klassifikation als Grundlage einer internationalen Verständigung in der psychiatrisch-psychotherapeutischen Forschung und Therapie. In Schauenburg H, Freyberger HJ, Cierpka M, Buchheim P (Hrsg) OPD in der Praxis. Konzepte, Anwendungen, Ergebnisse der Operationalisierten Psychodynamischen Diagnostik. Bern: Huber, 11-19.

Schauenburg H (2000) Zum Verhältnis zwischen Bindungsdiagnostik und psychodynamischer Diagnostik. In: Schneider W, Freyberger HJ (Hrsg.) Was leistet die OPD? Empirische Befunde und klinische Erfahrungen mit der Operationalisierten Psychodynamischen Diagnostik. Bern: Huber, 196-217.

Schauenburg H, Freyberger HJ, Cierpka M, Buchheim P (1998) OPD in der Praxis. Konzepte, Anwendungen, Ergebnisse der Operationalisierten Psychodynamischen Diagnostik. Bern: Huber

Schindler L (1991) Die empirische Analyse der therapeutischen Arbeitsbeziehung. Berlin: Springer

Schneider W, Buchheim P, Cierpka M, Freyberger HJ, Hoffmann SO, Janssen PL, Muhs A, Rudolf G, Rüger U, Schüßler G (1995) Entwicklung eines Modells der operationalen psychodynamischen Diagnostik (OPD). Psychother Psychosom med Psychol 45: 121-130

Schneider W, Freyberger HJ (2000) Was leistet die OPD? Empirische Befunde und klinische Erfahrungen mit der Operationalisierten Psychodynamischen Diagnostik. Bern: Huber

Schneider W, Freyberger HJ, Tetzlaff M, Wietersheim von J, Kriebel R, Dierse B, Janssen, P (1996) Operationaliserte Psychodynamische Diagnostik (OPD) Krankheitserleben und Behandlungsvoraussetzungen In: Buchheim P, Cierpka M, Seifert T (Hrsg) Lindauer Texte. Berlin: Springer, 248-260.

Schneider W, Schauenburg H (1998) Ausbildung und Training in der OPD. In: Schauenburg H, Freyberger HJ, Cierpka M, Buchheim P (Hrsg) OPD in der Praxis. Konzepte, Anwendungen, Ergebnisse der Operationalisierten Psychodynamischen Diagnostik. Bern: Huber, 159-166.

Schüßler G, Leibing E, Rüger U (1990) Multiaxiale Diagnostik in der Psychosomatik. Zschr psychosom Med 36: 343-354.

Schüßler G, Heuft G, Hoffmann SO, Mans E, Mentzos S (1996) Operationalisierte Psychdynamische Diagnostik (OPD) Konfliktdiagnostik. In: Buchheim P, Cierpka M, Seifert T (Hrsg) Lindauer Texte. Berlin: Springer, 271-274.

Strauß B, Hüttemann B, Schulz N (1997) Kategorienhäufigkeit und prognostische Bedeutung einer operationalisierten psychodynamischen Diagnostik. Erste Erfahrungen mit der „OPD-1" im stationären Rahmen Psychother Psychosom med Psychol 47: 58-63.

Strupp HH (1998) The Vanderbilt I Study Revisited. Psychother Res 8: 17-29

Strupp HH, Hadley SW, Gomes-Schwartz B (1977) Psychotherapy for better or worse. An Analysis of the Problem of Negative Effects. New York: Aronson.

Strupp HH, Wallach M, Wogan M (1964) Psychotherapy Experience in Retrospect: Questionnaire Survey of Former Patients and their Therapists. Psychol Monogr 78: 588.

Wallerstein RS (1988) Assessment of Structural Change in Psychoanalytic Therapy and Research. J Am Psychoanal Assoc 36: 241-261.

Weinryb RM (1998) Zur Diagnose der Charakterstruktur mit dem "Karolinska Psychodynamic Profile" (KAPP). In: Schauenburg H, Freyberger HJ, Cierpka M Buchheim P (Hrsg) OPD in der Praxis. Konzepte, Anwendungen, Ergebnisse der Operationalisierten Psychodynamischen Diagnostik. Bern: Huber, 69-95.

Strukturelle Veränderungen im Spiegel analytischer Stundenprotokolle – Eine qualitative Untersuchung

Stefanie Wilke[1] und Claudia Pauli-Magnus[2]

1. Einleitung

Die vorliegende Arbeit stellt einen Versuch dar, das komplexe Thema „strukturelle Veränderungen" von Psychoanalysepatienten anhand der klinischen Urteilsbildung ihrer behandelnden Therapeuten systematisch zu untersuchen. Strukturelle Veränderung meint hier die Möglichkeit einer Umstrukturierung in wesentlichen Problembereichen des Patienten. Wir beziehen uns im Folgenden vor allem auf diejenigen veränderbaren Elemente von Struktur, welche in der sogenannten Strukturachse der Operationalisierten Psychodynamischen Diagnostik niedergelegt sind und die nicht in erster Linie notwendigerweise mit einer vor allem auf das Symptom bezogenen Veränderung einhergehen (vgl. zusammenfassend Grande, Rudolf, Oberbracht 1997). Wir werden weiter unten darstellen, welche Aspekte von Struktur in unserer Studie besonders berücksichtigt werden konnten. Zunächst einige Anmerkungen zum Forschungsdesign.
Das hier vorgestellte Projekt ist im Rahmen der Praxisstudie Analytische Langzeittherapie entstanden, in welcher der Verlauf und die Ergebnisse analytischer und tiefenpsychologisch fundierter Psychotherapien unter naturalistischen Bedingungen untersucht werden (Rudolf, Grande 1995, Grande, Rudolf, Oberbracht 1997, Rudolf, Grande, Dilg et al. 2000). Die leitenden Fragestellungen beziehen sich auf die Wirkung beider Therapieformen, auf welchem Wege sie ihre Wirkung entfalten und in welchem Setting welche Patienten am meisten profitieren. In dem insgesamt multimethodal angelegten Design ist auch eine eigenständige qualitative Untersuchungslinie enthalten: Die subjektive Einschätzung der Therapeuten zu ihren Behandlungen wird in Form von nach den Stunden spontan angefertigten Stundenprotokollen erfasst. Der szenische und unmittelbare Eindruck zum Geschehen soll dabei erhalten bleiben. Erst danach erfolgt eine Kommentierung, gegebenenfalls unter Verwendung theoretischer Überlegungen und psychoanalytischer Begrifflichkeit. Über den gesamten Therapiezeitraum sollen von den Therapeuten pro Vierteljahr bis zu

1 gefördert durch die Deutsche Forschungsgemeinschaft Wi 1213/3-1
2 gefördert durch die Landesgraduiertenförderung Baden-Württemberg

drei Stunden für die oben genannte Darstellung ausgewählt werden. Alle drei Monate erfolgt zusätzlich eine zusammenfassende schriftliche Verlaufseinschätzung. Es liegen pro Jahr und Behandler somit acht bis zwölf Stundenprotokolle sowie vier Verlaufseinschätzungen vor.
Die im folgenden dargestellten Ergebnisse beruhen auf 17 hochfrequenten Langzeitanalysen und sieben tiefenpsychologisch fundierten Psychotherapien (vgl. ausführlich Wilke & Rudolf 2000; Pauli-Magnus 2000; Wilke, Pauli-Magnus, Oberbracht et al. 2000).

2. Methodische Anmerkungen

Es soll untersucht werden, wie Psychoanalytiker das therapeutische Material für sich so aufbereiten, dass es einen je individuellen Sinn ergibt, wie also letzten Endes klinische Urteilsbildung zustandekommt. Das Vorhaben ist ein Versuch, Erkenntnisprozesse von Psychoanalytikern empirisch zu rekonstruieren. Eine der zentralen methodischen Fragen lautet somit, über welche Realität wir mit unserem Studiendesign überhaupt Aussagen treffen können. Unser Datenmaterial besteht aus Rekonstruktionen, also Beschreibungen von Wirklichkeitskonstruktionen seitens der Therapeuten, aus Darstellungen einer Beziehung zwischen Patient und Psychoanalytiker und zwar notwendigerweise anhand ausgewählter Aspekte. Dabei ist zu beachten, dass nicht der Schluss gezogen werden kann, ein nicht für die Protokolle ausgewählter Aspekt wäre in der Behandlung nicht vorgekommen. Es ist lediglich die Folgerung zulässig, dass offenbar darauf kein besonderer Wert gelegt wurde. Es wird also keine Aussage über „objektive Realitäten" getroffen, sondern über subjektive Sinnstiftungen.
Die methodische Grundlage ist ein Vorgehen nach der inhaltsanalytischen Methode der Grounded Theory (Glaser & Strauss 1968, Strauss & Corbin 1996) und der Verstehenden Strukturanalyse (Gerhardt 1986, 1995). Verstehen im wissenschaftlichen Sinne bedeutet hier den Nachvollzug der durch die Therapeuten vorverstandenen Situationen und Strukturen. Diese Methode ist in ihrem Konzept sogenannten „iterativen Prozessen“ (Moser 1991) vergleichbar: Jeder Erkenntnisschritt innerhalb der psychoanalytischen Therapie baut konstruktiv auf die vorherige Phase auf und rekonstruiert diese gleichzeitig in neuem Licht. Gerhadt spricht in diesem Zusammenhang von „retrospektiv fortschreitendem Fallverstehen“ (op. zit. 1986, vgl. auch Wilke 1994).

Methodisches Vorgehen: Inhaltsanalyse des Textmaterials

Zunächst werden alle einzelnen Texte des gesamtem Samples einer systematischen Inhaltsanalyse unterzogen, um sie auf semantisch-kategorialer Ebene miteinander vergleichbar zu machen. Der erste Schritt des Kategorisierens besteht aus dem offenen Kodieren. Das offene Kodieren ist eine Methode zur

Datenreduktion und -kondensierung, mit der ähnliche Einzelinhalte im Sinne einer Wiederholung mit anderen Worten unter gemeinsame Überschriften gruppiert werden. Die Kategorienbildung erfolgt in zwei Verdichtungsschritten: Erstens, durch eine Paraphrasierung der ausführlichen Inhalte zu kleineren Textabschnitten und zweitens durch weitere Kondensierung dieser Stichworte, die letztlich einen Kategoriennamen erhalten.
Da sich unsere Fragestellung hauptsächlich auf den TherapieProzess bezieht, ist im zweiten Schritt ein zeitliches Kodieren im Sinne des „temporal ordering" nach Glaser (1978) sinnvoll. Dieses zeitliche Kodieren markiert das erstmalige und nachfolgende Auftreten einer Kategorie im Zeitverlauf der Behandlung. Somit ist es beispielsweise möglich zu untersuchen, ob Themen von den Therapeuten als durchgängig oder nur zeitweise bedeutsam beschrieben werden, ob sie an irgendeiner Stelle der Behandlung sozusagen untergehen oder durch andere ersetzt werden. Da dieser Vorgang für das gesamte Sample durchgeführt wird, existieren von allen Behandlungen die Themenentwicklungen im Zeitverlauf und sind somit einem Vergleich zugänglich.
Im nächsten Untersuchungsschritt, dem selektiven Kodieren, wird der Versuch unternommen, eine Systematik bezüglich des Zusammenhangs der Kategorien untereinander aufzustellen, und zwar im Sinne eines „integrating categories and their properties" (Glaser 1969, 221). Dazu werden die entsprechenden Kategorien hinsichtlich ihrer Entstehung, ihrer Konsequenzen und des sie umgebenden Kontextes untersucht. Ziel ist dabei, die „Herausarbeitung der Kernkategorie, um die herum sich die anderen entwickelten Kategorien gruppieren lassen und durch die sie integriert werden" (Flick 1996, 202). Bezogen auf die Therapieverläufe bedeutet das, *die* Kategorie herauszuarbeiten, die aus Sicht der Therapeuten Veränderungen im TherapieProzess wesentlich bestimmt und ihre Verbindungen mit allen anderen Kategorien zu beschreiben.
Das temporale und selektive Kodieren mündet in unserer Studie in die Formulierung eines übergeordneten Prozessmodells. Dieses bildet die wesentlichen Bestandteile therapeutischer Veränderungen aus Therapeutensicht in ihrem Zusammenwirken ab.

3. Ergebnisse

Zunächst wird das Kategoriensystem im Überblick dargestellt. Es besteht aus folgenden Einheiten:

Inhalte und Themen der Therapie: Dieser Themenblock umfasst Kategorien, die sich auf problematische Aspekte und Ereignisse in äußeren Lebensbereichen des Patienten beziehen, in Abgrenzung zu Themen und Ereignissen im therapeutischen Raum. Es wird hier zwischen den Ebenen „Erleben" und „Handeln" unterschieden (Beispiele siehe unten).

Therapeutische Beziehung: Obwohl sämtliche Inhalte einer analytischen Therapie in irgendeiner Form auf die therapeutische Beziehung zurückgeführt werden können, wird eine eigene Kategorie hierfür eingeführt. Es werden alle Textstellen kodiert, in denen konkret Bezug auf Erlebensqualitäten und Handlungsweisen innerhalb der therapeutischen Beziehung genommen wird. Dabei sollen die Bestandteile der therapeutischen Beziehung möglichst „neutral" beschrieben werden, ohne sie mit psychoanalytischen Konzepten zu überfrachten. Aus diesem Grund wird nicht von Übertragung/Gegenübertragung, sondern von „Gefühlshaftem Entgegenkommen des Patienten", „Gefühlshafter Antwort des Therapeuten" und „Handeln des Patienten" in der Beziehung gesprochen.

Umgang von Patient und Therapeut mit Themen und Ereignissen: Diese Kategorie beschreibt, wie Patient und Therapeut mit anfallenden Themen und Ereignissen in der Therapie umgehen und arbeiten können. Die Texte werden dabei hinsichtlich folgender Aspekte kodiert:

- *Involviertheit des Patienten*: beinhaltet den affektiven und kognitiven *Zugang* des Patienten zu Themen in der Therapie sowie die emotionale Beteiligung am therapeutischen Geschehen im Sinne von: „sich auseinandersetzen", „erleiden", „annehmen", „beschäftigen", „nicht beschäftigen". Kodiert werden auch direkte Reaktionen auf Interventionen des Therapeuten wie z.B.: „keine merkliche Reaktion", „Nicht-Verstehen", „berührt", „betroffen", „verwundert", „neugierig", auch: „angstvoll" oder „traurig".
- *Assoziationen/Einfälle/Erinnerungen/Fantasien des Patienten:* Hier werden Textstellen aufgenommen, die mehr oder weniger spontane kognitive, affektive oder sensorische Beteiligungen des Patienten bzgl. spezieller Themen beschreiben, die für den therapeutischen Prozess relevant sind.
- *Einsichten des Patienten*: Hier geht es um kognitives als auch emotionales Begreifen, bezogen auf die Therapiethemen im Sinne von erstem Erkennen bis hin zu tiefem Verstehen.
- *Therapeutisches Handeln:* Es handelt sich hier um die aktive Gestaltung der Therapeutischen Beziehung/Therapie durch den Therapeuten. Vornehmlich werden hier Aktivitäten und Interventionen der Therapeuten im Sinne von Deuten, Fragen, Konfrontieren, aber auch Schweigen abgebildet.

Setting und Rahmen der Therapie: Diese Kategorie enthält alle Informationen bzgl. therapeutischer Vereinbarungen zwischen Therapeut und Patient.

Kontext: Diese Kategorie beinhaltet Informationen über bedeutsame Ereignisse, die außerhalb des therapeutischen Raumes stattfinden und den therapeutischen Verlauf mit beeinflussen.

Symptome: Diese Kategorie dient dazu, die wesentlichen Kernsymptome eines Patienten klassifikatorisch abzubilden. Die Kodierung folgt dabei einer groben Unterteilung in psychische, körperliche und funktionelle Symptome.

Psychodynamische Hintergrundannahmen: Diese Kategorie enthält theoretische Konzepte und Arbeitsmodelle der Therapeuten auf höherem Abstraktionsniveau: Es werden Textstellen kodiert, die Hypothesen und Gedanken des Therapeuten zum therapeutischen Prozess, zur Psychodynamik und zur therapeutischen Beziehung in psychoanalytischer Terminologie enthalten.

Tab. 1: Übersicht über das Kategoriensystem

	Veränderungsbezogene Ebenen und Oberkategorien	**Unterkategorien**
Real-Raum (Inhalts-kategorien)	**1. Erleben des Patienten** + **2. Handeln des Patienten**	Beziehungen/Sexualität Selbst Beruf/Ausbildung/Freizeit Geld/Besitz Körper Auftreten und Erscheinen Alltagsbewältigung Symptomatik
Therapie-Raum (Therapie-kategorien)	**3. Therapeutische Beziehung**	Erleben Patient/Therapeut Handeln Patient
	4. Umgang von Patient und Therapeut mit Themen und Ereignissen	Involviertheit Patient Assoziationen/Einfälle/ Erinnerungen Patient Einsicht Patient Therapeutisches Handeln Therapeut
Rahmen-bedingungen (Rahmen-kategorien)	**5. Setting und Rahmen der Therapie**	
	6. Kontext der Therapie	
Klinische Urteilsbildung (theorie-geleitete Kategorien)	**7. Symptome** **8. Psychodynamische Hintergrundannahmen**	Körperlich Psychisch Funktionell

In Bezug auf unser Thema hat sich die Kategorie „Involviertheit des Patienten" als Kernkategorie insofern erwiesen, als es in der Beschreibung der Therapeuten ohne eine intensive Involviertheit weder Einsicht noch strukturelle Veränderungen in unserem Sinne geben kann. Weiterhin sind die Bereiche des Erlebens und Handelns sowie die Therapeutische Beziehung besonders veränderungssensibel. In das folgende Typenschema wurden alle Therapieverläufe aufgenommen worden und das Ausmaß und die Qualität ihrer therapeutischen Veränderung und ihrer Prozessgestalt klassifiziert:

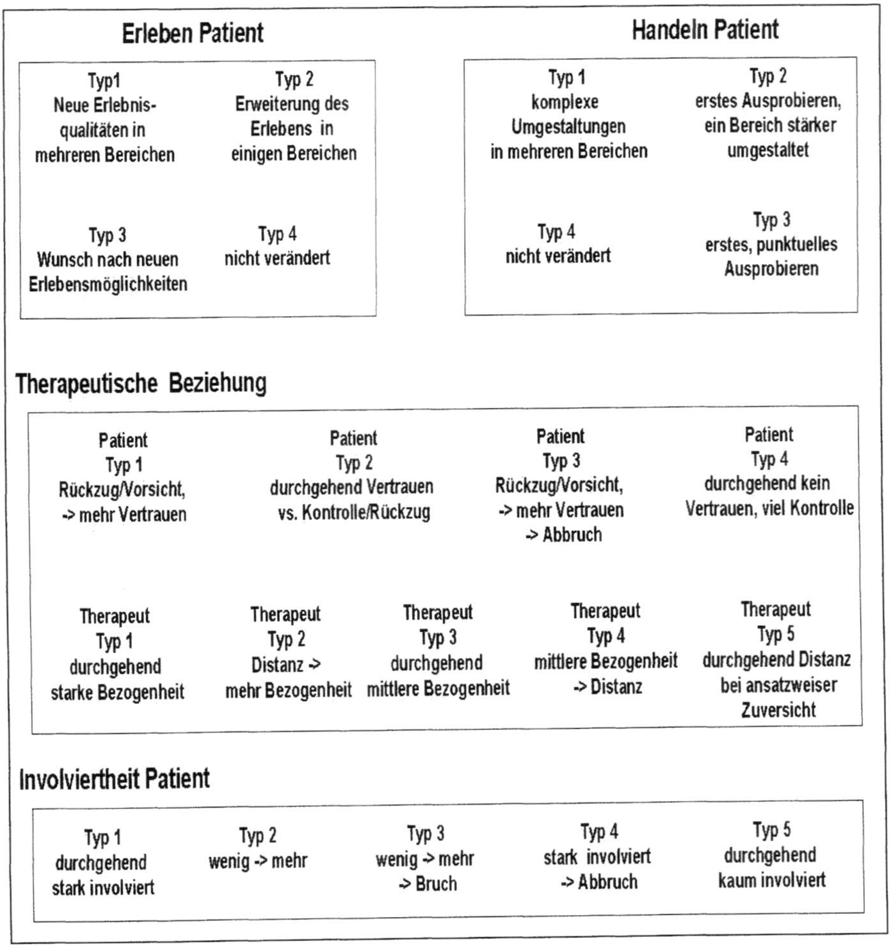

Abb. 1: Typenschema des Verlaufes psychoanalytischer Therapien aus Therapeutensicht

Vor allem die Typen 1 und 2 jeder Kategorie beinhalten solche psychoanalytische Behandlungen, welche sich durch strukturelle Veränderungen auszeichnen.

Die qualitative Untersuchung von „Struktur"

In Anlehnung an die Heidelberger Umstrukturierungsskala (Grande, Rudolf & Oberbracht 1997) soll an dieser Stelle die Verwendung des Begriffes und Möglichkeiten seiner inhaltsanalytischen Untersuchung anhand unseres Textmaterials skizziert werden. Ursprünglich bezogen auf a priori definierte Problemfoki kann ein Kontinuum struktureller Veränderung aufgestellt werden, welches aus den folgenden Umstrukturierungsstufen besteht:

- *Agieren und Reinszenieren bzw. zunächst nur vage Problemwahrnehmung*: Das problematische Thema kommt erstmals in die Behandlung und Übertragung, es wird inszeniert und agiert, der problematische Bereich setzt sich im Bewußtsein immer mehr durch
- *Etablierung einer Arbeitsbeziehung bzw. Anerkennung und Erkundung des Problembereiches*: Es kommt zu einer Verständigung innerhalb eines Arbeitsbündnisses mit dem Therapeuten, aktive und offensive Erkundung von Schwierigkeiten werden unternommen, und der Sinn der Behandlung wird nicht mehr grundsätzlich in Frage gestellt
- *Durcharbeiten bzw. Auflösung alter Strukturen*: Das Thema taucht in Wiederholungen ständig auf, gewohnte Verarbeitungsmodi werden in Frage gestellt und aufgelöst; es kommt zu stärkeren Verunsicherungen, die Therapeutische Beziehung wird intensiver, das Alte ist verloren und versperrt, das Neue noch nicht zugänglich
- *Ausdifferenzierung von Übertragung und Real-Beziehung bzw. Neuordnung des Problembereiches*: Es kommt zu einer zunehmend veränderten Sicht von sich selbst und persönlichen Erfahrungen; ein neues und integriertes Selbstverständnis wird entwickelt, es entsteht mehr Selbstverantwortlichkeit; es gibt mehr Auseinandersetzungen in vorher vermiedenen Bereichen; Grenzen können besser toleriert werden, neue Lösungsmöglichkeiten und Modi der Bewältigung entstehen
- *Internalisierung einer korrigierenden Beziehungserfahrung bzw. Auflösung des Problembereiches*: Eine Bewältigung früherer kritischer Situationen und Erfahrungen findet statt mit einem neuen Gefühl von Selbstverständlichkeit; das problematische Thema ist eher ein zurückliegendes; die dem Thema zugehörigen Aspekte der Übertragung sind erfolgreich bearbeitet worden.

Unser Untersuchungsdesign fokussiert auf die folgenden Aspekte von strukturellen Veränderungen: Mittels des oben beschriebenen temporal ordering kann Veränderung im Therapieverlauf pro protokollierter Stunde zur nächsten detailliert nachvollzogen werden. Es werden die Verknüpfungen zwischen

inneren Themen und ihrer äußeren Umsetzung (Erleben und Handeln) rekonstruiert. In den Kategorien „Therapeutische Beziehung" und „Umgang mit Themen und Ereignissen" mit der Kernkategorie „Involviertheit" kann die Trias Erinnern, Wiederholen und Durcharbeiten mit den Komponenten der Übertragungs- und Gegenübertragungsbeziehung sowie Inszenierungen und Agieren nachvollzogen werden. Es ist möglich, die Entstehung eines neuen Beziehungsmusters, in dem alte Verbindungen nicht mehr nötig sind, zu rekonstruieren und zwar z.B. anhand der Untersuchung des Umgangs mit Ängsten und Widerstand (Kategorie „Involviertheit"), der Wirkung von Deutungen (Kategorie „Therapeutisches Handeln") sowie Einsicht (Kategorie „Einsicht"). Diese muss sich, um sich von kurzfristiger Einsicht zu unterscheiden, im zeitlichen Kodieren als stabil und Basis für weitere Veränderungen in mehreren Bereichen erweisen.
Um die beschriebene Studie und ihre Ergebnisse transparent zu machen, wird im folgenden mittels eines Fallbeispiels die Rekonstruktion von Umstrukturierungen im Verlauf einer Langzeitanalyse auszugsweise verdeutlicht.

4. Strukturelle Veränderungen: Auszüge einer qualitativen Einzelfalldarstellung

Es handelt es sich um eine analytische Psychotherapie, die mit einer Frequenz von drei Wochenstunden durchgeführt wird. Der Patient ist ein 23-jähriger Student, der die Behandlung in einer akuten schweren depressiven Episode, begleitet von Suizidgedanken beginnt. Das *Beziehungserleben* des Patienten ist bei Therapiebeginn gekennzeichnet durch „enorme Schuldgefühle gegenüber der Mutter, wenn er versucht, sich zu lösen. Wenn er sich jedoch nicht trennt, kommt er auch um."[3] Es bestehen große Schwierigkeiten, sich innerlich dem real abwesenden Vater, der sich schon früh von der Mutter trennte, zu nähern. Die starke Muttergebundenheit führt zu massiven Problemen im Umgang mit gleichaltrigen Frauen - der Patient vermag sich Frauen kaum anzunähern, schon eine einfache Kontaktaufnahme erscheint meist unmöglich. Insgesamt erlebt er sich selbst anderen Menschen, vor allem aber Frauen gegenüber als sehr unsicher und unzulänglich.
In den ersten therapeutischen Begegnungen erlebt der Therapeut seinen Patienten als „dankbar und wenig anspruchsvoll". Er beschreibt ihn als ambivalent der Behandlung gegenüber, gleichwohl aber auch sehr motiviert und ausgesprochen aufnahme- und reflexionsfähig. Von Beginn an löst er in seinem Therapeuten positive, väterlich-zugeneigte Gefühle aus. Die Behandlung dauerte bei einer konstanten Frequenz von drei Wochenstunden im Liegen, 2,5 Jahre. Im folgenden wird der Behandlungsverlauf vor allem hinsichtlich struktureller Veränderungen anhand unserer Kategorien dargestellt.

3 Originalzitate aus dem Therapeutentext

Erleben des Patienten: Im Verlauf der Behandlung gelingt es, die zugrundeliegende Problematik zu bearbeiten, so dass am Ende mit „dramatischen Verselbständigungsschritten" eine zunehmende „innere Autonomie und Bewegungsfreiheit" der Mutter gegenüber möglich wird. Bereits im ersten Vierteljahr der Behandlung (bei t2) werden die massiven Schuldgefühle abgelöst durch das neue Erleben von Wut auf die Übergriffe der Mutter. Während zunächst Wut und schuldhaftes Erleben sich ablösen und erste Abgrenzungsversuche den Patienten erheblich aufregen, gelingen nach dem ersten Jahr der Behandlung zusehends Auseinandersetzungen mit der Mutter, denen der Patient standhalten kann, ohne den Kontakt abbrechen zu müssen. Im Zuge dieser gelungenen Separationsbemühungen kann der Patient nach 1,5 Jahren (t7) auch Trauer über seine so unglückliche Beziehung zur Mutter empfinden und seine Ablösung von ihr fortsetzen. Gleichzeitig findet eine kontinuierliche emotionale Annäherung an den Vater statt, bei t2 (drei Monate nach Beginn der Behandlung) wird erstmals "eine befreiende Wut dem Vater gegenüber ermöglicht und bearbeitbar". Diese heftigen Wutgefühle werden dann zunächst abgelöst von Gefühlen der "Enttäuschung" (t3= sechs Monate nach Beginn der Behandlung), über den fehlenden Vater. Ab t4 (9 Monate nach Behandlungsbeginn) äußert der Patient erstmals neue Gefühle der Verbundenheit mit ihm. Mit zunehmender Abgrenzung von nun als veränderbar erlebten Beziehungsmustern zur Mutter findet eine Annäherung und Identifizierung mit dem Vater statt, die zu Behandlungsende in ein bis dahin nie erlebtes „unkompliziertes Verhältnis" münden.
Auch die Schwierigkeiten im Kontakt zu Frauen verändern sich: Die neu erlebbare Wut gegenüber der Mutter führt bereits nach drei Monaten der Behandlung dazu, dass der Patient „Fühler nach anderen Frauen ausstreckt". Zwar fühlt er sich konkret noch lange nicht in der Lage zu realem Kontakt mit Frauen, seine Wünsche nach einer befriedigenden Beziehung werden jedoch stärker, und bei t9 (2 3/4 Jahre nach Behandlungsbeginn) berichtet der Patient, sich in eine Kommilitonin verliebt zu haben. Gleichzeitig sinkt die Angst; mit Frauen in Kontakt zu treten, was auch mit einer kontinuierlichen Veränderung seines *Selbsterlebens* zusammenhängt. Im Laufe der Behandlung erfährt sein Selbstwert zunehmende Aufwertung, der Patient fühlt sich „selbstbewußter und aktiver" und erscheint auch dem Therapeuten insgesamt männlicher.

Handeln des Patienten: Im Bereich des *Handelns* stellt der Therapeut eine korrespondierende Entwicklung fest: Es findet in allen Beziehungen eine wachsende und erfolgreiche Auseinandersetzungsfähigkeit statt. Bereits nach drei Monaten spricht der Therapeut von „dramatischen Verselbständigungsschritten" der Mutter gegenüber, der Patient wagt erste Auseinandersetzungen, die zu Beginn aber noch die „höchste Alarmstufe" auslösen. Er zieht 9 Monate nach Behandlungsbeginn bei ihr aus („ein Umzug in eine andere Wohnung hat stattgefunden, und er verweigert der Mutter die Mitsprache"). Gleichzeitig unternimmt er erste reale Annäherungen an seinen Vater, indem er drei Monate nach Beginn der Behandlung zunächst telefonischen und schriftlichen Kontakt mit ihm aufnimmt, sich wieder drei Monate später mit dessen Arbeiten beschäftigt und sich schließlich nach 9 Monaten zu einem konkreten Treffen mit ihm entschließt. Hier kann er sich auch schon von den Wünschen des Vaters ansatzweise abgrenzen und eigene Beziehungsvorstellungen einbringen. Nach weiteren 10 Monaten (t9) leitet er auch die finanzielle Unabhängigkeit von der Mutter durch die Beantragung eines Stipendiums ein.

Therapeutische Beziehung: In der *Therapeutischen Beziehung* kann der Patient trotz großer initialer Überwältigungsängste dem Therapeuten zunehmend offen und gleichzeitig abgegrenzt begegnen. Einem „Panikanfall beim ersten Hinlegen auf die Couch" folgen „plötzliche Wut- und Abgrenzungsimpulse", „trotzige Demonstrationen seiner Eigenständigkeit", unterbrochen jedoch von „Gefühlen der Sehnsucht", die er nach der ersten Stunde empfunden hat und großer Offenheit und Vertrauen. Nach neun Monaten der Behandlung „schlägt die Stimmung um, er will nicht mehr weg". Zunehmend zeigt er sich nun anerkennend und auch dankbar. Anfängliche Ängste und Schamgefühle werden nach einem Jahr abgelöst von der Furcht mit dem Therapeuten „schweren Zoff" zu haben. Im weiteren Therapieverlauf gelingt dem Patienten eine immer „selbstbewußtere Regulierung von Öffnung und Abgrenzung" seinem Therapeuten gegenüber, es gibt „immer weniger Angst, sich anzuvertrauen, aber er will auch alleine zurechtkommen". Der Therapeut fühlt sich vor allem als „guter, wohlwollender Vater", der die Entwicklungsschritte seines Patienten mit Freude begleitet. Die Atmosphäre wird von seiner Seite aus als positiv und fruchtbar erlebt, er spricht von einer „drastischen und eindrucksvollen Entwicklung" und „guter Zusammenarbeit".

Umgang und Involviertheit: Der Patient ist von Beginn an intensiv in den BehandlungsProzess *involviert* und durchgehend „aufnahme- und reflexionsfähig". Zunehmend gewinnt die Analyse an Bedeutung für ihn, nach sechs Behandlungsmonaten kann er ausdrücken „wie wichtig ihm die Analyse nun sei". Durchgehend behält er jedoch einen Rest von Ambivalenz bei und stellt somit seine Eigenständigkeit immer wieder her. Er „beschäftigt sich auch damit, warum er sich an der Seele herumfummeln lässt" und zeigt sich zugleich „tief bewegt", „nimmt Therapeutenäußerungen wohlwollend auf und kann damit etwas anfangen". Wenngleich er bereits zu Beginn der Behandlung hoch motiviert ist, so gewinnt er doch noch an Eigenverantwortung. Die Kategorie *Therapeutisches Handeln* zeigt vor allem, dass der Therapeut bereits zu Beginn der Behandlung Übertragungsdeutungen in Situationen von Angstüberflutung gibt, welche die Regression steuern und die Angst verstehbar machen.

5. Zusammenfassung und Ausblick

Zusammenfassend handelt es sich um einen aus Sicht des Therapeuten erfolgreichen Therapieverlauf, in dem es in einer intensiven Übertragungsbeziehung gelungen ist, basale Konflikte zu verstehen, durchzuarbeiten und Einsichten konkret im Alltag umzusetzen.

Die hier geschilderten Veränderungen sind im Sinne der oben aufgeführten qualitativen Merkmale struktureller Art:

Sie sind das Ergebnis einer kontinuierlichen Entwicklung und erweisen sich im Verlauf der zweijährigen Behandlung als stabil. Es handelt sich um neue Gefühlsqualitäten und Handlungsmöglichkeiten, die der Patient erstmalig erfährt bzw. zu erproben vermag und die im Laufe der Behandlung in seinem Alltag zunehmend selbstverständlich werden und alte problematische Muster z.T. gänzlich ablösen.

Die wichtigen Bereiche therapeutischer Veränderung sind eng miteinander verbunden: Ereignisse und Themen, die im Rahmen der therapeutischen Beziehung bedeutungsvoll sind, thematisiert und bearbeitet werden, können vom Patienten direkt in die äußeren Lebensbereiche umgesetzt werden. So ermöglicht die positive Vaterübertragung die Entwicklung eines männlicheren Selbstbildes sowie das Erleben neuer Gefühlsqualitäten den Eltern und auch Frauen gegenüber. Auch im Bereich des Handelns entwickelt der Patient komplexe neue Verhaltensmuster, sowohl der Mutter als auch dem Vater gegenüber. Diese enge Korrespondenz zwischen dem therapeutischen Raum und den äußeren Lebensbereichen des Patienten, besteht von Beginn der Behandlung an.

Es findet ein intensives Durcharbeiten zentraler Konflikte statt: Die *Involviertheit* des Patienten stellt die Kernkategorie des Therapieverlaufes dar. Bereits bei t1 (Beginn der Therapie) betont der Therapeut die hohe Aufnahme- und Reflexionsfähigkeit des Patienten als prognostisch günstigen Faktor für die Behandlung. Sie bildet in den Beschreibungen des Therapeuten die Grundlage für die Bewältigung von Ängsten in der therapeutischen Beziehung und die Entwicklung von *Einsichten.* Das zunehmende und wiederholte Erkennen und Begreifen aktueller genetischer Beziehungskonflikte anhand der therapeutischen Beziehung bildet die Voraussetzung für tiefgreifende Veränderungen in den äußeren Lebensbereichen. Auch hier fallen enge Verknüpfungen auf: Bei stärkerer Involviertheit in den therapeutischen Prozess (ab t3), entwickelt der Patient zunehmend mehr Einsichten in seine Beziehungskonstellationen, die nicht nur ein kognitive sondern vor allem auch ein emotionales Begreifen darstellen (t3: „er geht tief bewegt“, „er ist betroffen, weint leise“). Die Umsetzungen der Einsichten in den äußeren Lebensbereichen wirken wiederum positiv auf die therapeutische Arbeit zurück: Der Patient gewinnt durch ein positiveres und männlicheres Selbsterleben und durch gelungene innere und äußere

Abgrenzungsversuche von seiner Mutter auch in der therapeutischen Arbeit zusehends an Eigenverantwortlichkeit und Eigenständigkeit.
Die Schilderungen und Annahmen der Therapeuten über veränderungsrelevante Zusammenhänge im Therapieverlauf können nun in einem verallgemeinerbaren Modell über die Zusammenhänge veränderungsbezogener Bereiche aus Sicht der Therapeuten verdichtet werden. Das Modell stellt einen allgemeinen Rahmen dar, in den die Darstellungen der psychoanalytischen Therapieverläufe eingeordnet werden können. Jeder Einzelfall kann hier mit seinen spezifischen Ausprägungen, bezogen auf Entwicklungen innerhalb der Kategorien und ihrer Bedeutung im Therapieprozess, abgebildet werden. Die vier Hauptveränderungsbereiche „Erleben" und „Handeln" des Patienten, die „Therapeutische Beziehung" und der „Umgang von Patient und Therapeut mit Themen und Ereignissen" stellen das zentrale Wirkungsgefüge dar, in welchem Therapeuten ihre Behandlungen beschreiben. Die Kategorie „Involviertheit des Patienten" steht als Kernkategorie dieses Wirkungssystems mit allen anderen Kategorien in einem veränderungsrelevanten Zusammenhang. Die Rahmenkategorien „Kontext" sowie „Setting und Rahmen" können Einfluss auf den gesamten Prozess nehmen. Die psychodynamischen Hintergrundannahmen des Therapeuten reflektieren das gesamte Geschehen auf einer theoretischen Ebene. Für den geschilderten Fall ergibt sich folgende Verdichtung:

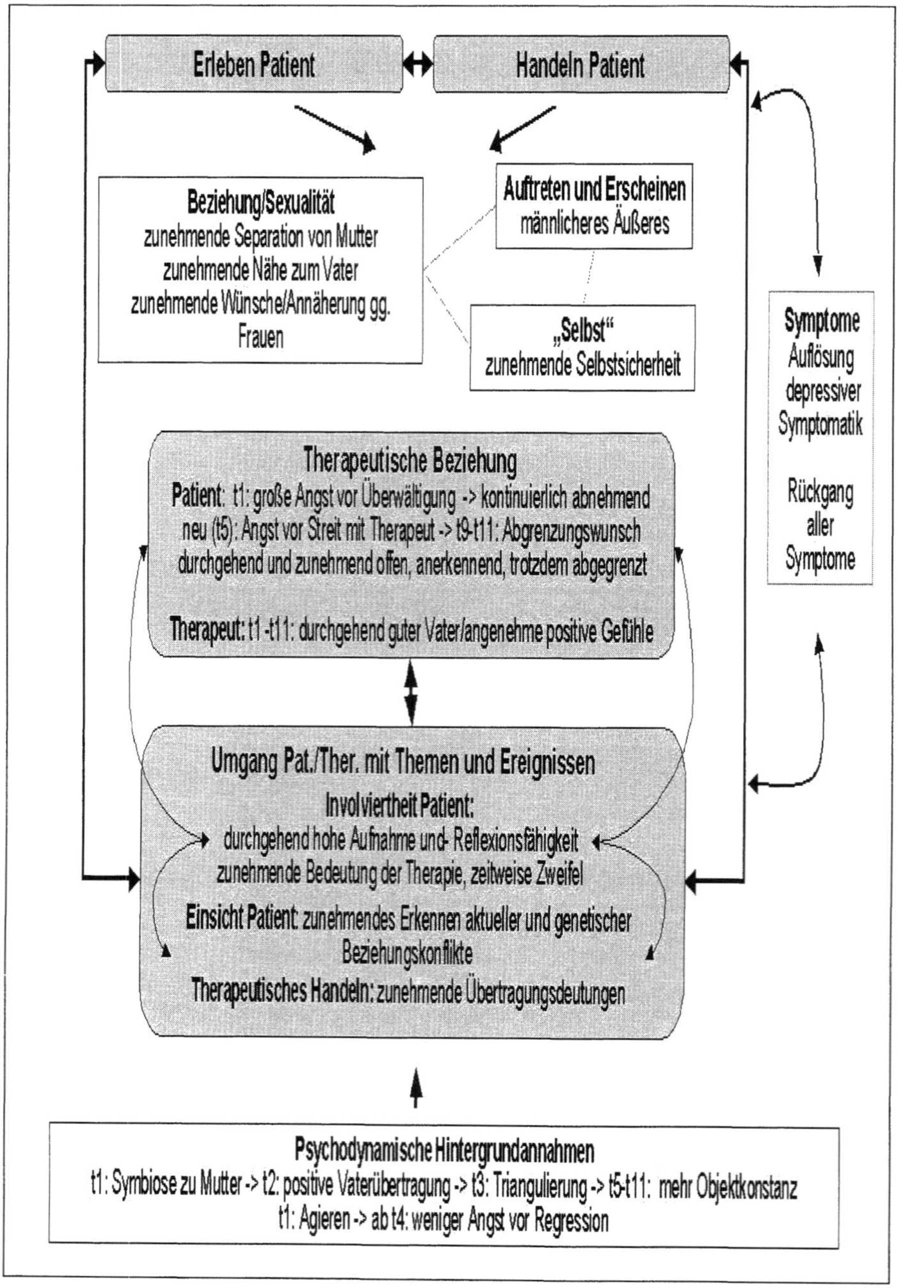

Abb.2: Modell über die Zusammenhänge veränderungssensibler Bereiche aus Sicht des Therapeuten

Literatur

Flick U (1995) Qualitative Forschung. Theorie, Methoden, Anwendung in Psychologie und Sozialwissenschaften. Hamburg: Rowohlt

Gerhardt U (1986) Verstehende Strukturanalyse. Die Konstruktion von Idealtypen als Analyseschritt bei der Auswertung qualitativer Forschungsmaterialien. In Soeffner, H.G. (Hrsg.) Sozialstruktur und soziale Typik. Frankfurt/M: Campus, 31-84

Glaser B (1969) The Constant Comparative Method of Qualitative Analysis. In: Mc Call GJ, Simmons JL (eds) Issues in Participant Observation. Reading: 216-228

Glaser B (1978) Theoretical Sensitivity. San Francisco: Sociology Press

Glaser B Strauss A (1968) The Discovery of the Grounded Theory. Chicago: Aldine

Grande T, Rudolf G, Oberbracht C (1997) Die Praxisstudie psychoanalytische Langzeittherapie. Ein Projekt zur prospektiven Untersuchung struktureller Veränderungen in Psychoanalysen. In Leuzinger-Bohleber M, Stuhr U (Hrsg.) Psychoanalysen im Rückblick. Gießen: 415-431

Leuzinger-Bohleber M, & Stuhr U (Hrsg) (1997) Psychoanalysen im Rückblick. Methoden, Ergebnisse und Perspektiven der neueren Katamneseforschung. Gießen: Psychosozial-Verlag

Moser U (1991) Vom Umgang mit Labyrinthen. Praxis und Forschung in der Psychoanalyse - eine Bilanz. Psyche 45: 315-334

Pauli-Magnus C (2000) Entwicklung eines Kategoriensystems zur Erfassung mikroprozessualer Veränderungen in psychoanalytischen Therapien. Dissertation Universität Heidelberg

Rudolf G, Grande T (1995) Praxisstudie psychoanalytische Langzeittherapie. Effektivität und Effizienz höherfrequenter analytischer Langzeittherapien. Antrag an die DGPT

Rudolf G, Grande T, Dilg R, Jakobsen Th, Keller W, Oberbracht C, Pauli-Magnus C, Stehle S, Wilke S (2000) Strukturelle Veränderungen in psychoanalytischen Behandlungen – Zur Praxisstudie analytische Langzeittherapien (PAL). In: Stuhr U, Leuzinger-Bohleber M, Beutel M (Hrsg) Langzeitpsychotherapien – Perspektiven für Therapeuten und Wissenschaftler. Kohlhammer: Stuttgart

Strauss A, Corbin J (1996) Grounded Theory: Grundlagen qualitativer Sozialforschung. Weinheim: Beltz

Wilke St (1994). Einige Überlegungen zur Angemessenheit qualitativer Methoden für die Untersuchung psychoanalytischer Dialoge. In: Faller H, Frommer J (Hrsg) Qualitative Psychotherapieforschung. Heidelberg: Asanger, 73-93

Wilke St, Pauli-Magnus C, Oberbracht C, Grande T, Jakobsen T, Rudolf G (2001) Psychoanalytiker kommentieren ihre Behandlungen. Ein Beitrag zur qualitativen Psychotherapieprozessforschung. Psychotherapie und Sozialwissenschaft, 3: 143-159

Wilke St, Rudolf G (2000) Rekonstruktionen klinischer Urteilsbildung im Verlauf psychoanalytischer Therapien. Eine inhaltsanalytische Untersuchung ausgewählter Stundenprotokolle. Bericht an die DFG.

Teil IV: Strukturbezogene Psychotherapie

Einleitung

Im vierten Teil sind Arbeiten zusammengefasst, die die therapeutische Konsequenz aus den voranstehenden konzeptuellen und empirischen Klärungen zum psychodynamischen Verständnis von Struktur ziehen. Tilman Grande stellt therapeutische Haltungen im Umgang mit konfliktbedingten und mit strukturellen Beeinträchtigungen eines Patienten einander gegenüber und betont dabei sowohl die Risiken, die aus einer fälschlichen diagnostischen Zuordnung struktureller als konfliktbedingter Schwierigkeiten eines Patienten entstehen als auch die Dynamik, mit der sich das Verhältnis der Einschätzung von struktur- und konfliktbedingter Genese im Therapieverlauf ändern kann. Gerd Rudolf schließt daran eine systematische, an den einzelnen im ersten Beitrag erläuterten Strukturmerkmalen orientierte Darstellung der Prinzipien strukturbezogener Psychotherapie an; die strukturellen Merkmale werden so zu strukturellen Therapiezielen. Abschließend diskutiert er zusammen mit Hildegard Horn anhand von Fallbeispielen die Bedeutung strukturbezogener Psychotherapie bei Kindern und Jugendlichen.

Therapeutische Haltungen im Umgang mit „Struktur“ und „Konflikt“

Tilman Grande

Es ist eine im klinischen Alltag gesicherte Erfahrung, dass die aus einem sorgfältig erhobenen diagnostischen Befund begündete Festlegung individueller Behandlungsfoki und Therapieziele zum Behandlungsbeginn den Erfolg gerade zeitbegrenzter Psychotherapien entscheidend fördert. Bei dieser Festlegung ist die Differenzierung zwischen Konflikt- und Strukturfoki von besonderer Bedeutung, weil damit wichtige Unterschiede in der therapeutischen Herangehensweise verbunden sind. Wenn eine stimmige Zuordnung an diesem diagnostischen Entscheidungspunkt misslingt, hat dies zumeist nachteilige Folgen für die Therapie, die den Patienten dann in unpassender Weise anspricht und verfehlt. Korrekturen im Verlauf können Enttäuschungen am Behandlungsende zwar vermeiden, sie kosten aber Zeit und sind oft mit störenden Irritationen für den Patienten verbunden.

Da das klassische psychodynamische Denken grundsätzlich konfliktorientiert ist und diese Orientierung dem Bedürfnis entgegenkommt, die Störung des Patienten unter der Annahme unbewußter Motivierungen sinnhaft und den Beteiligten durch Deutungen zugänglich zu machen, treten Schwierigkeiten zumeist bei der Diagnose struktueller Störungsapekte auf, die den Blick zunächst einmal nicht auf die zukunftsweisenden und hoffnungsstiftenden *Potentiale*, sondern auf strukturelle Vulnerabilitäten und Einschränkungen (etwa im Sinne der Strukturachse der Operationalisierten Psychodynamischen Diagnostik OPD, vgl. Arbeitsgruppe OPD 2000) und damit auf die *Begrenzungen* des Patienten lenkt. Als Folge solcher Fehleinschätzungen werden Patienten überfordert und ihr Unvermögen, die Therapie in der erwarteten Weise für sich zu nutzen, führt nicht selten zu Enttäuschungen und der damit verbundenen Dynamik von Schuldzuweisungen und Entwertungen.

Die Behandlung struktureller Störungsanteile erfordert eine therapeutische Einstellung, die sich von jener im Umgang mit pathogenen Konflikten in charakteristischer Weise unterscheidet. Verschiedene Autoren (Blanck & Blanck 1979, Fürstenau 1977, Heigl-Evers & Nitzschke 1991, Heigl-Evers, Heigl & Ott 1994, Rudolf 2000 und in diesem Band) haben die spezifischen Anforderungen solcher Behandlungen beschrieben und Vorschläge für ein therapeutisches Vorgehen gemacht, welches die klassische psychoanalytische Methode deutlich modifiziert. Die vorliegende Arbeit nimmt die Überlegungen dieser Autoren auf, konzentriert sich auf den Aspekt der therapeutischen Haltung und versucht eine Systematisierung der Haltungsmerkmale, die mit einer konfliktorientierten Arbeit einerseits und einer strukturorientierten andererseits verbunden sind.

1. Klinische Beispiele

Die diagnostische Zuordnung einer Störung als „konflikthaft" oder „strukturell" bedingt hat einen nachhaltig prägenden Einfluss auf die Weise, wie man einem Patienten gegenübertritt, und auf die impliziten Ansprüche, die das therapeutische Vorgehen an ihn stellt. Am deutlichsten wird dies, wenn sich die Einschätzung im Behandlungsverlauf *ändert*. Dazu zwei Beispiele, bei denen die Veränderung der diagnostischen Einschätzung in der Behandlung produktiv umgesetzt werden konnte:

- Eine 24-jährige Patientin hat seit Jahren eine Entwicklung genommen, die durch Misserfolge und Abbrüche im beruflichen und sozialen Bereich gekennzeichnet ist. Einige Monate vor der Behandlung ist eine krisenhafte Zuspitzung mit einem depressiven Rückzug eingetreten und hat eine stationäre Aufnahme erforderlich gemacht. Die Patientin ist nach gescheiterten Versuchen einer Berufsausbildung ohne Perspektive und wohnt nach dem Auszug einer Freundin aus einer Wohngemeinschaft wieder bei den Eltern, weil die Wohnung alleine finanziell nicht zu halten war. In der Anamnese sticht als schwer belastendes Ereignis hervor, dass die Patientin einige Zeit nach ihrem Abitur einen Autounfall verursachte, bei dem ein Mitfahrer ums Leben kam. Die Therapie konzentriert sich zunächst auf die Bedeutungen dieses Unfalls, d.h. auf unbewusste Schuldgefühle und damit möglicherweise verbundene Tendenzen der Selbstschädigung. Während diese therapeutische Herangehensweise ohne rechte Resonanz bleibt, wird im Alltag des stationären Aufenthaltes mehr und mehr ein beträchtliches Ausmaß an Desorganisation bei dieser Patientin deutlich. Es stellt sich außerdem heraus, dass sie bereits schon vor dem Unfall große Schwierigkeiten hatte, ihre Angelegenheiten zu regeln und dass dieses Unvermögen durch die Außenstrukturierung in Schule und Elternhaus kompensiert und dadurch unauffällig wurde. Das psychotherapeutische Vorgehen wird daraufhin verändert: Nach einer detaillierten Bilanzierung der sozialen Kompetenzen bzw. Defizite werden mit der Patientin in täglichen Planungsgesprächen bestimmte Aufgaben verabredet, die äußere Erfordernisse (Wohnungssuche, Ämtergänge etc.) betreffen und ihre Aktivität strukturieren. Die Patientin nimmt diese Neuorientierung zunächst mit Scham, dann jedoch zunehmend mit Erleichterung und nach ersten erfolgreichen Bewährungen mit Dankbarkeit auf.
- Eine 35-jährige Patientin wird stationär aufgenommen, weil sie sich durch ein automatisiert ablaufendes und von ihr kaum mehr bewußt wahrgenommenes Kratzen am gesamten Oberkörper beschädigt. Diese Symptomatik ist mit einer sozialen Phobie gekoppelt, deren hauptsächlicher Inhalt die

Befürchtung bildet, dass sie von anderen beobachtet und angestarrt werden könnte, natürlich auch wegen der zerkratzten Hautpartien. Auf die therapeutischen Gespräche reagiert sie ausgesprochen resonant und steuert durch Einfälle und Träume ergiebiges Material bei, wodurch die Sitzungen eine große Intensität annehmen. Im gleichen Zuge entsteht bei ihr jedoch das Gefühl, durch die Gespräche gequält und in die Enge getrieben zu werden. Deutungen, die das Übertragungsgeschehen und mögliche Befürchtungen fokussieren (etwa Verfolgungsängste), lösen bei der Patientin wiederum ein starkes Echo und neue Einfälle aus, verstärken aber das inzwischen paranoide Klima bis an den Rand des Therapieabbruchs. Die Situation beruhigt sich erst, nachdem die Dünnhäutigkeit und übergroße Resonanz selbst zum Thema wird und die Patientin Schritte macht, ihre Durchlässigkeit in und außerhalb der Therapie zu beachten und durch regulierende Grenzziehungen zu steuern. Sie gewinnt dabei ein Gefühl der „Autorschaft" auch in dem therapeutischen Geschehen zurück und kann im weiteren Verlauf beginnen, Schwierigkeiten in eigener Initiative zu thematisieren und therapeutische Anregungen produktiv aufzunehmen.

Die Beispiele haben gemeinsam, dass ein zunächst im Hintergrund stehendes Phänomen im Behandlungsverlauf in den Vordergrund rückt und zum eigentlichen therapeutischen Fokus wird. Dabei wurden die jeweiligen Problembereiche – die Desorganisation im ersten Fall, die Durchlässigkeit der Grenzen im zweiten – zuvor durchaus gesehen, jedoch nicht als Schwierigkeit mit eigenständiger Bedeutung gewertet. Sie wurden statt dessen als Äußerungen eines als ursächlich gewerteten Konfliktgeschehens verstanden und deshalb als Epiphänomene betrachtet. In dem darauf folgenden Wechsel der therapeutischen Einstellung rücken sie ins Zentrum der Aufmerksamkeit und werden als Problem mit eigener Bedeutung anerkannt und behandelt. In der Nomenklatur der Operationalisierten Psychodynamischen Diagnostik (OPD) sind es *strukturelle Merkmale* bzw. Vulnerabilitäten, die bei diesem Wechsel in den therapeutischen Fokus gelangen (Arbeitsgruppe OPD 1998, Rudolf et al. 1998): im Falle der ersten Patientin Einschränkungen in der Fähigkeit, eine eigene Identität zu bilden und sich auf diese gestützt intentional auszurichten (in der OPD die Strukturdimension der Selbstwahrnehmung bzw. Identität), im zweiten Fall eine Vulnerabilität im Bereich der Selbst-Objekt-Differenzierung (Dimension der Objektwahrnehmung).

2. Merkmale einer strukturorientierten therapeutischen Haltung

In beiden Vignetten wird ein grundlegender Wechsel der therapeutischen Haltung angedeutet, durch den ein therapeutischer Fortschritt ermöglicht wird. Die Korrektur der diagnostischen Einstellung *positioniert* den Therapeuten *anders* und eröffnet dadurch neue Wege der therapeutischen Arbeit. Verallgemeinert läßt sich die Veränderung der therapeutischen Haltung und Ausrichtung im Wechsel von einer konflikt- zu einer strukturbezogenen Sichtweise durch folgende Merkmale charakterisieren:

1. Anerkennung der strukurellen Problematik: Wie bereits erläutert, bekommen Auffälligkeiten im Erleben und Verhalten des Patienten, die bei der Suche nach konflikthaften Motivierungen als „nur" symptomatisch und epiphänomenal interpretiert worden waren, ein eigenständiges Gewicht und rücken ins Zentrum der therapeutischen Arbeit. Gegen die Tendenz, zu latenten unbewussten Zusammenhängen „wegzustreben" (Fürstenau 1977) und die Bedeutung der manifest sichtbaren Einschränkungen mit Blick auf dahinter stehende Gründe und Motive zu relativieren, werden diese als Schwierigkeit mit eigenständiger Bedeutung und als therapeutische Aufgabe mit eigenem Recht *anerkannt*.

2. „Wie?" statt „Warum?": Der Fokus verschiebt sich von der Suche nach Bedeutungen weg hin zu dem Bemühen, die Schwierigkeit genauer auszudifferenzieren: Die Frage nach dem *Warum* tritt hinter die Frage nach dem *Wie* zurück. Die Operationalisierte Psychodynamische Diagnostik spricht von strukturellen **Fähigkeiten** im Sinne der Verfügbarkeit von Funktionen, z.B. von den Fähigkeiten zur Selbststeuerung oder Objektwahrnehmung und ihren störungswertigen Einschränkungen. Es sind somit die **funktionalen Aspekte** der Störung, die bei einer strukturellen Betrachtungsweise in den Mittelpunkt der therapeutischen Arbeit rücken.

3. Objektivierung: Der therapeutische Blick richtet sich *nicht* mehr vor allem auf das **Subjekt** des Patienten, seine unbewussten Beweggründe und auf das Behandlungsziel ihrer bewußten Aneignung durch den Patienten. Stattdessen wird in der therapeutischen Arbeit idealtypisch eine Interaktionsfigur angestrebt, in der Therapeut und Patient in gleichsam **objektivierender Weise** die strukturelle Schwierigkeit und ihre Auswirkungen im praktischen Leben (einschließlich der therapeutischen Interaktionen) zum Gegenstand der Betrachtung machen. Da nicht auf ein verdecktes Konfliktgeschehen rekurriert wird, in dem der Patient unbewusst Akteur ist, kann und darf die Schwierigkeit in dieser Konstellation etwas **Drittes** darstellen, das Therapeut und Patient in gemeinsamer Bemühung untersuchen. Fürstenau (1977) spricht von einer „organmedizinischen Einstellung" gegenüber der strukturellen Ich-Störung. In Ergänzung zu dieser therapeutenseitigen Formulierung ist es aber wichtig, dass auch der *Patient* lernt, eine distanzierte Position gegenüber seiner Schwierigkeit einzunehmen, von der aus er diese objektivieren und sich dadurch rückwirkend eine Autonomie erorbern kann, die ihm eine steuernde Einflussnahme ermöglicht.

4. „Prinzip Antwort": Der Ausrichtung auf die funktionalen Aspekte der Störung entspricht eine therapeutische Strategie der **Zeigens** und **Aufzeigens**, nicht des Deutens. Der Therapeut **zeigt** dem Patienten, **was** dieser macht, **wie** er es macht und **welche Folgen** daraus entstehen. Heigl-Evers spricht in diesem Zusammenhang von dem „Prinzip Antwort", um ein Vorgehen zu bezeichnen, bei dem es den manifesten „interaktionell-dialogischen Zusammenhang" im Hier und Jetzt anstatt der innerseelischen Zusammenhänge zu erhellen gilt (Heigl-Evers & Nitzschke 1991). Für den Therapeuten bedeutet dies eine aktivere Haltung und ein höheres Maß an **verantwortlicher Initiative** für den therapeutischen Prozess.

5. „Nicht Wollen" versus „Nicht Können": Diese Technik des Zeigens und Aufzeigens entspricht einer Haltung, in der ein bewusstes oder unbewusstes verantwortliches **Wollen** des Patienten gleichsam „behandlungsstrategisch" **nicht** unterstellt wird. Wenn eine solche Haltung eingenommen wird, dann gibt es keinen „Urheber" im Sinne der unbewussten Motivierung, dem eine im Prinzip bereits vorhandene und latente Verantwortlichkeit bewusst gemacht und zugemutet werden könnte. Deutungen, die unbewusste Impulse und deren Abwehr betreffen, gehören deshalb nicht zum Inventar einer solchen Therapie struktureller Merkmale. Die Interventionen sind in ihrem Charakter stattdessen eher **deskriptiv** bezogen auf das interaktionelle Geschehen.

6. Bewältigung: Was dem Patienten statt dessen zugemutet werden kann, ist die **Auseinandersetzung** mit seiner strukturellen Einschränkung und die Verantwortung für einen funktionaleren **Umgang** mit ihr. „Umgang" meint in diesem Zusammmenhang zwar **auch** Bewältigung im engeren Sinne (coping), gleichzeitig aber weiter reichende Prozesse, die tiefgreifend sein und durchaus Veränderungen in der Persönlichkeit des Patienten nach sich ziehen **können**: Dazu gehören Wandlungen im Selbstbild, die sich im Zuge der bewussten Anerkennung ich-syntoner oder bislang verleugneter struktureller Schwierigkeiten und ihrer Integration einstellen. Diese können z.B. beinhalten, dass sich der Patient von illusionären Vorstellungen verabschiedet, Begrenzungen akzeptiert und die Bereitschaft entwickelt, innerhalb seiner Grenzen nach konstruktiven Lösungen zu suchen.

7. Sorgende Haltung: Die hier beschriebene therapeutische Haltung fordert vom Therapeuten, die bei schwerer gestörten Patienten u.U. intensiven und oft negativen Gegenübertragungreaktionen zugunsten einer (eventuell durchaus auch mit Strenge gepaarten!) fürsorglichen Einstellung zu bewältigen. Dies mag als ein hoher, vielleicht sogar wenig realistischer Anspruch erscheinen. Die Erfahrung zeigt jedoch, dass die therapeutische Ausrichtung auf die strukturellen Aspekte der Störung mit den eben beschriebenen Merkmalen der distanzierenden Objektivierung und des behandlungsstrategischen Absehens von

einer unbewußten „Urheberschaft" des Patienten auch die gefühlshafte Einstellung des Therapeuten beeinflußt und gelegentlich sogar in der Weise eines „Kippbild-Effektes" in Richtung der beschriebenen sorgenden Haltung verändert.
Der Wechsel der diagnostischen Perspektive bewirkt eine komplexe Neupositionierung von Patient und Behandler. Wie die angeführten Punkte zeigen, konstituiert sich dabei eine qualitativ veränderte Beziehungsmatrix mit tiefgreifenden Folgen für die Einstellung des Therapeuten und das daraus resultierende therapeutische Vorgehen.

3. Ein Orientierungsschema

Das in den Abbildungen 1a und 1b dargestellte Schema faßt das bisher Gesagte in der vertikalen Dimension zusammen und ergänzt es durch eine horizontale Achse, die eine weitere wichtige Dimension der therapeutischen Haltung beschreibt. Therapeutische Interventionen können eine Differenz zum Patienten herstellen oder sich ihm zur Seite stellen; sie können das Anderssein des Therapeuten herausstellen oder sich mit dem Patienten verbinden; sie können diesem gleichsam gegenübertreten oder aber ihn begleiten. Im ersten Fall haben die Interventionen einen konfrontierenden bzw. herausfordernden Charakter, im zweiten Fall einen mehr solidarisch unterstützenden. Diese Unterschiede werden durch die Pole der horizontalen Achse repräsentiert, während die vertikale den Grad der therapeutischen Beeinflussung bzw. Nicht-Beeinflussung erfasst. Das Schema lehnt sich an das Zirkumplexmodell der Strukturalen Analyse Sozialen Verhaltens (SASB) von Benjamin (1974, 1993) an.
Die Ausführungen zur therapeutischen Haltung in der Behandlung struktureller Störungsaspekte haben gezeigt, dass dort eine Konstellation *angestrebt* wird, in der sich der Therapeut dem Patienten zur Seite stellt und das strukturelle Merkmale als etwas Drittes behandelt, welches zum Gegenstand einer gemeinsamen Anstrengung der Objektivierung und differenzierenden Untersuchung wird. Diese Haltung entspricht einer Positionierung im rechten unteren Quadrat des Schemas. Dies kann jedoch nur unter der Voraussetzung gelingen, dass ich-syntone strukturelle Auffälligkeiten, die sich z.B. (bei Persönlichkeitsstörungen) interpersonell in einem grenzverletzenden Verhalten äußern, von dem Patienten bereits entdeckt und wahrgenommen worden sind. Um dies zu ermöglichen, muss das therapeutische Setting durch Grenzsetzungen und Regeln dafür sorgen, dass dieses Verhalten in der Therapie auffällig bzw. konflikthaft wird und dem Patienten dann konfrontierend aufgezeigt werden kann. Diese Überlegungen machen deutlich, dass die oben erwähnte therapeutische Strategie des Zeigens und Aufzeigens situationsabhängig (d.h. dem in Abb.1a dargestellten „Angebot" des Patienten entsprechend) *sowohl konfrontative als auch kooperative* Formen annehmen kann.

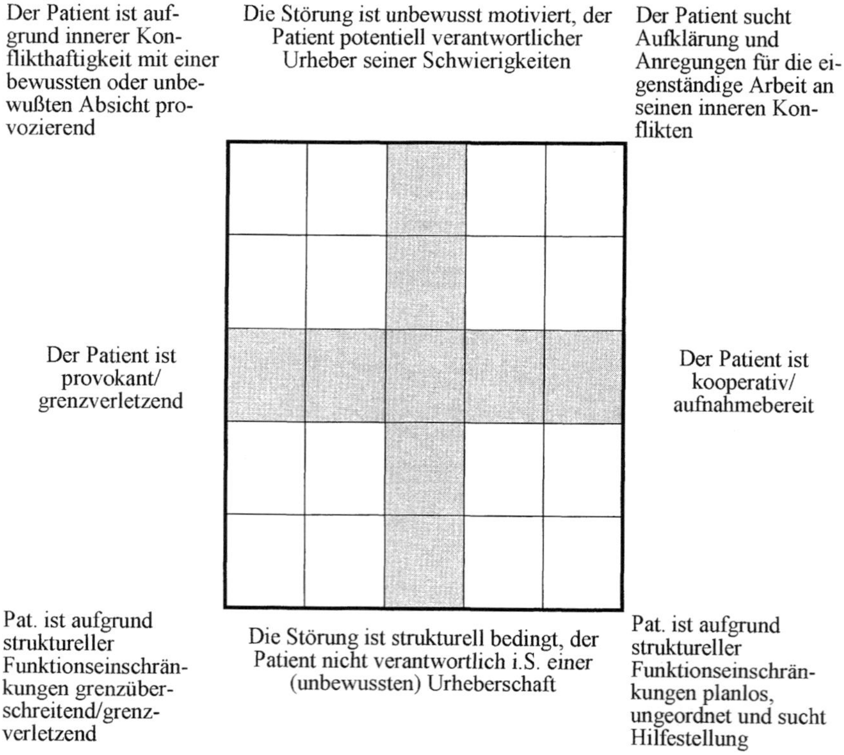

Abb. 1a: Patienten-„Angebote“

Die obere Hälfte der Abbildungen 1a und 1b stellt die analogen Konstellationen für den Fall einer *konfliktorientierten* therapeutischen Arbeit dar. Neurotischen Übertragungsangeboten ist ein provokatives Element im weiteren Sinn stets inhärent, insofern dem Analytiker dabei eine spezifische Rolle zugewiesen wird, die seine Realität verkennt oder einseitig abbildet und damit Gelegenheit zu Deutungen gibt, die das Übertragungsgeschehen benennen und dabei implizit das Anderssein der Person des Analytikers mitteilen. Auf diese „Wiederholung“ biographisch erworbener Übertragungsmuster folgt dann idealtypisch eine Phase des „Durcharbeitens“ (Freud), in der der Analytiker sich dem Patienten wiederum mehr zur Seite stellt und dessen Bemühungen unterstützt, von der neu gewonnenen analytischen Erfahrung Gebrauch zu machen.

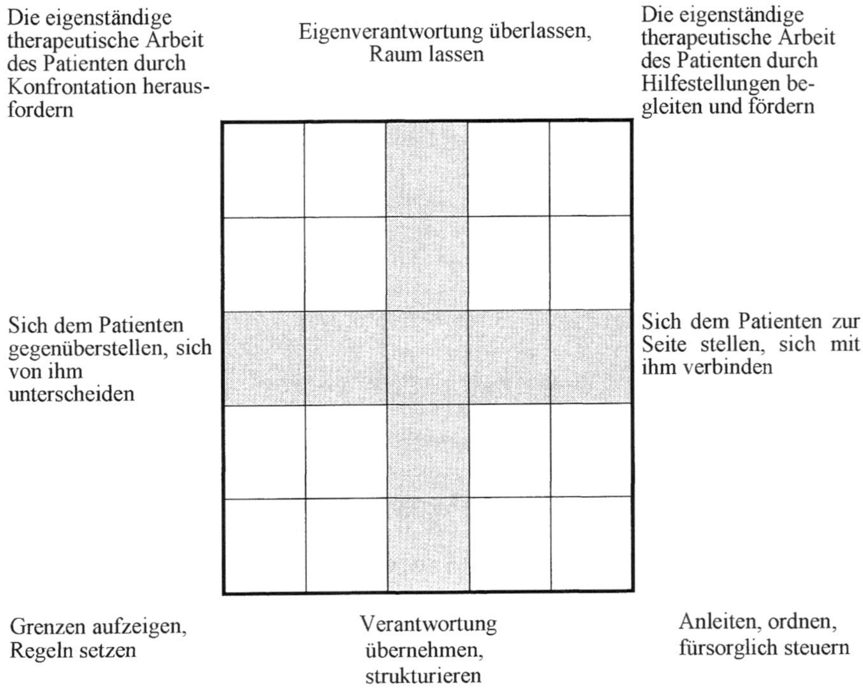

Abb. 1b: Therapeutische Haltungen

Dieser auf der horizontalen Dimension erfasste Wechsel der Patientenangebote und der therapeutischen Haltungen wird im Behandlungsverlauf wiederholt durchlaufen, u.U. auch innerhalb einer einzigen Sitzung. Gleichzeitig lassen sich Behandlungs*phasen* benennen, in denen die eine oder andere Haltung *überwiegt* (vgl. Rudolf 2000). Bei Therapiebeginn kommt es auf die Etablierung einer therapeutischen Arbeitsbeziehung an, die durch eine solidarische Haltung gefördert wird, bei der sich der Therapeut dem Patienten zur Seite stellt und sich mit seiner Erlebensperspektive verbindet. Auf der Grundlage einer dadurch tragend gewordenen therapeutischen Beziehung kann der Patient im nächsten Schritt provokante Grenzverletzungen oder Übertragungsinszenierungen wagen, die vom Therapeut in der oben beschriebenen Weise konfrontierend aufgenommen und für den Patienten erkennbar gemacht werden. In der sich daran anschließenden Phase hilft der Therapeut dem Patienten, die gewonnenen Erfahrungen und Einsichten umzusetzen und für sich nutzbar zu machen; dabei fungiert er wiederum als stützender und hilfreicher Begleiter. In der Trennungsphase, wenn im Zuge der Bilanzierungen Enttäuschendes zum

Thema wird oder wenn der sich lösende Patient selbst auf der Basis einer neu gewonnenen Autonomie sein Anders- bzw. Eigensein herausstellt, können erneut die *Unterschiedlichkeiten* zwischen beiden Beteiligten hervortreten.
Es gibt noch eine zweite typische Bewegung in Behandlungsverläufen, die im Schema als Bewegung von unten nach oben dargestellt werden kann. Die therapeutische Bearbeitung der strukturellen Störungsaspekte kann zu einer Strukturverbesserung führen, in deren Verlauf sich pathogene Konflikte besser konturieren, womit sie in den Vordergrund der Störung treten und für die Behandlung bestimmend werden. Aus der Beobachtung analytischer Prozesse im Rahmen der *Praxisstudie analytische Langzeittherapie* (Grande, Rudolf & Oberbracht 1997; Rudolf et al. 2001) wissen wir, dass strukturelle Auffälligkeiten im Verlauf langer und intensiver Behandlungen an Bedeutung verlieren können und im selben Zuge ein verändertes Störungsbild entsteht, das deutlicher durch die inneren Konflikte des Patienten bestimmt wird.

4. Fehleinschätzungen infolge der „Dynamik" struktureller Einschränkungen

Von einer *„Dynamik"* struktureller Einschränkungen zu sprechen, erscheint nach den bisherigen Ausführungen wenig passend, weil in der beschriebenen funktionalen Betrachtungsweise die strukturellen Einschränkungen zunächst einmal als gegeben akzeptiert und gerade *nicht* mit Blick auf eine unbewusste Konfliktdynamik hinterfragt werden. Es gibt jedoch eine Dynamik der *Verarbeitung* und kompensatorischen *Bewältigung* struktureller Einschränkungen und Vulnerabilitäten, die das klinische Bild komplizieren und sogar bestimmen können. Diese sekundären Überformungen sind klinisch bedeutsam, denn sie führen sowohl bei der Diagnose als auch bei der Auswahl der therapeutischen Maßnahmen nicht selten zu Fehlgriffen.

Strukturelle Einschränkungen sind biographisch mit Erfahrungen des Scheiterns, des Zurückgewiesenwerdens und der Beschämung verbunden, die den Ausgangspunkt für Verleugnungen und kompensatorische Bewältigungen bilden, die vor solchen Erfahrungen schützen. Bei der diagnostischen Beurteilung entsteht dann die Schwierigkeit, die verdeckte strukturelle Problematik hinter solchen Überformungen richtig zu erkennen. Patienten können ihre Biographie z.B. so konstruieren, dass bestimmte belastende Lebensereignisse und lebensgeschichtliche Konflikte ihre Defizite schlüssig zu erklären scheinen. Die Patientin in der eingangs erwähnten Vignette verwendete wahrscheinlich den Unfall in dieser Weise. Solche Konstruktionen dienen einerseits der Rechtfertigung nach außen, haben aber auch eine identitätstiftende Funktion: Sie geben dem Patienten eine innere Orientierung angesichts von Zweifeln und Ratlosigkeit über die bei sich erlebten Defizite. Auch *aktuelle* äußere Konflikte oder Belastungen können eine solche Funktion bekommen. In manchen Fällen gewinnt man sogar den Eindruck, dass Patienten Spannungen und interpersonelle Konflikte aktiv forcieren, um Defizite vor sich selbst und anderen zu kaschieren. Im therapeutischen Kontakt kann man solche Verhaltensmuster direkt erleben und beobachten. Die therapeutische Arbeit kann dann zeigen, wie diese Patienten durch ihre Inszenierungen die therapeutische Beziehung kontrollieren und so die Annäherung an Bereiche verhindern, die mit ihrer strukturellen Problematik zusammenhängen.

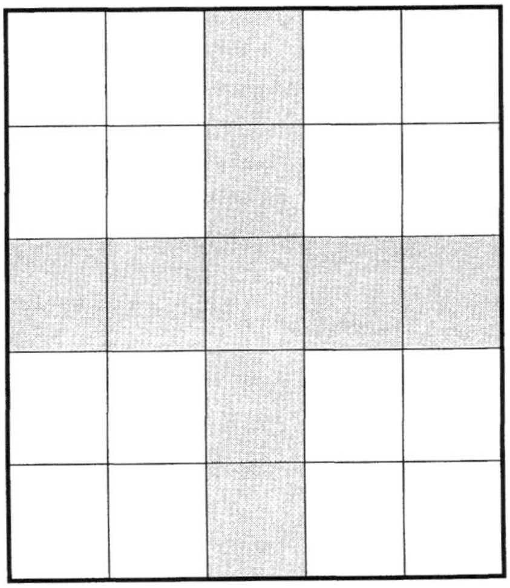

Abb. 2: Fehlpositionierungen von Patient und Therapeut

Verarbeitungen wie diese haben den Charakter einer *progressiven* Bewältigung bzw. „Maskierung“, insofern der Patient seine Störung konflikthaft darstellt und bei dem Untersucher entsprechende diagnostische Zuordnungen nahelegt. Im Schema entspricht dies einem patientenseitigen „Angebot“, welches (irrtümlich) in der oberen Hälfte des Schemas verortet würde (Abb. 2). Natürlich gibt es umgekehrt auch den Fall der *regressiven* Abwehr (bzw. „Maskierung“), bei der sich der Patient den Anschein schwerer Beeinträchtigung gibt und so die Diagnose einer strukturellen Störung nahelegt. Im Kontext der dahinter stehenden Konfliktdynamik bedeutet dies ein Ausweichen vor der

Verantwortung und den Aufgaben, deren Bewältigung im Falle eines progressiven Umgangs mit der Konfliktthematik anstände. Solche regressiv abwehrenden Patienten laden den Diagnostiker dazu ein, ihre *Möglichkeiten* zu unterschätzen, während dieser im umgekehrten Fall einer maskierten strukturellen Problematik eher dazu verführt wird, vorhandene *Begrenzungen* zu unterschätzen.

Auch auf der Seite des Diagnostikers und des Psychotherapeuten kann es zu problematischen Reaktionen mit dem Risiko kommen, die strukturellen Schwierigkeiten eines Patienten zu verkennen und ihn dadurch therapeutisch zu überfordern. Ein vielversprechender Patient ist angenehmer als ein anderer, dessen Möglichkeiten begrenzt sind und der infolgedessen auch mit den Grenzen therapeutischer Möglichkeiten konfrontiert. In Supervisionen oder Teamsitzungen kann man gelegentlich beobachten, dass Patienten, die in der therapeutischen Arbeit unergiebig und frustrierend sind, aggressive oder destruktive Motive unterstellt werden, die dann in Interventionen konfrontierend aufgegriffen werden. Wenn dabei die strukturellen Möglichkeiten des Patienten überschätzt werden, kann diese Reaktion den Charakter einer forcierten *Vitalisierung* oder *Aggressivierung* des Patienten haben, die einer Abwehr in der Gegenübertragung entspricht. Sie hat dann z.B. die Funktion, die therapeutische Arbeit gegen eine drohende Erschöpfung künstlich zu beleben, einen affektarmen oder von Bedeutungen entleerten Patienten gleichsam zu „füllen" oder sich aggressiver Gefühle zu entledigen, die als Folge der in der Beziehung zum Patienten erlebten Ohnmacht und Enttäuschung auftreten. Auch hier sollte wieder die gegenläufige Möglichkeit erwähnt werden, dass die regressive Abwehr des Patienten mitagiert wird, indem man ihn durch unangemessene Schonung und Fürsorge *entvitalisiert* bzw. *entaggressiviert*. In diesem Fall wird von Therapeutenseite mit der Tendenz des Patienten agiert, sich klein und „unschuldig" zu präsentieren und Konfliktanforderungen auszuweichen.

Abbildung 2 stellt die progressiven und regressiven Bewältigungen bzw. Maskierungen durch die Patienten und die Reaktionen der Vitalisierung und Entvitalisierung dar, mit denen der Therapeut den Patienten verfehlen kann. An den Polen der horizontalen Achse sind weitere problematische Muster aufgeführt: Therapeut oder Patient können entweder latente Spannungen verdecken und konflikthafte Auseinandersetzungen vermeiden; sie können andererseits den Schulterschluss bzw. die solidarische Verbundenheit scheuen und stattdessen kämpferische Formen der Zusammenarbeit forcieren. Wie oben ausgeführt wurde, sollte die Position auf dieser Achse im günstigen Fall flexibel und situationsbezogen gewählt werden, während einseitige, d.h. zu provokative oder zu harmonisierende Haltungen den therapeutischen Prozess wahrscheinlich an Schwellen führen, die innerhalb der jeweiligen therapeutischen Position schwer zu überschreiten sind. Dies ist z.B. dann der Fall, wenn es unterlassen wird, das ich-syntone Verhalten eines Patienten zu konfrontieren oder umgekehrt deutend eine (unbewusste) provokative Absicht zu unterstellen, wenn ein Patient zur Bewältigung eines defizitären Verhaltens eigentlich eine stützende Begleitung benötigen würde.

5. Schlussbemerkung

Als Ergebnis kann festgehalten werden, dass die sorgfältige diagnostische Differenzierung von strukturell und konflikthaft bedingten Aspekten einer Störung für die psychotherapeutische Arbeit von zentraler Bedeutung ist. Dies hat vor allem damit zu tun, dass die jeweilige Zuordnung grundsätzliche Folgen für die therapeutische Haltung hat, mit der man einem Patienten gegenübertritt. Spezifische Tendenzen in der Bewältigung struktureller Schwierigkeiten durch den Patienten und charakteristische Gegenübertragungsbereitschaften können zu Verwicklungen zwischen Untersucher und Patient führen, die die richtige Zuordnung der Störung erschweren. Gleichzeitig *muss* eine Entscheidung möglichst schon zum Behandlungsbeginn getroffen werden, wenn begrenzte zeitliche Ressourcen einen langwierigen SuchProzess in der Behandlung nicht gestatten und der Patient auf eine seiner Problematik angemessene Weise gefordert und begleitet werden soll.
Die diagnostische Zuordnung sollte sich auf jenen Aspekt der Störung richten, der in einer bestimmten therapeutischen Situation im Vordergrund steht und Fokus der Behandlung ist. Das bedeutet, dass die Entscheidung zwischen „Konflikt" und „Struktur" für die verschiedenen Störungsanteile eines Patienten *unterschiedlich* ausfallen und sich *ändern* kann, wenn neue Störungsaspekte in den Vordergrund treten. Solche Verschiebungen sind mit einer Änderung der therapeutischen Haltung verbunden, die auf der vertikalen Achse des dargestellten Schemas abgebildet werden kann. Darüber hinaus kommt es regelhaft zu Haltungswechseln innerhalb der Arbeit an ein und demselben Fokus, die auf der horizontalen Achse beschrieben werden können und die Frage betreffen, inwieweit sich der Therapeut dem Patienten gegenüberstellt oder ihn begleitet. Das Schema eignet sich prinzipiell auch für empirische Untersuchungen, in denen z.B. die Bedeutung einer Passung zwischen dem Patientenangebot (Abb.1a) und der therapeutischen Haltung (Abb.1b) im Hinblick auf den Therapieerfolg geprüft werden könnte.

Literatur

Arbeitskreis OPD (Hrsg.) (2001) Operationalisierte Psychodynamische Diagnostik. Grundlagen und Material. Bern: Huber, 3. Aufl

Benjamin LS (1974) Structural Analysis of Social Behavior. Psychol Rev 81 (5): 392-425

Benjamin LS (1993) Interpersonal diagnosis and treatment of personality disorders. Guilford Press: New York & London.

Blanck G, Blanck R (1979) Ich-Psychologie II. Stuttgart: Klett-Cotta

Grande T, Rudolf G; Oberbracht C (1997) Die Praxisstudie Analytische Langzeittherapie. Ein Projekt zur prospektiven Untersuchung struktureller Veränderungen in Psychoanalysen. In: Leuzinger-Bohleber M, Stuhr U (Hrsg) Psychoanalysen im Rückblick: Methoden, Ergebnisse und Perspektiven der neueren Katamneseforschung. Psychosozial Verlag: Gießen: 415-431

Fürstenau P (1977) Die beiden Dimensionen des psychoanalytischen Umgangs mit strukturell ich-gestörten Patienten. Psyche 31: 197-207

Heigl-Evers A, Heigl F (1979) Interaktionelle Gruppentherapie. In: Heigl-Evers A (Hrsg) Die Psychologie des 20. Jahrhunderts, Bd 8: Lewin und die Folgen. Zürich: Kindler:850-858

Heigl-Evers A, Nitzschke B (1991) Das Prinzip „Deutung“ und das Prinzip „Antwort“ in der psychoanalytischen Therapie. Zeitschrift für Psychosomatische Medizin und Psychoanalyse 37: 115-127

Heigl-Evers A, Heigl F, Ott J (1994) Lehrbuch der Psychotherapie. Stuttgart, Jena: Fischer-Verlag 2. Auflage

Rudolf G (2000) Psychotherapeutische Medizin und Psychosomatik. Stuttgart: Thieme (4. Aufl)

Rudolf G, Grande T, Dilg R, Jakobsen Th, Keller W, Oberbracht C, Pauli-Magnus C, Stehle S, Wilke St (2001) Strukturelle Veränderungen in psychoanalytischen Behandlungen – Zur Praxisstudie analytische Langzeittherapie (PAL). In: Stuhr U, Leuzinger-Bohleber M, Beutel M (Hrsg) Langzeitpsychotherapien – Perspektiven für Therapeuten und Wissenschaftler. Stuttgart: Kohlhammer, 238-259

Rudolf G (2002) Strukturbezogene Psychotherapie. In diesem Band.

Strukturbezogene Psychotherapie

Gerd Rudolf

Den psychodynamischen Therapieverfahren gemeinsam ist das verstehende, konfliktaufdeckende, um Einsicht bemühte, konfliktmobilisierende und nach Konfliktlösungen suchende Vorgehen. Alternativ zu einem solchen **expressiven Ansatz** wird ein **supportiver Ansatz** beschrieben; dabei wird auf aufdeckende deutende Techniken, die den Patienten labilisieren könnten, verzichtet und es werden eher begleitende, fördernde, stützende, gewährende, steuernde Interventionen eingesetzt. Von beiden Vorgehensweisen wird erwartet, dass der Patient aus der langdauernden therapeutischen Beziehung stabilisiert, gereift und mit neuen Möglichkeiten hervorgeht und für die Bewältigung seiner inneren und äußeren Konflikte besser gerüstet ist.
Strukturbildung als Ziel psychotherapeutischer Behandlungen wird in der psychodynamischen Literatur dagegen wenig systematisch erörtert. Faktisch bemühen sich aber viele analytische und tiefenpsychologische Therapeuten effektiv um Strukturstabilisierung und Strukturbildung. In der folgenden Übersicht wird die im OPD-Strukturkonzept geleistete Differenzierung genutzt, um die psychotherapeutische Arbeit zur Förderung struktureller Funktionen systematisch darzustellen. Zuvor werden die Prinzipien der strukturellen Diagnostik und der diagnostischen Fokusbestimmung nochmals kurz rekapituliert.

1. Prinzipien einer strukturbezogenen Psychotherapie

Die psychotherapeutische Arbeit im Bereich struktureller Vulnerabilität und Defizienz ist für den Patienten besonders mühsam, weil sie von ihm Mehreres verlangt:

- Die Einsicht, dass eine – häufig interpersonell erlebte – Schwierigkeit in der eigenen Person verankert ist (als Voraussetzung für eine Veränderung)
- Den Versuch, diese Einstellungen selbst zu verantworten und damit anders umgehen zu lernen (als Versuch einer Bewältigung der strukturellen Störung)
- Den Neuaufbau struktureller Funktionen durch Hereinnahme der in der Patient-Therapeut-Beziehung und in der Beziehung zu anderen wichtigen Personen gewonnenen Erfahrungen (Neustrukturierung im eigentlichen Sinne)

Wie können diese Ziele erreicht werden? Gelegentlich wird von Psychotherapeuten die Überzeugung vertreten, dass Psychotherapie stets und insbesondere durch die basalen Wirkeinflüsse von haltgebender Beziehung, empathischem Verstehen und Ermutigung zur Problemlösung strukturbildend wirke. Das ist ebenso richtig wie die Behauptung, dass jeder Arzt, der mit seinem Patienten redet, psychotherapeutisch wirke. Das therapeutische Gespräch und das gut dosierte Angebot des Verstehens können entlastend und stabilisierend auf den Patienten wirken; unter diesen Voraussetzungen kann er seine gegebenen strukturellen Möglichkeiten besser nutzen als in einer emotional belasteten Situation. Die situative Stabilisierung durch eine unterstützende und tragfähige **Beziehung** schafft also die Voraussetzung dafür, dass nunmehr die mühevollen Schritte der therapeutischen **Arbeit** getan werden können. Folgendes sind die allgemeinen Charakteristika einer strukturbezogenen Psychotherapie:

- **Basale Akzeptanz.** Strukturbezogene Psychotherapie ist begleitend, akzeptierend, verstehend und versucht, den Patienten in dem, wie er sich erlebt und handelt, gelten zu lassen und ernst zu nehmen. Das bedeutet, dass sie zunächst einmal auch auf seine Anliegen, Fragen, Zweifel, Erwartungen etc. eingeht. Mit dieser Einstellung ist sie deutlich aktiver, stützender und bestätigender als z.B. analytische Psychotherapie; sie ähnelt darin eher der Gesprächstherapie oder analytisch-interaktioneller Psychotherapie.
- **Interaktionszentriertheit.** Strukturbezogene Psychotherapie ist besonders aufmerksam für die gemeinsame Interaktion und untersucht diese als ein Drittes, das sich zwischen Patient und Therapeut herstellt. Sie hat darin weniger die unbewussten Übertragungsbereitschaften im Blick als vielmehr die faktischen und beobachtbaren Interaktionen. Entscheidend wichtig ist es, dass die wahrgenommenen Beziehungskonflikte nicht mit dem Instrument der Deutung bearbeitet werden (was einen strukturell gestörten Patienten überfordern und seine Desintegration fördern würde), sondern durch die Spiegelung und Konfrontation der Interaktion. Darin gleicht sie der analytisch-interaktionellen Vorgehensweise.
- **Mustererkennung.** Strukturbezogene Psychotherapie zielt darauf ab, zusammen mit dem Patienten dessen Erlebensmuster herauszuarbeiten und ihn so mit dem eigenen Anteil an schwierigen Interaktionen und misslichen Selbsterfahrungen zu konfrontieren. In dieser Aufgabenorientierung, eigenes Verhalten und eigene emotionale Muster sehen zu lernen, zeigen sich Parallelen zu gestalttherapeutischen und behavioralen Verfahren.
- **Psychodynamisches Konfliktverständnis.** Strukturbezogene Psychotherapie meint nicht, dass Patienten bloß stützend begleitet werden oder dass bei ihnen übend Ich-Schwäche in Ich-Stärke überführt werden soll, sondern dass die Strukturthemen durchaus im Kontext psychischer Konflikte bearbeitet werden. Insofern, als strukturelle Vulnerabilität auch als Ausdruck früher Konflikte verstanden wird, wären z.B. Impulsivität und Kränkbarkeit Ausdruck einer intensiven Beziehungsbedürftigkeit, welches die sofortige Wunscherfüllung und ungetrennte Gemeinsamkeit fordert und bei Nichterfüllung heftige Enttäuschungsaggressionen und Selbstentwertungen nach

sich zieht. Das Verständnis struktureller Merkmale basiert somit auf einem psychoanalytischen Modell der frühen Persönlichkeitsentwicklung.

- **Verantwortungsübernahme.** Strukturbezogene Psychotherapie unterstützt den Patienten darin, die Verantwortung für die eigene Person und die eigene Lebenssituation zu übernehmen und ihm damit Selbstwirksamkeit anstelle passiver Opfererfahrung zu vermitteln. Darin entspricht das Vorgehen demjenigen von tiefenpsychologischen und analytischen, aber auch gestalttherapeutischen Ansätzen.
- **Bewältigungsmöglichkeiten**. Strukturbezogene Psychotherapie ermutigt den Patienten in seiner Suche nach neuen Bewältigungsstrategien für das, was für ihn schwer erträglich ist und zu konflikthaften Interaktionen führt. Dabei geht es in starkem Maße um die Akzeptanz von Realität und adaptive Techniken des Umgangs damit. Dieses Vorgehen teilt der tiefenpsychologische Ansatz mit vielen anderen therapeutischen Verfahren.
- **Alltagsstrukturierung.** Strukturbezogene Psychotherapie fördert den Wiedergewinn von Strukturiertheit in unterschiedlichen Lebensbereichen, z.B. Struktur des Tagesablaufs, der Mahlzeiten, des Arbeitens, des Rhythmus von Anstrengung/Entspannung bzw. Progression/Regression, etc. Es ist hier vor allem das Achten auf körperliche Rhythmen (Wachen/Schlafen; Appetenz/Befriedigung; Ruhebedürfnis/Bewegungslust etc), welche dem Alltagsgeschehen eine selbstverständliche und beruhigende Strukturiertheit verleiht.

Strukturbezogene psychotherapeutische Vorgehensweisen ähneln in ihrer therapeutischen Haltung und ihren therapeutischen Interventionen am stärksten der von Heigl-Evers und Heigl beschriebenen psychoanalytisch interaktionellen Vorgehensweise (Heigl-Evers und Heigl 1987, Rudolf 2000, S. 112).

Strukturbezogene Therapieziele spielen eine wichtige Rolle in der ambulanten und stationären Einzelpsychotherapie von Persönlichkeitsstörungen und in der interaktionellen Gruppentherapie für symptomhomogene Patientengruppen (z. B. bei somatoformen Schmerzstörungen, Tinnitus, umweltbezogenen Beschwerden). Diesen Patienten ist gemeinsam, dass sie zunächst einmal unter ihren äußeren situativen und körperlichen Bedingungen leiden und Konflikte bevorzugt dort und nicht in der eigenen Person registrieren.

In dem Versuch, die Situation kognitiv zu bewältigen, werden von ihnen **Erklärungsmodelle** geschaffen, welche die Gründe der Schwierigkeiten im Nicht-Ich suchen, d.h. bei anderen Personen (z.B. bei schwierigen Partnern, bei Mobbing im Beruf), in Belastungen, Benachteiligungen und Traumen der eigenen Lebensgeschichte oder in Belastungen und Umwelteinflüssen, welche den eigenen Körper treffen, der als somatischer äußerer Apparat und nicht als Teil des Ich erlebt wird. Hier überall stellt sich die therapeutische Aufgabe, das Schwierige im Eigenen anzuerkennen und verantwortlich damit umzugehen.

Im tiefenpsychologischen und psychoanalytischen Bereich ist die interaktionell geführte Einzel- und Gruppentherapie besonders geeignet, strukturelle Themen im interpersonellen Bereich zu bearbeiten. Im Einzelnen wird darauf im folgenden Abschnitt eingegangen.

2. Strukturelle Diagnostik und Festlegung des Therapiefokus

In Anlehnung an das OPD-Interview lassen sich eine Reihe von Fragen formulieren, die in dieser oder in abgewandelter Form an den Patienten herangetragen werden können, um ein Bild von seinem subjektiven Erleben, von seinem dysfunktionalen Beziehungsverhalten, von seinen herrschenden unbewussten Konflikten und – was uns hier in erster Linie interessiert – von seinen strukturellen Einschränkungen zu gewinnen.

Klinisches Bild
Welches sind Ihre Beschwerden?
Wie lange bestehen diese?
Wie haben Sie sich auf Ihren Lebensalltag ausgewirkt?
Was haben Sie bisher dagegen unternommen?
Wie sind Sie bisher damit fertiggeworden?
Wie haben Sie sich bisher das Zustandekommen Ihrer Beschwerden erklärt?
Was ist der aktuelle Anlass, Psychotherapie / Klinikaufnahme zu suchen?

Diese Fragen wenden sich an den Patienten als Subjekt, sie fragen nach seinem subjektiven Erleben und Verhalten, seinen Erklärungsmustern und Motivationen. Die Antworten geben einen ersten wichtigen Eindruck von den zentralen subjektiven Einstellungen und Überzeugungen des Patienten.

Ein Bild von sich selbst
Haben Sie ein Bild von sich selbst?
Wie fühlen Sie sich in Ihrer Rolle als Frau/Mann?
Welche Gefühle kennen Sie bei sich vor allem?
Wie gut können Sie Ihre Gefühle wahrnehmen und unterscheiden?
Haben Sie ein zuverlässigen Gefühl von „Orientiertsein“?

Die Fragen sollen das strukturelle Thema der Fähigkeit zur Selbstreflexivität und Affektdifferenzierung so wie das der Identitätsbildung klären. Die Frage nach dem Erleben des Selbst sollte neben den psychischen auch die körperlichen Aspekte des Selbst einbeziehen.

Ihr Umgang mit sich selbst:
Wie gehen Sie mit Ihren Gefühlsbewegungen um?
Wie gehen Sie mit Ihren Bedürfnissen und Impulsen um?
Wie gehen Sie mit Aggressionen um?
Wie stabil ist Ihr Selbstwertgefühl?
Was können Sie tun, um Ihren Selbstwert wieder herzustellen?

Die Fragen beziehen sich auf das strukturelle Thema der Selbststeuerung im Umgang mit Affekten, Impulsen, Frustrationen, aber auch mit dem Selbstwertsystem. Sie versuchen auch einen Eindruck davon zu bekommen, wie das Normen- und Wertesystem sowie das Ich ideal strukturiert sind.
Das strukturelle Thema der Abwehrorganisation kann nicht direkt erfragt, sondern muss aus den vorausgegangenen und folgenden Schilderungen (insbesondere aus den Beziehungsepisoden) erschlossen werden.

Sie und die anderen:
Können Sie eine kleine Geschichte erzählen, die Sie mit Anderen kürzlich oder früher erlebt haben?
Wie erleben Sie andere Frauen und andere Männer?
Können Sie sich in andere hineinversetzen?
Können Sie damit umgehen, dass andere möglicherweise ihre eigenen, d.h. andere Interessen haben?

Konflikthafte Beziehungen:
Was brauchen Sie von anderen, was fürchten Sie von anderen am ehesten?
Welche Schwierigkeiten kennen Sie mit anderen?
Wie gehen Sie mit den Schwierigkeiten um?
Wie fühlen Sie sich dabei?
Was sind Ihre Konsequenzen?

Hier sind mehrere Themen angesprochen: Aus den mitgeteilten Beziehungsepisoden lassen sich dysfunktionale Beziehungsmuster entnehmen, ferner kann aus den Beziehungskonflikten entweder auf unbewusste neurotische Konflikte (Autonomie-Abhängigkeitskonflikt, Versorgungs-Autarkiekonflikt, Kontrolle-Unterwerfungskonflikt etc.) oder auf strukturell begründete Schwierigkeiten geschlossen werden. Strukturell geht es um die Frage der ganzheitlichen Objektwahrnehmung, der Empathiefähigkeit, der objektbezogenen Affekte.

Verständigung mit anderen
Dürfen andere etwas von Ihrer Gefühlslage merken?
Können Sie anderen Ihre Gefühle und Interessen deutlich mitteilen?
Können Sie die Gefühlsäußerungen anderer gut verstehen?
Gibt es Menschen, mit denen Sie sich gut verstehen können?

Thema ist die strukturelle Frage der Kommunikation, d.h. des Affektverstehens, des Affektmitteilens und der Reziprozität, d.h. der Herstellung einer verstehenden Wechselseitigkeit.

Ihre Gefühlsbindungen
Wie wichtig sind Ihnen Andere?
Wie leicht oder schwer werden Sie mit Anderen vertraut?
Gibt es für Sie ganz wichtige verlässliche Menschen?
Was tun Sie, um eine wichtige Beziehung vor Schaden zu bewahren?
Wie gut können Sie Abschied nehmen und wie tun Sie es?

Hier geht es um die strukturelle Thematik von Bindung und Lösung, d.h. Objektinternalisierung, Fähigkeit zu variablen Bindungen und zur Ablösung von wichtigen Objekten.
Die vorgenannten diagnostischen Fragen können einen Eindruck vermitteln von der Art und Ausprägung struktureller Störungen neben den wichtigen unbewussten Konflikten und dysfunktionalen Beziehungsmustern. Das Vorliegen ausgeprägter struktureller Probleme, wie es z.B. bei den schweren Persönlichkeitsstörungen beobachtet wird, könnten den Therapeuten verleiten, beim Patienten eine strukturelle Grundsanierung anzustreben, in der die ganze Persönlichkeit auf allen Ebenen wachsen und nachreifen soll. Die Erfolgswahrscheinlichkeit für derart weit gesteckte Ziele ist sowohl in kurzen tiefenpsychologischen Psychotherapien als auch in langen Psychoanalysen eher gering. Es erscheint aussichtsreicher, sich therapeutisch auf das zu konzentrieren, was dem Patienten möglich ist und vor allem Therapieziele zu wählen, die **jetzt erreicht werden** müssen, um drohende oder eingetretene krisenhafte Entwicklungen oder Entwicklungsblockierungen abzufangen. Hier spielt die Lebenssituation und das Lebensalter mit seinen sehr unterschiedlichen **Entwicklungsaufgaben** eine wichtige Rolle.
Zu diesem Zweck ist es hilfreich, aus den vorhandenen Auffälligkeiten einige wenige auszuwählen, die als der **aktuelle Fokus der Störung** verstanden und als **fokales Therapieziel** bearbeitet werden sollen. Es gilt dabei den für die Entstehung und Aufrechterhaltung der aktuellen Problematik wichtigsten thematischen Punkt von Struktur und Konflikt und das für die aktuelle Lebenssituation bedeutsamste Thema als Fokus zu wählen und therapeutisch anzugehen. Als hilfreich für das Verständnis der therapeutischen Entwicklung ist es, den Fokus umgangssprachlich so zu formulieren, dass erkennbar wird, welches Problem der Patient heute mit dem Thema hat und was er verändern müsste, damit es ihm besser geht.
Beispiel für die Wahl des Problemfokus:

> Der Patient, ein junger Mann mit ausgeprägten körpernahen Angstsymptomen, Arbeits-, Beziehungs- und Selbstwertproblemen sehnt sich nach

vertrauensvoller Nähe eines Menschen (es bleibt anfangs unklar, ob Freund, Freundin oder Vatervorbild gesucht wird), zugleich verhält er sich im Interview distanziert, affektlos; er scheint aufkommendes Beziehungserleben immer wieder leer und langweilig werden zu lassen (Fokusthema: Beziehungssuche und Nähe-Angst bei Autonomie-Abhängigkeitskonflikt). Er erlebt wenige Affekte und kann angedeutete Unlustaffekte nicht differenzieren, alles bleibt irgendwie lahm (mögliche Fokusthemen: Mangelndes Affekterleben, fehlende Affektdifferenzierung, fehlender Affektausdruck). In Gegenwart anderer erlebt er quälend die Angst, dass man ihn durchschaut (Fokusthema: unsichere Selbst-Objekt-Differenzierung). Er fürchtet, dass man ihn in seiner Minderwertigkeit erkennt (Anfangs unklar, wie sehr es sich um Themen der Selbstwertregulierung und der eigenen narzisstischen Ansprüche handelt oder um die Angst, in seiner fehlenden Identität als ein Niemand erkannt zu werden; die anfängliche Unklarheit betrifft auch die Frage, ob die strukturelle Problematik hauptsächlich im Kontext des Autonomie-Abhängigkeitskonflikts,(jemand sein und in Beziehung sein können) zu verstehen sind oder ob ödipale Konfliktthemen eine stärkere Rolle spielen (Schwierigkeiten in der Aneignung einer männlichen Rolle bei gleichzeitiger narzisstischer Überhöhung durch die Mutter).

Änderungsrichtung: Der Patient sichert sich ängstlich-kontrollierend gegen die Objekte ab, indem er Beziehungen, Affekte und alles Konflikthafte ausblendet. So wirkt er wie in einem Panzer gefangen und hinter seinen Möglichkeiten zurückbleibend. Er müsste sich erlauben können, sich seinen eigenen Gefühlen auszusetzen, die damit verbundenen Bedürftigkeiten kennen zu lernen und die daran geknüpften Ängste (vermutlich tiefreichende Verlustängste) auszuhalten, um an die Möglichkeiten seines individuellen Selbst (und speziell seiner männlichen Geschlechtsidentität) heranzukommen.

3. Strukturelle Therapieziele und behandlungstechnische Mittel zu ihrer Erreichung

Das Idealziel jeder Psychotherapie wäre es, auf Seiten des Patienten ein in sich kohärentes Selbst zu entwickeln, das sicher von den Objekten abgegrenzt und in der Lage ist, sich nach innen zu regulieren, nach außen Beziehungen herzustellen und sich realitätsgerecht zu verhalten. Leider gibt es wenige therapeutische Möglichkeiten, ein solches Idealziel auf direktem Wege anzusteuern. Daher müssen sich Therapeut und Patient darauf beschränken, auf dem Weg zur strukturellen Stabilisierung kleine Schritte zu machen, die aber in der Regel für eine verbesserte Lebensbewältigung und Beziehungsgestaltung des Patienten sehr bedeutsam sind.

3.1 Das Selbst: Reflexive Selbstwahrnehmung und Affektdifferenzierung fördern

„Einsicht" galt schon immer als ein wichtiges Element der therapeutischen Entwicklung beim Patienten. Zugleich scheint Einsicht schwer zu operationalisieren. Manche verstanden unter Einsicht, dass der Patient das einsieht, was der Therapeut ihm in seinen Deutung an Abwehrhaltungen, Übertragungsbeziehungen und unbewussten Konflikten anbietet. Das ist riskant, da der Therapeut in seiner Expertensicht aus theoretischen und persönlichen Gründen irren kann. Mit **Einsicht** ist eigentlich gemeint, dass der Patient beginnt, den Blick auf die eigene Person und eigene Situation zu richten und dass er sich zu fragen beginnt, „wer bin ich eigentlich?" (*Selbstreflexion*). Von großer therapeutischer Bedeutung ist dabei, dass die anteilnehmende Haltung des Therapeuten dem Patienten vermittelt: Mich interessiert es, wer Sie sind und unter welchen Bedingungen Sie es geworden sind. Der Patient, der in der Therapie zunehmend dieser Frage nachgeht, wird merken, dass er sie nicht recht beantworten kann und dass er zunächst unklare oder widersprüchliche Facetten seiner eigenen Person wahrnimmt. Er wird mit Unterstützung des Therapeuten insbesondere darauf aufmerksam werden, dass er seine eigene Gefühlwelt nicht deutlich wahrnehmen kann. Einmal erscheint sie völlig leer von Affekten, ein anderes Mal wird er von ihnen überflutet, häufig kann er nicht unterscheiden, welche affektive Gestimmtheit bei ihm vorherrscht. Vor allem fällt es ihm schwer, den Kontext herzustellen, zwischen Ereignissen, Situationen, eigenen Gefühlsreaktionen und eigenen Handlungsabsichten. Ein nicht geringer Teil der therapeutischen Bemühungen gilt somit der **Affektdifferenzierung** in der Eigenwahrnehmung.

Der Therapeut leitet den Patienten an, achtsam zu sein für das, was um ihn herum und in ihm vorgeht. Behandlungstechnische Empfehlungen wie das Führen von speziellen Tagebüchern (Esstagebuch, Schmerztagebuch, Tinnitustagebuch etc.) können dem Patienten helfen, Zusammenhänge zwischen äußeren Ereignissen und innerem Gefühlserleben herzustellen.

> „Vor dem Essanfall war ich gefühlsmäßig immer leer, dachte ich zumindest", sagt eine junge Patientin, die an schwerer Bulimie leidet, „bis ich gemerkt habe, welche Anspannung in mir steckte, wenn meine Mutter so gar keine Zeit für mich hatte". Später spürte sie, dass in der „Anspannung", kindliche Sehnsüchte und Enttäuschungswut gleichermaßen enthalten waren. Nach diesem gewonnenen Zugang zur eigenen Affektivität war es der nächste schwierige therapeutische Schritt, damit umgehen zu lernen, d.h. die eigenen Interessen mit den wichtigen Objekten auszuhandeln, bzw. Enttäuschung zu ertragen, wenn die drängenden Bedürfnisse nicht erfüllt werden konnten.

Das differenzierte Erleben-Können der eigenen Affekte geht unabdingbar einher mit der intensivierten **Wahrnehmung eigener Bedürfnisse**. Der Patient, der seine Emotionen wahrzunehmen gelernt hat, stößt auf seine Bedürftigkeit und seinen Umgang damit. Beides, affektive und bedürfnishafte Aspekte des Selbst, sind zum nicht geringen Teil körperlicher Art. Affekterleben ist Erleben des Körpers, eine eingeschränkte Fähigkeit zur Affektdifferenzierung bedeutet den Verlust lebendigen **Körpererleben.** Umgekehrt zeigt sich das Zulassen der Affekte auch in der Verlebendigung des Körpererleben. Diese Thematik spielt eine wichtige Rolle bei Patienten mit somatoformen Beschwerden, welche zwischen Körperbeschwerden und körperlich erlebten Affekten zunächst nur schwer unterscheiden können.
Der Zugang zu den eigenen Affekten kann bei der strukturellen Störung eine therapeutische via regia zum Verständnis der eigenen Person und ihrer Konflikte darstellen. Die verbesserte Affektdifferenzierung schafft die Voraussetzung für eine bessere Sicht auf das eigene Selbst, so wie es „wirklich" sein könnte, d.h. wie es hinter den neurotischen Verschleierungen falscher Selbstzuschreibungen mit seiner genuinen Affektivität und Bedürftigkeit durchscheint. Im Zusammenhang steht folglich auch die therapeutische Arbeit am **Selbstbild** und am Gefühl der eigenen **Identität**. Es gibt Psychotherapieformen, wie z.B. Greenberg's emotion focused psychotherapy, welche sich in ihrer Konzeption und Interventionstechnik ganz zentral diesem Thema des Zugangs zu den Affekten und den dahinter verborgenen Konflikten widmet.
Es wäre nun allerdings ein Irrtum anzunehmen, dass der verbesserte Zugang zur eigenen Affektivität nur den positiven Affekt der Verlebendigung oder gar der kathartischen Erleichterung mit sich brächte. Das strukturelle Thema des Nicht-Wahrnehmen-Könnens der eigenen Affekte korrespondiert häufig mit einem neurotischen Abwehrverhalten des Nicht-Wahrnehmen-Wollens. Es kann sein, dass die nunmehr lebendig werdenden Emotionen dem Patienten nicht nur eine schöne neue Welt verschaffen, sondern eine **Welt der Konflikthaftigkeit**, mit der er nicht vertraut ist und in deren Bewältigung er keine Übung hat. Ein junger Mensch, der sich wegen fehlender Affektivität aus allem herausgehalten hatte, spürt plötzlich den Wunsch, in Beziehungen selber auch wichtig zu sein oder erstmals aufkommende Verliebtheitsgefühle in eine reale Beziehung umzusetzen. Nicht selten bekommt der Therapeut zu hören, dass der Patient auf alles dieses Neue gerne verzichtet hätte, wenn er gewusst hätte, wie schwierig es ist. Diese Einstellung markiert natürlich im günstigen Falle ein therapeutisches Durchgangsstadium. Aber sie markiert auch eine krisenhafte Zeit der therapeutischen Entwicklung, da der Patient unter Umständen enttäuscht feststellt, dass es ihm jetzt noch schlechter geht als vorher, weil er den Dingen mehr als zuvor hilflos ausgeliefert ist. Hier muss sich die Tragfähigkeit der therapeutischen Beziehung bewähren, damit der Patient mit Unterstützung des Therapeuten sich daran machen kann, sein neues Schicksal zu meistern und die nun deutlich werdenden Konflikte in eigener Verantwortung zu lösen.

Tab.1: Zusammenfassung: Therapeutische Arbeit am Selbst

Unklare Affektlage:	- Mit Affekten in Kontakt kommen - Affektdifferenzierung üben - Bedürftigkeit kennen lernen
Erloschene Körperlichkeit:	- Körper-Erleben lebendig werden lassen
Das unvertraute Selbst:	- Sich mit Selbstreflexion vertraut machen - Aspekte des Selbstbildes kennen lernen - Kontinuität und Kohärenz der eigenen Person auffinden - Identität mit ihren sexuellen, psycho-sozialen und kulturellen Aspekten festigen

3.2 Das organisierende Ich: Affekte regulieren

Wenn die strukturelle Zielsetzung im vorigen Abschnitt der Einsicht in das eigene Selbst auf dem Weg über das differenzierte Erleben eigener Affektivität galt (mit dem Fernziel, das Selbst in seiner Kohäsion und Authenzität zu fördern), so befasst sich dieser Abschnitt mit dem Ziel, die Handlungsfähigkeit des Ich zu stärken, indem seine Regulierungsvorgänge stabilisiert werden.
Das **Überflutetwerden durch Affekte** bedeutet neben dem **Erlöschen der Affekte** eine besondere Problematik für Patienten mit strukturellen Störungen: Sie werden von unspezifischen Erregungsspannungen überflutet; sie versinken in Verzweiflung und depressiver Resignation, können ihre Ängste nicht aushalten, erleiden Weinanfälle und Wutausbrüche, wegen derer sie sich hinterher schämen und Vorwürfe machen; sie fühlen sich von allen Affekten abgeschnitten und gleichsam neben sich stehend.
Auch die Selbstwertproblematik steht in diesem Zusammenhang, da sie vor allem durch die überwältigende Affekte der Kränkung und Beschämung, bzw. durch die speziellen narzisstischen Wutaffekte geprägt ist. In der Selbstbewertung spielt also neben dem kognitiven Thema des eigenen Anspruchsniveaus das Thema der Affektregulierung eine zentrale Rolle.
Während es üblicherweise der Psychotherapeut ist, der durch seine sprachlichen Interventionen Einfluss auf den Patienten ausübt, wird im Bereich der gestörten Affektregulation der Patient zu aktiver Selbstbehandlung angeleitet. Das ist kein genuin psychodynamisches Vorgehen; vielmehr hat es sich in anderen Psychotherapieverfahren eingebürgert, Techniken einzusetzen, welche die Aufmerksamkeit des Patienten auf sein Körpererleben richten (z.B. Körper- und Bewegungstherapie, KBT) oder das körperliche Ich-Erleben durch spezielle Entspannungsübungen, Meditationsübungen, Atemübungen etc. zu

fokussieren (z.B. im autogenen Training, in der Jakobsen-Entspannung, Meditation etc.). In der so gewonnenen Entspannung induzieren andere Verfahren Imaginationen, d.h. erwünschte Vorstellungsbilder von Ruhe und Sicherheit. Alle diese Bemühungen haben das Ziel, dem Patienten Techniken an die Hand zu geben, mit deren Hilfe er die Kontrolle und Verfügbarkeit über sich und speziell über seine dysfunktionale Affektlage zurückgewinnen kann.

Viele der Übungen sind nicht rein technische Handanweisungen, sondern transportieren etwas von ihrer Entstehungsgeschichte als außereuropäische, teils psychohygienisch, teils religiös gemeinte Übungen zur Selbstkontrolle und Selbstfindung. Wer im Zustand der heftigen affektiven Erregung ist, läuft nicht nur Gefahr, sich selbst zu gefährden, sondern auch sich selbst zu verlieren (außer sich sein) und den sicheren Bezug zur Welt zu verlieren (Angst verrückt zu werden). Die Anleitungen zur Entspannung vermitteln nicht nur die Möglichkeit, die eigene Affektivität wieder zu kontrollieren, sondern auch zu sich selbst zurückzufinden und das eigene Selbst in Sicherheit zu bringen. Das zur Zur-Ruhe-Kommen im eigenen Körper ist dabei häufig verwoben mit einer Vorstellung des Aufgehobenseins im Ganzen und des Sicherheitfindens und Getragenwerdens durch höhere Instanzen.

Es ist sicher eine schwierige therapeutische Aufgabe, bei der psychotherapeutischen Einfügung solcher Übungen ein eklektisches Durcheinander von therapeutischen Ansätzen zu vermeiden und ein sicheres Bewusstsein für die Angemessenheit und theoretische Fundiertheit des eigenen therapeutischen Handelns zu bewahren. Am schwierigsten ist es wahrscheinlich, sich dieser Elemente zu bedienen und auch die darin transportierten Wertvorstellungen zu nutzen, ohne dem manchmal pseudoreligiösen oder dogmatischem Zug dieser Vorgehensweisen zu erliegen.

Tab. 2: Zusammenfassung: Übungen zur Affektregulierung und Rückgewinnung von Sicherheit

Erregungsspannung reduzieren	Entpannungstechniken Meditative Techniken Atemtechniken
Zu sich selbst zurückfinden	Übungen zum Körperbewusstsein Innere Achtsamkeit Sensory awareness
Gefühl von Sicherheit herstellen	Imaginative Übungen (z.B. der sichere Ort)

3.3 Das steuernde Ich und die steuernden Instanzen

Eine weitere Problematik in diesem Zusammenhang bilden die sich **aufdrängenden Handlungsimspulse**, der unkontrollierbare Zwang zu essen, zu rauchen, zu erbrechen, zu stehlen, Beziehungen zu sexualisieren, die Freundin zu schlagen, Arbeitsversuche abzubrechen, sich selbst zu verletzen, Suchtmittel einzunehmen. Alle diese Tendenzen belasten und beschädigen nicht nur das eigene Selbst, sondern auch bestehende Beziehungen, sodass angesichts dieser problematischen Beziehungsangebote auch in der **Gegenübertragung** häufig Gefühle des Überfordertwerdens, der Hilflosigkeit, der Inkompetenz und der Distanzierung aufkommen.
Wie kann eine therapeutische Haltung aussehen, die diese Schwierigkeit des Patienten nicht nur aushält, sondern positiv beeinflusst? Die therapeutische Haltung basiert stets auf einem Verständnis der Störung. Ausgeprägte strukturelle Störungen basieren in der Regel auf dem depressiven Grundkonflikt oder dem Grundkonflikt der Nähe, in welchen ein noch sehr bedürftiges Selbst nicht das notwendige Getragensein in der Beziehung erfährt, sondern sich selbst überlassen bleibt. Es ist etwas von der Erregungsspannung des alleingelassenen Kleinkindes spürbar: Ein drängendes Verlangen, hier und jetzt sofort beruhigt und zufriedengestellt zu werden; das Erleben, diesen Spannungszustand, der zugleich Leere und unerträgliche Unlust beinhaltet, keine Minute länger ertragen zu können. Da erfahrungsgemäß keine Hilfe von außen kommt, muss, um der drohenden Implosion des Insichselbstzusammenfallens und Verlorengehens oder der drohenden Explosion des Außersichgeratens „etwas" entgegengesetzt werden, eine **Notmaßnahme der Affektregulierung**, welche dem unerträglichen Zustand entgegenwirkt: Der Schnitt in die Haut, der Griff zum Suchtmittel, der Diebeszug durch das Kaufhaus oder was auch immer. Bemerkenswert erscheint dabei die Tatsache, dass es sich dabei einerseits um eine zielgerichtete Aktivierung des Handelns und Fühlens im Sinne einer Erregungssuche handelt und dass andererseits diese Handlung häufig in einem bewusstseinsreduzierten Zustand erfolgt: Nicht „ich handle", sondern „es geschieht". Im fortgeschrittenen Stadium dieser dissoziativen Verselbständigung wird das Geschehen dann als „Anfall" erlebt. Der Begriff verweist in besonderer Weise darauf, dass nicht ich die Verantwortung für mein Tun trage, sondern dass ich angefallen werde von etwas, das nicht Ich bin (im historischen Sinne von einem Dämon).
Auch wenn wir die affektive Überflutung des Patienten als sein Ausgeliefertsein an eine überwältigende Erfahrung (in der Regel die des Beziehungsverlustes) und das impulsive Handeln als einen notdürftigen Versuch der Affektregulierung verstehen, hat es wenig Sinn, den Patienten zu fragen „Warum tun Sie das? oder: was wollen Sie mir damit sagen?" d.h. den Versuch zu unternehmen, die Konfliktthematik in der Übertragungsbeziehung zu verstehen und zu bearbeiten. Für den Patienten ist es zuerst einmal vorrangig wichtig, das

unkontrollierbare und meist selbstschädigende Verhalten bewältigen zu lernen, damit sein Leben nicht in wichtigen anstehenden Entwicklungsaufgaben stecken bleibt. Eine Möglichkeit dazu bietet die Idee einer **therapeutischen Ichspaltung**: wir unterstellen, dass der Patient in seinem bewussten Ich solches nicht tun will, dass aber ein anderer Teil von ihm, den er nicht kontrollieren kann, ist dennoch tut: „Es" tut es, „Es" lässt all dies geschehen. An dieser Stelle ist es wenig vorteilhaft, das „Es" auf seine Ursprünge und Absichten hin zu deuten. Es genügt, zu akzeptieren, dass Ich und Es in verschiedene Richtungen drängen: Ich will mich beherrschen, Es heult einfach los; Ich will vernünftig handeln, Es drängt auf selbstschädigende Aktionen. Der Therapeut kann versuchen, sich mit dem Ich des Patienten zu verbünden: „Das ist die schwierige Seite des Es, um die wir uns sorgen und kümmern müssen, die wir akzeptieren wollen, ohne genau zu wissen, worin ihre Begründung liegt, mit der wir umgehen lernen müssen, damit das Ich keinen Schaden nimmt".

Ein besonders wichtiger Entscheidungspunkt liegt im **Vorfeld des Anfalls**. Es ist jener kurze Moment, in dem der Patient spürt, dass „Es" jetzt einsetzen wird wenn er nichts dagegen tut oder wenn er sich nicht darüber klar werden kann, wodurch Es jetzt ausgelöst wurde.

> Eine Studentin hat in der Prüfung schlechter abgeschnitten als sie erwartet hatte. Sie schafft es, die schmerzliche Enttäuschung über das kränkende Ergebnis nicht zu spüren. Aus einem diffusen Unbehagen heraus registriert sie, dass sie „Es" tun, was sie schon wiederholt getan hat. Sie wird in einem Laden gehen und stehlen (obwohl sie schon wiederholt ertappt und einmal sogar vor Gericht gebracht wurde). Im Laufe der Therapie lernt sie, an dieser Wegegabelung die Entscheidung anzuhalten und umzukehren, ohne Es zu tun.
> Ihr kommen die Worte der Therapeutin in Erinnerung, die ihr abrät, sich selber Schaden zuzufügen und ihr stattdessen vorschlägt, mit ihr zusammen zu überlegen, was eigentlich mit ihr los sei. Sie schafft es bis in die nächste Sitzung und kommt im Gespräch bald auf ihre narzisstische Kränkung durch das schlechte Prüfungsergebnis zu sprechen. Nicht im Sinne einer erleichternden Katharsis, sondern in mühsamer Affektdifferenzierung macht sie sich die Kränkung und Enttäuschung des eigenen Anspruchs bewusst.

Das Wichtigste an diesem behandlungstechnischen Ansatz ist es, dass Patient und Therapeut zuerst gemeinsam darum bemüht sind, das symptomwertige Verhalten **zu bewältigen** und dadurch Schaden vom Patienten abzuwenden. Erst später werden sie versuchen **zu verstehen**, was an unbewussten Bedeutungen in der Symptomhandlung verborgen war. In solchen Entwicklungsschritten gewinnt das Ich an Handlungsfähigkeit: An die Stelle rigiden Beharrens auf impulsivem Handeln oder an die Stelle des Versuchs zu strikter Unlustvermeidung können flexiblere und kreativere Lösungsansätze treten. Wenn in diesem Sinn das Handlungszentrum des Ich strukturiert wird, lassen sich auch andere Veränderungen beobachten: Das Ich-Ideal verliert seine grotesken Ansprüche und gibt weniger Anlass, sich selbst permanent zu kritisieren. Das Über-Ich gewinnt an Kontur als System, das an die Spielregeln erinnert, anstatt strenge Strafen auszusprechen oder zeitweise alle Augen zuzudrücken. Dass unter solchen Entwicklungen die Kränkbarkeit als zentrales Thema der strukturellen Störung nachlässt, bzw. Kränkung besser ertragen werden kann, unterstreicht die enge Verknüpfung von Affekttoleranz, Impulskontrolle und Selbstwertregulierung.

Tab. 3: Zusammenfassung: Therapeutische Arbeit am steuernden Ich

Das affektüberflutete Ich	- Strikte Unlustvermeidung aufgeben lernen - Negative Affekte z.B. nach Frustrationen aushalten lernen - Mit Affektspannungen steuernd umgehen lernen - Speziell mit Kränkungen umgehen lernen (zur Selbstwertregulierung)
Das von Impulsen überrollte Ich	- Das Insistieren auf sofortige Bedürfnisbefriedigung zurücknehmen lernen - Mit Handlungsimpulsen (vor allem aggressiver und autoaggressiver Art) steuernd umgehen lernen - Überhöhte Ansprüche an sich und andere reduzieren lernen (zur Selbstwertregulierung)
Das nicht handlungsfähige Ich	- Eigene Handlungsintentionen entwickeln und wahrnehmen lernen - Urteilsfähigkeit und Entscheidungsfähigkeit üben - Eigenverantwortliches Handeln üben - Vorhandensein innerer und äußerer Konflikte akzeptieren - Kompromisse und flexible Konfliktlösungen zulassen
Die unzureichenden Steuerungsinstanzen	- Rigide und überstrenge Über-Ichforderungen auflockern lernen - Davon-Absehen lernen, das Über-Ich auszutricksen, - Über-Ich als Verwalter der Spielregeln nutzen lernen - Eigene Wertorientierung und Struktur der Moral entwickeln - Das überhöhte Ich-Ideal auf seine Quellen hin untersuchen (für wen ideal sein wollen?)

3.4 Objektbeziehungen: Die Objekte realistisch sehen und sich mit ihnen verständigen können

Wer sind die Objekte für mich? Was bedeuten sie mir? Was erwarte ich von ihnen, wie stelle ich mich zu ihnen? Die Antwort auf diese gestellten Fragen fällt bekanntermaßen beim Vorliegen struktureller Störungen problematisch aus: Die Objekte sollen absolut gut sein, aber sie sind es enttäuschenderweise nicht; dafür werden sie entwertet, verachtet und bestraft. Was im Inneren des Objekts vorgeht, bleibt unklar; was im eigenen Inneren abläuft, sollten die Objekte ohne Worte verstehen und sich darauf freundlich einstellen.
Die therapeutische Arbeit an diesem strukturellen Thema vollzieht sich vor allem **in der therapeutischen Beziehung**. Der Therapeut bemüht sich darum, den Patienten zu verstehen und ist dabei auf die Mithilfe des Patienten angewiesen. Er betont das Eigen-Sein des Patienten und die eigene Alterität. Er weist auf das Sowohl-als-auch in den Persönlichkeitszügen beider Interaktionspartner hin; beide haben Seiten, die nur mit Mühe akzeptiert werden können *(ganzheitliche Objektwahrnehmung).* Beide könnten sich selbst entlasten, indem sie alle Schwierigkeiten der anderen Seite zuweisen, aber beide können auch durch Nachfragen eine Klärung herbeiführen, statt einfach weiter zu projizieren (*intrapsychische statt interpersonale Abwehr).* Beide können prüfen, welche Bedeutung der andere in ihrem Inneren gewonnen hat, mit welchem Gefühlen sie an einander denken. Ist es möglich, Anteilnahme zu empfinden oder Trauer angesichts von Trennungen oder Schuldgefühle, wenn man ihn verletzt hat? *(objektbezogene Affekte)* Die hier angesprochenen Themen, die in der therapeutischen Beziehung gelebt, erfahren und geübt werden, berühren nicht nur das Objekterleben, sondern auch die Bereiche der Kommunikation:

Tab. 4: Zusammenfassung: Therapeutische Arbeit an der Beziehung zu den Objekten

Die schwer verstehbaren, enttäuschenden, bedrohlichen Objekte	- Die Objekte realistisch sehen lernen - Sich über die eigenen Erwartungen gegenüber den Objekten klar werden (Nähebedürfnisse, Autonomieansprüche, Versorgungswünsche, etc.) - Sich über das eigene Verhalten gegenüber den Objekten klar werden (z.B. klammern, zurückweisen, entwerten, sich verschließen) - Den eigenen Anteil an Interaktionen sehen lernen - Die Objekte in ihren Widersprüchen und in ihrem Anderssein akzeptieren lernen - Sich den Objekten emotional deutlich mitteilen lernen - Die emotionalen Mitteilungen der Objekte klären und Verstehen lernen - Miteinander und Reziprozität einüben

Das therapeutische Bemühen um wechselseitige Verständigung hat als basale Übung ähnlich große Bedeutung wie die Affektdifferenzierung. Immer wieder geht es darum, sicher zu stellen, wer, was, wie gemeint hat. Wenn es bei der Affektdifferenzierung darum ging, die Affekte in sich entstehen zu lassen und sie präzise wahrzunehmen, so liegt hier die Aufgabe darin, die eigenen Affekte möglichst deutlich an das Objekt heranzutragen oder deren Objekte an sich heranzukommen *(Affektmitteilung, Affektverstehen)*. Nur so entsteht ein Erleben von Kontakt und im Kontakt ein Gefühl kommunikativer Wechselseitigkeit (*Reziprozität*). Eine interaktionelle Psychotherapie, sei es eine Einzel- oder Gruppenbehandlung, legt großen Wert auf die Klärung und Einübung des affektiv-kommunikativen Geschehens.

3.5 Selbst-Objekt-Differenzierung und Internalisierung

Die klare Abgrenzung der eigenen Person als Gegentendenz gegen symbiotische Verschmelzungswünsche und Verständigung ohne Worte, ist ein Therapieziel, das vor allem in interaktionellen Gruppentherapien gut realisiert werden kann. Vermischung, Vernebelung und projektive Zuschreibungen oder die Ausstoßung der bösen Außenseiter, können im interaktionellen Geschehen besonders gut deutlich gemacht und verändert werden. Dabei ist die **Selbst-Objekt-Differenzierung,** wie alle Differenzierungsschritte, ein mühsames Stück therapeutischer Arbeit.

Damit sich das vom Objekt getrennte Selbst nicht verloren fühlt, müssen die Prozesse der **Internalisierung** aktiviert werden. Hier ersetzt der Therapeut als Hilfs-Ich vorübergehend die beim strukturell gestörten Patienten wenig ausgeprägte Funktion einer wohlwollend fürsorglichen Einstellung sich selbst gegenüber und die fehlende Fähigkeit, sich selbst zu beruhigen, zu trösten oder zu bestätigen. Mit seiner Person ersetzt der Therapeut äußerlich vorübergehend das fehlende gute Introjekt im Patienten. Eine tragfähige Beziehung in länger laufenden Behandlungen kann schließlich vom Patienten internalisiert werden, sodass die Erfahrungen der Patienten-Therapeut-Beziehungen zum unverlierbaren Bestand des eigenen Selbst werden. Hier stellt sich die Frage, ob und wie sich der **psychische Binnenraum** unter dem Einfluss der Therapie entwickelt. Dafür dürfte ebenfalls die stabile therapeutische Beziehung eine wichtige Vorbildfunktion haben und einen starken Entwicklungsanreiz geben. Alles was zwischen Patient und Therapeut an Mitteilungen, Überlegungen, Beziehungsangeboten, Forderungen, ausgetauscht, affektiv erlebt und letztlich zur Sprache gebracht werden konnte, legt es nahe, dass der gleiche Vorgang auch innerpsychisch „durchgespielt“ werden kann. Es sind dann die inneren Stimmen, die als Teil des eigenen Selbst (eigener Hoffnungen und Befürchtungen, Absichten und Gegenabsichten) oder als Stimmen der wichtigen Objekte an einem **inneren Dialog** beteiligt sind. Nur wenn in einem entfalteten psychischen Innenraum die Objekte ihren Platz gefunden haben und auch affektiv besetzt werden

können *(objektbezogene Affekte)* wird der Vorgang der **Empathie** als Sich-Einfühlen-Können in die Objekte möglich. Dies zeigt, wie eng die Erfahrungen der Selbst-Objektdifferenzierung, Entfaltung des seelischen Binnenraumes, Internalisierung, Aufbau von Selbst- und Objektrepräsentanzen und Empathie miteinander verbunden sind.
Eine der therapeutisch wichtigsten Aufgaben nach der Strukturierung des seelischen Binnenraumes mit seinen Selbst- und Objektrepräsentanzen ist es, in der fortgeschrittenen Therapie die entgegengesetzte Fähigkeit zu entwickeln: Das Loslassen und Sich-Verabschieden-Können von wichtigen Objekten.
Da dieses Thema unvermeidlich mit dem Therapieende und dem Abschied aus der therapeutischen Beziehung aktualisiert wird, sollte es von Anfang im Blick sein, aber spätestens im letzten Drittel der Therapie aktiv bearbeitet werden. Neurotische Patienten leiden übermäßig an Abschieden oder wollen sie nicht zulassen; strukturell gestörte Patienten neigen dazu, sie völlig zu überspringen und auszublenden: Man ist drinnen in der Beziehung oder diese existiert gar nicht mehr. Der Vorgang des allmählichen Abschiednehmens mit seinen Traueraffekten, mit seinem Sich-Äußerlich-Ablösen und Sich-Innerlich-Bewahren-Können stellt als strukturelle Fähigkeit eine wichtige therapeutische Entwicklungsaufgabe dar.

Tab. 5: Zusammenfassung: Therapeutische Arbeit an Internalisierung und Introjekten

Der wenig entfaltete psychische Binnenraum	- Die Unterscheidung zwischen Eigenem und Anderem (Selbst-Objekt-Differenzierung) fördern - Die sichere Abgegrenztheit des Selbst von den Objekten fördern - Den inneren Dialog der Selbstrepräsentanzen fördern - Auf die emotionale Besetzung der Objektrepräsentanzen hinarbeiten - Objektbezogene Emotionen (z. B. Dankbarkeit, Fürsorge, Verbundenheit, Schuld, Trauer) entwickeln - Die Fähigkeit zur Einfühlung in die Objekte (Empathie) einüben - Loslösung und Abschied aushalten lernen

3.6 Die Auseinandersetzung mit den negativen Introjekten

Während die Internalisierung eines guten Objektes viel Zeit einer stabilen therapeutischen Beziehung benötigt und behandlungstechnisch nicht wesentlich forciert werden kann, bedarf die **Auseinandersetzung mit den negativen Introjekten** des Patienten eines aktiven therapeutischen Vorgehens.

Mit negativem Introjekt ist jener besondere Fall gemeint, in dem der Patient sich mit dem Angreifer, Belästiger, Entwerter, Quäler seiner frühen lebensgeschichtlichen Erfahrung identifiziert hat und dessen aggressive Einstellungen nun gegen sich selbst wendet.

Zunächst gilt es zu erkennen, **wo** im Verhalten des Patienten **negative Introjekte** am Werk sind. Sie zeigen sich am ehesten in der Verbalisierung der inneren Einstellung (pathogene Überzeugung des Patienten), die als „innere Stimmen“ sein Tun und Sein in Form von Drohungen, Abwertungen, vernichtender Kritik, Verurteilung kommentieren. Therapeutisch hilfreich ist es, auf die unerbittliche Stimme der Kritik aufmerksam zu machen und ihre Äußerungen aus der Ich-Form des gesprochenen Wortes (ich verdiene es nicht, am Leben zu sein) in die Form der gehörten Rede zu überführen (du verdienst es nicht, am Leben zu sein, sagt die kritische innere Stimme).

Auch an dieser Stelle gilt es, die **Affekte herauszuarbeiten**, welche die negativen Introjekte im Selbst des Patienten auslösen. Die Affektwahrnehmung ist häufig angesichts der intensiven Beschämung, Bedrohung und Entwertung des Selbst durch das negative Introjekt abwehrend; die therapeutische Arbeit kann die Affekte in starker Intensität zum Vorschein bringen. Hier tritt in Kraft, was Heigl-Evers und Heigl die therapeutische Einstellung des Erbarmens genannt haben. Während der Patient durch sein negatives Introjekt erbarmungslos mit sich verfährt, sucht der Therapeut nach Möglichkeiten, an dieser Stelle die fehlende Figur des Sich-Erbarmenden einzuführen. Dazu kann er sich in einer therapeutischen Ich-Spaltung ähnlich wie beim Umgang mit den drängenden Impulsen auf die Seite des Patienten stellen und dafür votieren, dass jemand, der hier von außen zuschaut oder zuhört, den Impuls hat, den Patienten gegen die gnadenlose Kritik in Schutz zu nehmen. Hier wird in einem inneren Rollenspiel eine schützende Figur eingeführt und dem bis dahin schutzlosen Patienten zur Verfügung gestellt.

Es hat wenig Aussicht auf Erfolg, den Patienten zu Gegenwehr und Selbstschutz zu ermutigen, bevor das **Introjekt des Erbarmers** eingeführt ist. Der Patient muss zuerst die Erfahrung machen, dass er geschützt wird, ehe er beginnen kann, sich selbst zu schützen. Erst nach einer solchen konsolidierenden Erfahrung kann er als Angegriffener Affekte von Angst und Wut mobilisieren, welche ihm die Kraft geben, sich zu wehren oder sich in Sicherheit zu bringen.

Der nächste Schritt in der therapeutischen Arbeit am inneren Introjekt zielt auf das Verständnis der **biographischen Erfahrung**, aus welchen die negativen Introjekte stammen. Es gilt nicht nur, zu klären, auf welchen konkreten Personen und Beziehungserfahrungen sie gründen, sondern auch, die Motive der Objekte aufzuklären. Dabei kann deutlich werden, dass es gar nicht die negativen Eigenschaften des Patienten waren, welche den Hass der Objekte auf ihn gezogen haben, sondern deren Überforderung durch situative Belastungen ihres eigenen Lebens, ihrer Familie oder ihrer Sozialgeschichte.

Das Nächste, was es zu klären gilt, sind die Gründe der persistierenden **Gebundenheit** des Patienten **an die negativen Objekte** (die jetzt als Introjekte wirken). Hier wird häufig die Anhänglichkeit, Treue, Loyalität und Solidarität des Patienten gegenüber den für ihn so schwierigen Personen seiner Primärfamilie erkennbar. Diese Bindungsmotive sind es, oft verknüpft mit der Hoffnung auf Zugehörigsein, Anerkanntsein und Gemochtwerden, welche es dem Patienten schwer machen, sich aus der inneren Beziehung zu lösen, die ihm nicht gut tut, bzw. die ihn quält und entwertet.

Tab. 6: Zusammenfassung: Therapeutische Arbeit an den negativen Introjekten

Die negativen Introjekte	- Feststellen, wo negative Introjekte wirksam sind - Die durch negative Introjekte ausgelösten Affekte spürbar machen - Die Anhänglichkeit an die negativen Objekte sehen lernen - Die Geschichte der Beziehung zu introjizierten negativen Objekten verstehen lernen - Schutzmaßnahem gegen die negativen Introjekte entwickeln, den Patienten in Schutz nehmen - Die Motive der negativen Objekte verstehen lernen - Racheimpulse und Wiedergutmachungshoffnungen sehen lernen und sich von ihnen verabschieden - Auf die Weitergabe eigener negativer Erfahrungen an andere verzichten - Die eigene Geschichte annehmen und sich zu ihr einstellen

Diese Auseinandersetzung mit der Bedeutung der wichtigen Objekte ist wieder von heftigen Affekten begleitet. Sie enthalten nicht selten Rachefantasien und Vergeltungswünsche, aber auch Wiedergutmachungsansprüche. Diese Thematik ist besonders ausgeprägt bei den Opfern traumatisierender Erfahrungen. Was hier diskutiert wurde, ist nicht spezifische Traumtherapie im engeren Sinne, sondern der Aspekt der Traumaintegration als eine psychotherapeutische Arbeit, welche psychodynamisch gut geleistet werden kann. Sie erfolgt, nachdem stabilisierende Maßnahmen (durch Erlernen von Sicherheitsübungen) und die Traumaexposition in ihrem speziellen traumatherapeutischen Behandlungsrahmen erfolgt sind und, zumindest vorläufig, abgeschlossen wurden.

4. Strukturelle Veränderungen in Psychotherapien

Abschließend soll kurz über einige eigene Studien berichtet werden, welche Daten zu strukturellen Veränderungen in stationären Psychotherapien lieferten. Anhand einer Skala von Strukturmerkmalen (Skala ISO (Ich-Selbst-Objektbeziehungen) (Rudolf 1995), einer Vorläuferskala der OPD, wurden die Einzeltherapeuten aufgefordert, aus einer Liste von 15 Strukturmerkmalen die für den jeweiligen Patienten und seine Therapie bedeutsamsten strukturellen Auffälligkeiten zu markieren (N=250 Patienten). Erstaunlicherweise wurden überwiegend Affektmerkmale gewählt – das affektive Selbstverständnis und die affektive Kommunikation – während Selbstmerkmale seltener genannt wurden (Winkens 2001).

Affekttoleranz	72 %
Affektdifferenzierung	65 %
Mitteilen von Affekten	62 %
Verstehen von Affekten	51 %

Bei Abschluss der Therapie schätzen die Einzeltherapeuten erneut ein, in welchen strukturellen Merkmalen die deutlichsten therapeutischen Veränderungen erzielt wurden. Am häufigsten genannt wurden folgende Merkmale, die alle aus dem Affektbereich stammen:

Affektdifferenzierung	47 %
Mitteilen von Affekten	46 %
Verstehen von Affekten	39 %
Affekttoleranz	36 %

In einer anderen Studie wurden bei 76 stationär behandelten Patienten in einem speziellen Interview bei Therapiebeginn die Affektmerkmale des OPD-Systems untersucht. Als zu behandelnder Fokus wurden am häufigsten genannt (Klem, unveröffentlicht):

Impuls- und Affektsteuerung	66 %
Affekttoleranz	53 %
Mitteilen von Affekten	31 %
Objektbezogene Affekte	25 %

Im Präpostvergleich dieser stationär behandelten Patienten sahen die Untersucher die relativ besten Behandlungsergebnisse bei folgenden strukturellen Affektmerkmalen:

Affekttoleranz	45 %
Mitteilen von Affekten	42 %
Impuls- und Affektsteuerung	39 %
Objektbezogene Affekte	29 %

In einer weiteren Studie wurden bei 100 Patienten durch unabhängige Außenbeobachter auf der Grundlage eines OPD-Interviews die zentral wichtigen Befunde (Foci bei Behandlungsbeginn) ausgewählt. Folgendes sind die vier am häufigsten genannten Strukturthemen:

Selbstwertregulation
Affektdifferenzierung
Impulssteuerung
Affekttoleranz

In einer Untersuchung an 40 stationär psychotherapeutisch behandelten Patienten wurde eine Prädiktoruntersuchung durchgeführt. Folgende strukturellen Merkmale waren imstande, das Behandlungsergebnis vorherzusagen (signifikante Korrelationen mit dem Maß der Umstrukturierung bei Therapieende):

Affektdifferenzierung	.51
Objektbezogene Affekte	.46
Mitteilen von Affekten	.38

Wenn wir nun jene Strukturmerkmale herausheben, welche in den vier Studien von Therapeuten und Untersuchern besonders häufig als behandlungsbedürftig, den Behandlungsverlauf prädizierend oder im Behandlungsverlauf gebessert, gefunden wurden und sie in unserem Schema durch Fettdruck herausheben, ergibt sich folgendes Bild

Abb. 1: Struktur, Die klinisch besonders relevanten Merkmale

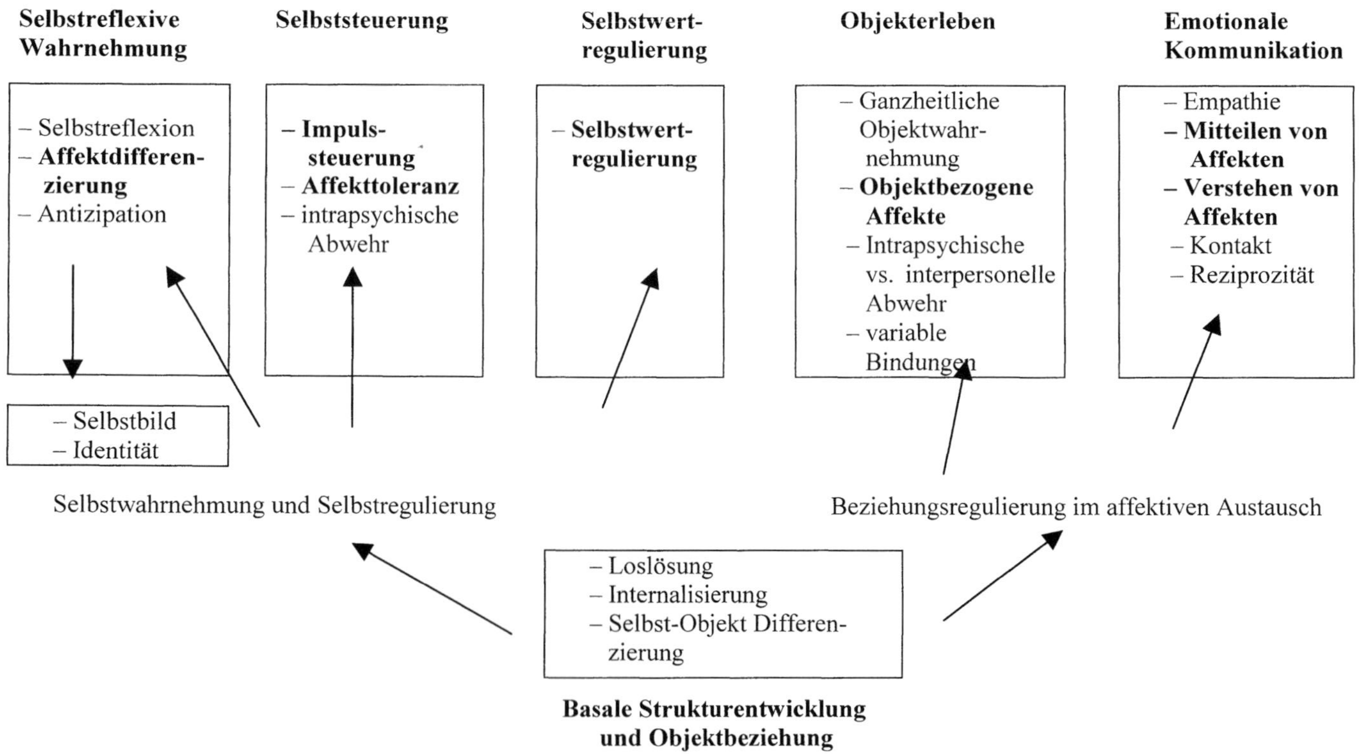

Die in der Abbildung fett gedruckten Strukturmerkmale scheinen durch ihre Affekthaftigkeit besonders geeignet, therapeutische Zielsetzungen und therapiebedingte Veränderungen zu markieren. Zugleich belegen die hier vorgelegten Daten, dass eine strukturbezogene Psychotherapie bei schwerer gestörten Patienten (z. B. solchen mit Persönlichkeitsstörungen) durch ihre theoretisch fundierte Herangehensweise praktisch bedeutsame Wirkungen entfalten kann.
Im Rahmen dieses kurzen Entwurfs einer auf Strukturbildung ausgerichteten dynamischen Psychotherapie sollten in Anlehnung an die zuvor gegebene, OPD-orientierte, Strukturbeschreibung vor allem therapeutische Zielsetzungen formuliert werden. Im Blick auf den begrenzten verfügbaren Platz wurde auf die ausführliche Diskussion behandlungstechnischer Vorgehensweisen verzichtet. Dies ist vielleicht auch eher eine Aufgabe für Kasuistiken und Supervisionen, in welchen Psychotherapeuten sich darüber verständigen können, auf welchen behandlungsmethodischen Wegen sie die hier formulierten Ziele realisieren.

Literatur

Grande T, Heigl-Evers A, Heigl F (1987) Die psychoanalytisch-interaktionelle Therapie – Eine Methode zur Behandlung präödipaler Störungen. In: Rudolf G, Rüger U, Studt HH (Hrsg) Psychoanalyse der Gegenwart. Göttingen: Vandenhoeck und Rupprecht, 181-197

Klem B Psychotherapiebedingte Umstrukturierung im Bereich von Affektverarbeitung und Affektausdruck (Dissertationsarbeit unveröffentlicht)

Winkens B Die Bedeutung struktureller Persönlichkeitsmerkmale für das Ergebnis stationärer Psychotherapien. (Dissertationsarbeit unveröffentlicht)

Rudolf G (1995) Diagnostik struktureller Störungen. In: Schneider G, Seidler GH (Hrsg) Internalisierung und Strukturbildung in Psychoanalyse und Psychotherapie. Opladen: Westdeutscher Verlag: 313-328

Rudolf G (2000) Psychotherapeutische Medizin und Psychosomatik. Ein einführendes Lehrbuch auf psychodynamischer Grundlage. Stuttgart: Thieme, 412-418

Strukturelle Störungen und strukturbezogene Psychotherapie bei Kindern und Jugendlichen

Hildegard Horn und Gerd Rudolf

1. Einleitung

Analytische Kinder- und Jugendlichen-Psychotherapeuten behandeln mit ihrem Verfahren vielfältige Auffälligkeiten von Entwicklungskrisen über umschriebene neurotische Konflikte mit emotionalen und somatoformen Symptombildungen bis hin zu Verhaltensauffälligkeiten wie Schulleistungsstörungen, Kontaktprobleme, selbstschädigendes und süchtiges Verhalten und strukturelle Defizite. Im Verlauf der letzten 15 Jahre hat die Zahl der Störungen auf dem Hintergrund struktureller Defizite bei Kindern und Jugendlichen zugenommen. In der Heidelberger Studie zur Analytischen Langzeittherapie bei Kindern und Jugendlichen wurden bei zwei Dritteln der einbezogenen Patienten Diagnosen aus der Gruppe der Verhaltens- und emotionalen Störungen gestellt. In Kindergärten, Grundschulen, Hauptschulen und Gymnasien bekommen zunehmend mehr Kinder die Empfehlung oder die Auflage, Psychotherapie in Anspruch zu nehmen, wenn der Verbleib in der entsprechenden Schulstufe gesichert sein soll. Die gravierenden Störungen im Kontakt- und Leistungsbereich lassen sich weder disziplinarisch noch emotional durch Eltern oder Lehrer auffangen. Aggressionen bis hin zur Zerstörung von Sachen und Angriffen gegen Mitschüler und Lehrer, spielen dabei eine zunehmende Rolle. Ein Teil der Phänomene im Bereich gestörter Aufmerksamkeit und Konzentration, fehlender Impulssteuerung und Frustrationsintoleranz werden unter der Diagnose des ADS-Syndroms (Aufmerksamkeitsdefizitsyndrom) oder der Hyperkinese eingeordnet (Barkley 1998). Hypothesen über zugrunde liegende Gehirnstoffwechselstörungen und Teilleistungsschwächen führen im zunehmenden Maße zur Verordnung hochwirksamer Psychopharmaka (Trott 1993). Analytische Kinder- und Jugendlichentherapie muss sich fragen, welche Möglichkeiten des Krankheitsverständnisses und der Behandlung sie im Bereich dieser Störungen zur Verfügung hat.

2. Strukturelle Störungen und gesellschaftliche Bedingungen

Die Struktur der Persönlichkeit bildet sich in einem Entwicklungsprozess, in welchem Konstitution, kognitive Reifung und Internalisierung von Objekterfahrungen zusammenwirken, so wie es von Resch (in diesem Band) beschrieben wird. Dabei spielt das Erleben von Sicherheit und Schutz versus Unsicherheit und Schutzlosigkeit, Beruhigung und Irritation, Wahrgenommen-und-gespiegelt-werden oder Übersehen-und-unbeantwortet-bleiben, Grenzsetzung oder Schrankenlosigkeit eine bedeutsame Rolle. Dieser Strukturierungsprozess ist in hohem Maße abhängig von den jeweils gegebenen familiären und interaktionellen Bedingungen (Münchmeier 2001). Diese werden in der gegenwärtigen Soziokultur geprägt durch höhere Verfügbarkeit an Geldmitteln, Konsummöglichkeiten, Reisemöglichkeiten und vor allem durch die Verfügbarkeit über Informations- und Kommunikationsmedien. Es muss angenommen werden, dass Kinder durch diese Angebote, die sie oft ohne elterliche Unterstützung verarbeiten müssen, überfordert werden (Rothenberger und Hüter 1997). Auf der Gegenseite hat es den Anschein, dass insbesondere engagierte Eltern durch die Informationsflut auch im psychologischen und pädagogischen Bereich eher verunsichert und daran gehindert werden, der eigenen Wahrnehmung trauend, mit ihren Kindern authentisch umzugehen. Häufig verzichten die Eltern darauf, Grenzen zu setzen, aus Angst, das Kind durch frustrierende Einschränkungen aggressiv zu machen.

Der tabuisierende Umgang mit Aggressionen verhindert oft die notwendige Grenzsetzung in Beziehungen und die Internalisierung der Fähigkeit, sich selbst einzugrenzen und zu steuern (Lempp 1996). Dazu gehört auch das Fehlen von Verzichtsideen und Befriedigungsaufschub. Die fehlende Möglichkeit, Wünsche als solche wahrzunehmen und steuernd zu handhaben, ist verbunden mit dem Auftreten von oraler Gier, Neid und Enttäuschungswut.

Da die durchschnittliche Kinderzahl gering ist, bekommt das einzelne Kind eine übergroße Bedeutung; die Eltern wollen möglichst perfekten Nachwuchs haben und übersehen dabei häufig das Entwicklungstempo des einzelnen Kindes und dessen reale Fähigkeiten und Grenzen. Sie unterstellen stattdessen Fortschritte und Fähigkeiten, die noch nicht vorhanden sind. Die Kinder internalisieren nicht reale Selbsterfahrung, sondern entsprechende Erwartungen. Um den „Glanz im Auge" der Eltern / Großeltern etc. zu erzeugen, passen sie sich deren Erwartungen an und entwickeln so etwas wie ein falsches Selbst mit brüchigen Strukturen. Der veränderte Erziehungsstil, der den Kindern in „partnerschaftlicher" Weise früh Positionen einräumt, die sie aufgrund kognitiver und emotionaler Unreife als Überforderung erleben müssen, zwingt viele Kinder, die Realität ihrer Inkompetenz zu verleugnen, Gefühle von Hilflosigkeit und Überforderung nicht wahrzunehmen. Es ist vorstellbar, dass die entstehenden Irritationen und Unlustgefühle zu hyperaktivem und überaggressivem Verhalten führen (Rotthaus 2000).

3. Die Diagnostik struktureller Störungen bei Kindern und Jugendlichen

Im Gegensatz zu Störungen, bei denen Konflikte **intrapsychisch** verarbeitet werden oder bei nicht gelingender Verarbeitung zu Angst, Depression und Zwang führen, zeigen sich strukturelle Störungen als Beeinträchtigungen des Körperlebens, der Leistungsfähigkeit und des Verhaltens, die sich vorwiegend **interaktionell** manifestieren. Kinder und Jugendliche, die in diesem Sinne auffällig sind, zeigen häufig erhebliche Diskrepanzen zwischen durch Test nachweisbaren kognitiven Fähigkeiten und tatsächlich erbrachten Schulleistungen. Innerhalb der kognitiven Leistungen fallen erhebliche Unausgeglichenheiten auf. Wenn zusätzlich Teilleistungsschwächen vorliegen, bedeuten diese ein weiteres Risikomoment für Fehlentwicklungen im strukturellen Bereich. Alle diese Bedingungen führen zu erheblichen Konsequenzen für die Schul- und Berufsentwicklung, das Selbstwerterleben und die Beziehungsgestaltung. Diese Schwierigkeiten werden durch die Schilderungen der Eltern belegt, welche über das beeinträchtigte Körpererleben (die Nichtwahrnehmung von Hunger, Durst, Müdigkeit und das Auftreten von somatoformen Beschwerden), ferner über soziale Inkompetenzen im Umgang mit Geschwistern und Gleichaltrigen und über eingeschränkte Sachkompetenz in Kindergarten und Schule berichten. Biographische Belastungserfahrungen werden in der Anamnese strukturell gestörter Kinder und Jugendlicher besonders häufig dargestellt: Unruhige bis chaotische Familienverhältnisse, Alkoholprobleme der Eltern, hochgradig ängstliche Mütter, schwer berechenbare Väter, soziale und ökonomische Einbrüche in der Elternfamilie. Daneben spielen konstitutionelle Faktoren eine Rolle, wie angeborene oder perinatale Form der Hypersensibilität und Hypermotorik oder Hinweise auf Vorliegen solcher Auffälligkeiten bei Verwandten ersten und zweiten Grades.

Zur Beschreibung dieser strukturellen Themen wurde durch die Arbeitsgruppe OPD KJ in Anlehnung an die Strukturachse der OPD ein System entwickelt, welches die strukturellen Elemente zu 3 Themenkomplexen verdichtet, sie betreffen die Selbst- und Objektwahrnehmung, die Steuerung und Abwehr und die Kommunikation und Bindung (Koch et al 1999).

4. Strukturbezogene Psychotherapie bei Kindern und Jugendlichen

Die klinische Erfahrung zeigt, dass spezifisch analytische Interventionen wie Beziehungsdeutung oder Abwehrdeutung beim Vorliegen struktureller Störun-

gen keine positive Wirkung entfalten, sondern zuweilen zu Verstärkung der vorhandenen Unsicherheiten, Ängste und Unruhe führen (Diepold 1997). Dies lässt sich theoretisch dadurch begründen, dass die bei strukturellen Störungen vorherrschenden Abwehrmechanismen der Verleugnung, Vermeidung, Spaltung, Projektion eine ausreichende therapeutische Ich-Spaltung und therapeutische Zusammenarbeit am gemeinsamen Thema nicht möglich machen (Barth 2001). Zudem kann Regression nicht im Dienste des Ich verwendet werden, sondern begünstigt bei der schwachen Strukturintegration die Tendenz zur Fragmentierung.
An vier klinischen Beispielen sollen typische Bilder struktureller Auffälligkeit gezeigt und die Möglichkeiten eines spezifischen therapeutischen Umgangs damit diskutiert werden.

4.1 Fallbeispiel 1: Krisenintervention bei einer 16-jährigen Patientin mit selbstschädigendem Verhalten

In störungsspezifisch dramatischer Weise wird die 16-jährige Patientin von ihren Eltern angemeldet. Sie berichten über handgreifliche aggressive Auseinandersetzungen zwischen der Patientin und ihrem Vater sowie der Patientin und ihrem Freund. Alle Beteiligten sagen, dass es keinen Tag so weitergehen könne. Die Patientin müsse in eine Klinik eingewiesen oder in einem Internat aufgenommen oder zumindest durch das Jugendamt betreut werden. Zur Bewältigung der Erregungssituationen schlucke die Patientin Schmerz- und Beruhigungsmittel, laufe von zuhause weg, schwänze die Schule, schneide sich in die Arme und äußere die Absicht, ihr Leben zu beenden. Zweimal habe sie bereits in suizidaler Absicht Schmerz- und Beruhigungsmittel eingenommen. Nach dieser telefonischen Ankündigung verläuft das Gespräch mit den Eltern selbst hochgradig verwirrend, verstrickend, angespannt, alles erscheint „zum verzweifeln". Die Patientin selbst sitzt bockig dabei, verdreht die Augen und sagt bezogen auf die Eltern: „Die spinnen". Die Therapeutin teilt den Anwesenden mit, dass für sie die Situation sehr verwirrend erscheint und dass sie sich gerne in Einzelgesprächen mit der Patientin mehr Klarheit verschaffen möchte.
In diesen Gesprächen fällt auf, dass die Patientin in reichem Maße Floskeln verwendet wie „keine Ahnung, ich weiß auch nicht". Konkrete Verbalisierungen von Empfindungen und Erfahrungen sind ihr kaum möglich, am ehesten äußert sie globale Einschätzungen: „Ich mache für alle immer alles, für mich ist nie jemand da". Der Versuch, Zusammenhänge zwischen der geschilderten Symptomatik, aktuellem Beziehungserleben und Episoden aus der Vergangenheit herzustellen, löst bei der Patientin einerseits Abwehrverhalten, andererseits affektive Einbrüche mit kleinkindhaftem Weinen aus, das sie sofort wieder ironisierend und bagatellisierend abschneidet. Dennoch beginnt die Patientin im Laufe der Stunde, über ihre Situation in der Schule und mit dem Freund zu

erzählen. Der Tenor des Berichts ist, dass sie sich über diese furchtbare Welt beklagt, sich selbst als Opfer sieht, das nur reagieren kann und das die Ereignisse häufig nicht erträgt, sodass sie sich gezwungen fühlt, sich selbst zu verletzen, indem sie sich in die Unterarme schneidet.
Die Patientin hat selbst nicht das Anliegen, eine Psychotherapie zu machen, sie ist aber angesichts des von den Eltern ausgeübten großen Druckes bereit, die Situation in einigen weiteren Gesprächen zusammen mit der Therapeutin abzuklären. Dabei wird ihr Anliegen spürbar, dass die Therapeutin sich auf ihre Seite stellen möge und ihr reale Unterstützung im Umgang mit der schwierigen Welt bieten solle.

Auffälligkeit des Verhaltens und ihre strukturelle Bedeutung:

- Die Patientin kann Affekte nur ansatzweise bewusst erleben und kaum mitteilen oder aber sie wird davon überflutet. Bei geringster Kritik fühlt sie sich total entwertet und ist alleine nicht in der Lage, wieder ein positives Selbstwertgefühl zu erreichen.
- Die Impulse können kaum gesteuert werden, insbesondere kommt es zu aggressiven Entladungen gegen Vater und Freund, zum Zerstören von Gegenständen oder zu Selbstverletzungen. Die eigenen Anteile an den aktuellen Schwierigkeiten kann die Patientin kaum wahrnehmen, insbesondere überschätzt sie die feindlichen Absichten der anderen.
- Ihr Selbsterleben pendelt zwischen Fehleinschätzungen der persönlichen Kompetenzen (z. B. „schreibe gerade an einem Roman“ oder „schaffe die Schule nicht“; „bin eine attraktive Frau“ oder „bin viel zu dick und daher hässlich“. Sie setzt wenige oder übertriebene Hoffnungen in ihre Selbstwirksamkeit.
- Die Patientin kann schwer zwischen eigenen Impulsen, Gedanken und Affekten und denen anderer unterscheiden. Sie fühlt sich eher der Erwachsenenwelt zugehörig, aber zugleich dort nicht zugelassen; Gleichaltrigen gegenüber fühlt sie sich überlegen oder fremd.
- In ihrem Kontaktverhalten gegenüber Gleichaltrigen ist sie eingeschränkt auf totale Besitzansprüche bzw. deren Abwehr. Darüber zu kommunizieren ist ihr kaum möglich. Die Wahrnehmung fremder Affekte ist durch Projektion verzerrt, daher erlebt sie Freund oder Mutter sofort als ärgerlich, missgünstig, ablehnend.
- Die Reziprozität in der Kommunikation wird durch Suche nach Anerkennung und Wertschätzung stark eingeschränkt.
- Freundschaften zu Gleichaltrigen haben (wie z. B. gegenüber dem Freund) ausschließlich dyadischen Charakter und können bei negativen Erfahrungen nicht aufgelöst werden.

Zusammenfassend lässt sich die beschriebene Auffälligkeit als Ausdruck eines gering integrierten Strukturniveaus interpretieren. Angesichts der schwer ausgeprägten und krisenhaft zugespitzten Störung hält die Therapeutin am ehesten eine stationäre Behandlung für indiziert. Dazu kann sich die Patientin in keiner Weise bereit erklären. Sie willigt jedoch ein, für eine Reihe von therapeutischen Sitzungen weiter zu kommen. Es wird eine Kurzzeittherapie zur Krisenintervention beantragt mit dem Ziel, die aktuelle Situation zu entlasten und die Frage der weiteren Behandlungsbedürftigkeit und Behandlungsmöglichkeiten mit ihr zusammen abzuklären. Ein vorrangiges Ziel der geplanten ambulanten Behandlung ist es, die Einsicht der Patientin in die eigene Beteiligung am Geschehen zu verbessern, ansatzweise Verantwortung zu übernehmen und Strategien zu entwickeln, wie sie Affektspannungen steuern kann, ohne in Selbstverletzungen und Erregungsausbrüche zu geraten. In der therapeutischen Beziehung sollte sie erfahren können, was sie alleine leisten kann, wo sie möglicherweise auf die Hilfe anderer angewiesen ist und wie sie sich diese Hilfe holen kann.

Strukturelle Themen und strukturbezogene Interventionen im Therapieverlauf: Zum Auftakt der Therapie wird verabredet, dass die Patientin sich mit der Therapeutin in Verbindung setzt und einen raschen Termin verabredet, wenn sie von suizidalen oder selbstverletzenden Impulsen bedroht wird. Die Patientin macht davon keinen Gebrauch, es kommt auch nicht zu suizidalen Zuspitzungen.
Sie beginnt die Stunde regelhaft damit, dass es ihr gut geht, um dann übergangslos fürchterliche Beziehungsepisoden zu schildern (Vater hat die Tür ihres Zimmers eingetreten, Freund hat sie geschlagen etc.). Die Therapeutin spiegelt ihr jeweils sehr genau, was bei ihr inhaltlich und affektiv angekommen ist. Die Patientin kann dadurch ihre Wahrnehmung schärfen und berichtet nicht selten eine zweite korrigierte Fassung der Ereignisse. Des Weiteren verbalisiert die Therapeutin mögliche Gefühle, die bei ihr selbst oder bei anderen angesichts solcher Ereignisse auftreten und die in der Schilderung der Patientin zunächst fehlen. Sie untersucht die beschriebene Situation auf darin möglicherweise enthaltene Bedürfnisse und Wünsche. Die Patientin reagiert anfangs mit Abwehr („nein, so war das nicht") dann aber auch mit Verwunderung („woher wissen Sie das?") und schließlich auch mit Freude („das hat noch niemand gemerkt, was Sie sich für Gedanken über mich machen"). Verbal bleibt die Patientin vorwiegend in der Position „Ich bin groß und brauche niemanden", während sie szenisch zuweilen sehr kleinkindhaft wirkt und in ihren Beziehungsschilderungen eher vermittelt: „Ich bin mir und anderen schutzlos ausgeliefert, gefährde mich selbst und habe selbst keine Möglichkeit, etwas dagegen zu tun". Die verschiedenen Ebenen werden von der Therapeutin immer wieder in Zusammenhang gestellt, was dazu führt, dass die Patientin mehr

und mehr die beiden kontrastierenden Erlebnismöglichkeiten bei sich registriert: („Ich bin groß und stark und brauche niemanden, ich bin klein und ohnmächtig und niemand hilft mir“). In der siebten Sitzung macht sie zunächst spöttisch abwertende Bemerkungen über die im Therapiezimmer vorhandenen Spielzeuge („Kinderkram“) eher sie selbst den Wunsch signalisiert, etwas spielen zu dürfen. Dies eröffnet die Möglichkeit, über ihre Erfahrungen als Kind (Kind sein dürfen) zu sprechen (zum therapeutischen Positionswechsel zwischen Kindlichkeit und Jugendlichkeit, vgl. Horn 2000). Dabei wurde deutlich, dass sie über lange Zeit parentifizierte Funktionen gegenüber der Mutter ausgeübt hatte, da diese die Patientin aufgrund von Liebschaften und Auszügen des Vaters als tröstendes Objekt brauchte.

Die Patientin hört aufmerksam zu, wenn die Therapeutin darüber spricht, wie Erwachsene mit einem Kind umgehen, das traurig, wütend oder verzweifelt ist, das Kopfschmerzen oder Bauchschmerzen hat, indem sie erklären, beruhigen oder halten usw. Sie schildert auch, was zwischen Kindern und Erwachsenen an Missverständnissen entstehen kann oder wie Andere Missverständnisse ausräumen. Patientin wirkt in solchen Gesprächen wesentlich ruhiger, altersgemäßer, echter und kann sich deutlicher ausdrücken.

Im geschilderten Therapieabschnitt wird die Patientin sich ihrer kindlich-regressiven Bedürfnisse mehr und mehr bewusst und versucht diese Seite an Eltern und Freund heranzutragen. Die Eltern können damit wenig anfangen, ziehen sich von der Patientin zurück, der Freund will die Beziehung beenden. Dieser Therapieabschnitt, in dem die Patientin die Bedeutung der wichtigen Anderen deutlich erfährt, führt bei ihr ansatzweise zu der Einsicht, dass ihre Bedürfnisse nicht den altersgemäßen Beziehungsmöglichkeiten zu Eltern und Freund entsprechen. Darüber hinaus wird der Patientin deutlich, wie stark sie ständig unter dem Druck der Selbstbeschädigungsimpulse steht (sie besuchte deshalb die Schule nicht mehr) und wie sehr sie es brauchen könnte, sich 24 Stunden am Tag in Sicherheit zu fühlen.

Die Patientin, die zu Anfang der Behandlung die Existenz ihrer ausgeprägten kindlichen Bedürfnisse nicht hatte wahrnehmen können und stattdessen nur die Enttäuschungswut über die unerfüllten Wünsche erlebt und diese Wut aggressiv und selbstschädigend agierte, war im Rahmen der Kurzzeittherapie so weit gekommen, dass sie die Bedürftigkeit zulassen konnte und das Gefühl erlebte, ganz viel von Anderen zu brauchen. Zugleich wurde ihr klar, dass diese Bedürfnisse im normalen Alltag nicht realisiert werden konnten. In diesem Zusammenhang reifte in ihr der Wunsch, einmal weg von zuhause, das heißt, weg von den Eltern und dem Freund und herausgenommen aus der altersgemäßen Schulverpflichtung sich mit ihren drängenden Themen beschäftigen zu können. Im Gegensatz zu einer hochfrequenten analytischen Psychotherapie, die sie bezüglich des Angebots auch noch für zu wenig erachtet hätte, schien ihr die stationäre psychotherapeutische Behandlung die beste Möglichkeit zu sein, sich mit ihren Themen auseinander zu setzen.

4.2 Fallbeispiel 2: Verdacht auf Aufmerksamkeitsdefizitsyndrom bei einem 8-jährigen Mädchen

Die Patientin wird von den Eltern auf Anraten der Schule vorgestellt, sie fällt dort auf durch ausgeprägte Kontaktstörungen im Umgang mit Gleichaltrigen und durch hyperaktives und aggressives Verhalten. Von der Schule wird der Verdacht auf ADS-Syndrom geäußert. Die Patientin hat keinen Leidensdruck, stattdessen schildert sie der Mutter und später der Therapeutin, dass sie die anderen nicht braucht, weil sie sich jederzeit, z. B. in den Schulpausen in selbstausgedachte Welten zurückziehen kann, in denen sie Fantasien über uneingeschränkte eigene Macht und ungestörte Harmonie nachhängt. Nach geringen Frustrationen jedoch kommt es im Umgang mit den Eltern zu Verzweiflungsanfällen mit Schreien und der Mitteilung, sie wolle sich umbringen. Die Eltern berichten anamnestisch von einem Erziehungsverhalten, welches von außen durch eine fehlende Grenzsetzung, große Bewunderung und materielle Verwöhnung gekennzeichnet ist. Die verwöhnenden Haltungen der Eltern stehen im Kontrast zu früh formulierten Erwartungen an Selbständigkeit und Leistungsfähigkeit des Kindes, das während der Berufstätigkeit beider Eltern von anderen Personen versorgt wurde. Patientin und ihre Eltern finden sich in einer wechselseitigen Idealisierung ihrer Intellektualität und gleichzeitiger Geringschätzung für den überflüssigen Rest der Welt. (Die Abgrenzung narzisstischer und hyperkinetischer Störungen wird bei Horn 1988/97 diskutiert).

Auffälligkeiten des Verhaltens und ihre strukturelle Bedeutung:

- Die Patientin kann zwar kognitiv die Grenzen von Realität und Fantasie unterscheiden, besteht aber hartnäckig darauf, dass ihre Fantasiewelt besser sei als die reale, „weil dort alle machen, was ich will, weil dort alles möglich ist, weil ich dort die wichtigste bin, weil es dort keinen Streit gibt".
- Ihr motorisches Verhalten ist ruhelos. Sie läuft im Raum herum, fasst alles an, wirft Gegenstände um, greift Spielmöglichkeiten auf, wird hektisch laut, verhaspelt sich beim Sprechen, entwirft große Spielpläne, lässt sie sofort wieder fallen. Sie greift zu Papier und Wasserfarben, beginnt mit Schwung zu malen, wechselt von großartiger Einschätzung („das wird die schönste Prinzessin, die je gemalt worden ist, mit Farben, die es noch nie gab") bis zur Entwertung („das ist gar nichts, das zerreiße ich gleich"). (Die diagnostische Bedeutung kindlicher Gestaltungen wird von Streeck-Fischer (1999) im Zusammenhang mit strukturellen Aspekten der OPD diskutiert.) Sie will mit der Therapeutin kämpfen, kann sich aber kaum an Regeln halten, sie schlägt mit dem Holzschwert, lacht höhnisch, zeigt kein Mitgefühl, wenn es dem anderen weh tut.
- Im Sandkasten versammelt sie wilde Tiere und Haustiere und behauptet, sie seien alle lieb und ungefährlich. Kritische Interventionen beantwortet sie rechthaberisch. Danach kippt das Spiel um, sie wird immer unruhiger,

behauptet, alle Tiere seien böse, es entsteht ein Kampf jeder gegen jeden, alle fressen sich auf.

- Regelspiele und motorische Gewinnspiele weist sie strikt zurück. Sie kann es nicht riskieren zu verlieren, weil sie davon ganz schlimme Träume bekommt. Sie ändert die Spielregeln so, dass keiner verlieren kann. Bei dem Versuch, darüber mit ihr zu sprechen, wird sie lautstark und läuft unruhig durch das Zimmer (Ekstein 1973).
- Der Schwerpunkt der strukturellen Auffälligkeiten liegt somit im Bereich der Affekttoleranz und Impulssteuerung und in einem manipulativen Umgang mit den Objekten unter Verleugnung der Realität.

Es wird eine analytische Langzeittherapie mit zwei Wochenstunden verabredet. Ein vorrangiges Therapieziel ist die Veränderung in dem strukturellen Bereich der Frustrationsintoleranz und der damit zusammenhängenden Realitätsvermeidung, durch welche die Patientin in zunehmenden Maße aus wichtigen sozialen Zusammenhängen herausfiel und außerstande war, dort Lernerfahrungen zu machen und Kompetenzen zu erwerben.

Strukturelle Themen und strukturbezogene Interventionen im Therapieverlauf: Im Folgenden wird nicht der gesamte Therapieverlauf dargestellt, sondern es werden einige Beispiele für die Arbeit an den strukturellen Themen gegeben. In der diagnostisch genannten Sandkastenszene hatte die Patientin eine anfänglich paradiesische Welt ins Chaos stürzen lassen, indem alle Tiere einander verfolgten und auffraßen. In zahlreichen Sandspielsitzungen wird das von der Patientin gestaltete gefährliche Chaos geordnet. Die Therapeutin benennt die Tiere nach ihren Eigenschaften und nach ihrer Gefährlichkeit. Diese wird auf ihre Wurzeln zurückgeführt: „Sie brauchen Nahrung, sie wollen kämpfen, sie fühlen sich angegriffen, sie wollen ihr Revier verteidigen, sie sind nicht eigentlich böse. Man muss vorsichtig mit ihnen umgehen". Die Therapeutin setzt Zäune zwischen Haustiere und wilden Tieren und spricht mit der Patientin darüber, was schützen kann, wer schützen kann. Innerhalb der Spielsequenz wird die Patientin häufig unruhig, laut, behauptet, das sei alles ganz anders, es gäbe gar keine gefährlichen Tiere oder es gäbe keine Hilfe gegen sie. Dann greift sie in zunehmendem Maße die Ordnungsvorschläge der Therapeutin auf.

In anderen Stunden geht es um Regelspiele (Mensch-ärgere-dich-nicht), in denen die Patientin darauf besteht, sie nur mit einem Männchen zu spielen, damit niemand gewinnt oder verliert. Die Therapeutin kommentiert: „Wenn wir so spielen, müssen wir uns nicht aufregen, wir müssen nicht gespannt sein, welche Zahl gewürfelt wird, weil es egal ist; wir können uns nicht freuen, weil wir nicht gewinnen können; wir müssen uns nicht ärgern, weil keiner von uns beiden verlieren kann. Wir können das hier so machen, wie du es willst; andere Kinder würden so nicht mitspielen, denen wäre das zu langweilig. Höchstens

kleinere Kinder spielen gerne so. Sie wollen nur mit dem Männchen herumsausen. Du möchtest sicher so sein wie die Kinder in deiner Klasse".
Die Patientin verbindet das Nicht-Verlieren-Können mit der Angst vor danach auftretenden schlechten Träumen. Sie schildert dabei die Verfolgung durch ein Monster, das ihr große Angst macht. Das Traummonster wird in den Stunden wiederholt gemalt und in der Praxis deponiert. Die Therapeutin verspricht, das Monster zu bewachen und gibt der Patientin leihweise ein Krokodil mit, das sie sich auf den Nachttisch legen möchte, damit es sie gegen das Monster schützt.
Nach ca. 40 Sitzungen konnte die Patientin das Ausweichen in die Fantasiewelt aufgeben, sie beginnt, sich in der Schule mit Gleichaltrigen zu beschäftigen und entdeckt dabei schmerzlich ihre soziale Inkompetenz. Sie kann sich ansatzweise darüber freuen, dass jemand zu ihr Kontakt aufgenommen hat und sie kann darüber traurig sein, dass eigene Kontaktversuche misslingen. Fast völlig entfallen ist die überhebliche Einstellung, dass in ihrer eigenen Fantasiewelt alles viel besser ist als in der blöden Welt der Gleichaltrigen. Es fällt ihr immer noch schwer, belastende Affekte auszuhalten, aber sie äußert den Wunsch, damit umgehen zu können. Nach 80 Therapiestunden stehen Themen des Kontakts und der Beziehung, aber auch solche des Selbstwertes ganz im Vordergrund; die motorische Unruhe ist in den Sitzungen nicht mehr zu beobachten und wird aus der Schule nicht mehr berichtet.

4.3 Fallbeispiel 3: Panikanfälle und Horrorfantasien bei einem 17-jährigen Mädchen

Die Patientin wird von ihren Eltern angemeldet. Diese sind dadurch beunruhigt, dass die Patientin nachts von Ängsten heimgesucht wird, welche sie veranlassen, zu den Eltern ins Bett zu kommen und dort Schutz zu suchen. Inhaltlich geht es um die Zwangsvorstellung, dass unter dem Bett Leichenteile liegen könnten und dass sie immer wieder nachsehen muss, ob dem so ist. Da sie verstandesmäßig weiß, dass das nicht sein kann, fürchtet sie, dass sie im Begriff ist, verrückt zu werden. Dazu gehört die Befürchtung, dass sie und ihr Freund sich gegenseitig umbringen könnten. Die Patientin berichtet von ihrer Überzeugung, dass ihr niemand helfen könne. Die Tatsache, dass der Kinderpsychiater ihr Medikamente und einen stationären Aufenthalt empfahl, bestätigte sie in ihrer Befürchtung, dass er sie für verrückt hielt. Auch die Eltern konnten nicht beruhigend wirken, sondern reagierten ihrerseits mit starker Beunruhigung. Die Patientin hat das Gefühl, dass alle Menschen, die von dem Thema erfahren, mit ihr nichts mehr zu tun haben wollen.
Die Schreckensbilder sind einem Horrorvideo entnommen, das sie auf Drängen ihres Freundes mit ihm zusammen anschaute, weil sie es nicht wagte, sich dagegen abzugrenzen. Das Thema der Unabgegrenztheit und der aggressiven Hemmung zieht sich durch ihre Geschichte. Sie ist ein bewundertes, talentiertes erstes Kind, das zugleich aber auch immer wieder weggeben wurde und in der

Angst lebte, wenn sie nicht großartig ist, werde sie vergessen oder ausgestoßen. Die Kritik der Eltern lautete, sie sei zu sensibel, zu häufig krank, zu ängstlich und zu schüchtern. In Schwellensituationen wie Eintritt in den Kindergarten und in die Schule werden Versagensängste und Rückzugstendenzen berichtet, insgesamt entwickelte sich die Patientin bis zur Pubertät äußert angepasst. Danach wandte sie sich zur Überraschung ihrer Eltern einer Punkergruppe zu, wo sie eine sehr symbiotisch enge Bindung zu einem Gleichaltrigen einging.
Obwohl sie sich in ihrer Kleidung, in ihrer Sprache und in ihren Lebensgewohnheiten (z. B. Alkoholgebrauch) provokant auffällig verhielt, versuchten die Eltern, dies aus ihrem Toleranzverständnis heraus (welches ideologisch wirkte) zu akzeptieren. Das Auftreten der Panikzustände weckte in den Eltern ausgeprägte Besorgnis und veranlasste sie, sich an den Kinderpsychiater zu wenden. Dieser überwies die Patientin wegen ihrer abweisenden Haltung an die Therapeutin.
Die Patientin kommt zum ersten Gespräch allein. Sie ist ein großes, schlankes Mädchen mit hellen, weit aufgerissenen Augen, die starr und angstvoll wirken. Sie ist ganz schwarz gekleidet und trägt eine Frisur, mit der sie durch eine Kopfbewegung das ganze Gesicht verdecken kann. Der Ton ihrer Stimme wirkt angstvoll schrill, aber auch vorwurfsvoll beleidigt. Sie spricht von sich aufdrängenden Bildern, von zerstückelten oder verwesenden Körperteilen und der Notwendigkeit, hundertmal unter dem Bett oder hinter dem Schrank nachzuschauen, ob dort eine Leiche liegt oder ein Mörder lauert. Auch in ihren Albträumen tauchen diese Leichenthemen auf, es wird immer an die Tür geschlagen und sie weiß, dass draußen jemand mit einem Messer in der Faust steht. Ihre Berichte haben eine Aura des Unheimlichen und Bedrohlichen. Differentialdiagnostisch imponiert das Geschehen am ehesten als Ausdruck von Zwangsgedanken bzw. Zwangsbefürchtungen, welche die Patientin gedanklich klar als solche erkennen kann. Das Vorliegen einer Intoxikation oder eines psychotischen Geschehens ist aufgrund des Befundes und der anamnestischen Angaben eher unwahrscheinlich.

Auffälligkeiten des Verhaltens und ihre strukturelle Bedeutung:

- Das trennungsängstliche, selbstunsichere Mädchen löst die Frage nach der anstehenden Ablösung in der Adoleszenz dadurch, dass sie sich einer Außenseitergruppe anschließt, die intern eine symbiotische Gemeinsamkeit garantiert. Die Besonderheit der Gruppe ist es, dass ein bedingungsloses, unaggressives Miteinander postuliert wird, während alle aggressiven Themen im Außen verortet werden (z. B. in der feindseligen Abwertung der Punks durch „die Gesellschaft“).
- Von besonderem Gewicht erscheint die Tatsache, dass die Patientin diesen Schritt der schmerzlichen Trennung von den Eltern überhaupt nicht als solchen affektiv erleben kann, sondern die Eltern pauschal entwertet und sich selber von ihnen verachtet fühlt.

- Da sie über keine wirklich autonomen Abgrenzungsmöglichkeiten verfügt, erlebt sie die Interessen, Wünsche und sexuellen Bedürfnisse ihres Freundes als bedrängende und bedrohende Übergriffe, gegen die sie völlig wehrlos ist und die sie in einen Zustand hilfloser Erregung versetzen.
- Der Erregungszustand mündet nicht selten in dissoziative Zustände mit der Folge von Selbstverletzungen, aber auch in zunehmendem Maße in das Auftreten der oben genannten Zwangsbefürchtungen. Der Zustand gipfelt in der Angst, die Kontrolle über den eigenen Verstand zu verlieren.
- Die strukturellen Einschränkungen betreffen also in besonderer Weise die Fähigkeit zur Selbst-Objektdifferenzierung, zur Affektdifferenzierung und Affekttoleranz, der Steuerung von Impulsen und die Fähigkeit, sich affektiv mitzuteilen. So steht die Schwierigkeit, sich selber und Andere zu verstehen und die Hoffnungslosigkeit verstanden zu werden für die Patientin ganz im Vordergrund.

Bezogen auf die zentrale Angst, nicht zu verstehen und nicht verstanden zu werden, bietet ihr die Therapeutin zunächst eine Kurzzeittherapie an. Es soll gemeinsam versucht werden, zu verstehen, was es mit den Ängsten auf sich hat.

Strukturelle Themen und strukturbezogene Interventionen im Therapieverlauf: Die Therapeutin unterstellt, die Begründungen der Ängste lägen in dem, was die Patientin mit sich und Anderen erlebt und dass dies Themen seien, die bei vielen Jugendlichen eine wichtige Rolle spielten. Als erstes greift sie das für die Patientin Bedrohlichste auf und betrachtet mit ihr zusammen die geschilderten Schreckensbilder wie einen Film. Sie kommentiert, welche Themen darin auftauchen (z. B. Angriff, Verletzung, Tod, Trennung, Schmerz) und benennt Situationen, in denen diese Ereignisse auftreten können. In weiteren Sitzungen werden die in solchen Situationen auftauchenden Affekte z. B. Befürchtungen, Hoffnungen und Wünsche formuliert. (Die besondere Bedeutung des Umgangs mit Emotionen in der Psychotherapie wird bei Rudolf 2000a diskutiert). Es wird besprochen, was andere Menschen in solchen Situationen erleben und wie sie damit umgehen. Die Patientin versucht, das was sie als zu sich gehörig fassen kann, zu einem Puzzle zusammen zu setzen. Sie kann diesem Duktus kognitiv gut folgen, sie kann Panikgefühle teilweise abfangen, wird nicht mehr so rasch überflutet. In der Zeit zwischen den Sitzungen kann sie das Vorgehen versuchsweise allein anwenden und fühlt sich dadurch wieder mehr als Herrin im eigenen Haus.
Die Therapeutin bietet sich in diesen Sitzungen weniger als Beziehungsperson an, sondern vielmehr als jemand, der Instrumente zum Erklären und Verstehen zur Verfügung stellt (Barth 2001). Sie formuliert es als gemeinsame Aufgabe, Verwirrtes zu sortieren, damit es verstanden werden kann. Nach und nach formuliert die Patientin Empfindungen von Schutz, Sicherheit und Aufgehoben-

sein, die sie aber nicht auf die Person der Therapeutin, sondern auf das Therapiezimmer bezieht. Es gelingt ihr, zu Hause Panikattacken abzufangen, indem sie die Erinnerungen an ihre Erfahrung im Therapiezimmer aufruft.
Nachdem die Situation sich auf diese Weise etwas beruhigt hat, greift die Therapeutin die von der Patientin angesprochenen Angstträume auf. Diese ähneln Horrorvideos und handeln von zerstückelten Leichen, unheimlichen Begebenheiten, konkreter Bedrohung mit Messern, viel Blut, viel Verwirrendem und Unlösbarem. Das Albtraumhafte dieser Bilder hatte die Patientin in massive Ängste versetzt. Diese mündeten in die Befürchtung, dass das Traumgeschehen wirklich passieren werde oder passiert sei. Im Rahmen der Traumbearbeitung gelang es, dieses Geschehen als eigene Traumproduktion, d.h. gewissermaßen als nächtliche Gedanken zu akzeptieren und mit ihnen ähnlich umzugehen wie mit den ängstigenden Zwangsgedanken. So machte die Patientin auch hier die Erfahrung, dass sie mit Unterstützung einer anderen Person sortieren und differenzieren konnte, was Fantasie, Traum und Realität ist und welche Affekte mit welchen Situationen verknüpft sind. Erstmals konnte sie hinter den Ängsten die für sie nicht spürbaren eigenen Aggressionen auftauchen lassen. Nach und nach war die Patientin in der Lage, diesen Umgang mit ihren Träumen auch zu Hause anzuwenden und sich dadurch zu beruhigen.
Nachdem die Zwangsbefürchtungen und Albträume aushaltbar geworden waren, wurde die Frage nach der Herkunft der Ängste aufgegriffen. Die Therapeutin schlug vor, die verschiedenen Aspekte ihrer Person wie Teilpersönlichkeiten zu betrachten: Jemand, der sie klein macht, sie gefährdet, sie aus den sozialen Zusammenhängen reißt und auf der anderen Seite jemand, der ihr wohlgesonnen ist und freundlich mit ihr umgeht. Bezogen auf die negativen Introjekte erörtert die Therapeutin mit der Patientin zusammen, welche Gründe es geben kann, dass ein Mensch einen anderen kritisiert, bedroht, verfolgt, angreift, zerstören will. In diesem Zusammenhang tauchen erstmals Einfälle über ihre Elternbeziehung auf, über die Enttäuschung, welche die Eltern an dem kränklichen, schüchternen Kind, das sie war, erlebten. Die positive Seite betont, dass Kinder verschieden sind, dass sie unterschiedliches Entwicklungstempo haben (speziell was Trennungsfähigkeit anbelangt), dass Eltern sich auf ihre jeweils individuellen Kinder einstellen können und sie trotz Enttäuschungen gern haben können. Die Patientin ging dazu über, diese positiven und negativen Beziehungsaspekte in den Sitzungen in Zeichnungen auszudrücken und konnte während des Gestaltens in zunehmend lockerer Weise über ihre Befürchtungen und Hoffnungen gegenüber anderen Menschen sprechen. Als Ergebnis dieses Differenzierungsvorgangs klang die drängende Selbstwertentwertung und das Bedrohtheitsgefühl ab. Von nun an wurde es in zunehmendem Maße möglich, mit ihr zusammen äußere Ereignisse und Beziehungserfahrungen anzuschauen und probehalber neue Situationen durchzuspielen.
Nachdem im Rahmen einer 25-stündigen Kurzzeittherapie diese Entwicklungen in den Grundlinien vollzogen werden konnten, was von der Patientin mit

großer Erleichterung erlebt wurde, verständigte man sich auf die Beantragung einer Langzeittherapie, in der nunmehr nach stattgefundener struktureller Stabilisierung die basalen Konflikte des Selbstwerterlebens und der Beziehungsgestaltung im Einzelnen therapeutisch durchgearbeitet werden sollten (Rudolf in diesem Band).

4.4 Fallbeispiel 4: Verdacht auf hyperkinetische Störung bei einem 11-jährigen Jungen

Der Patient wird von der Mutter vorgestellt, weil er zunehmend in der Schule auffällt. Er verweigert die schulischen Leistungsanforderungen, zeigt Clownerien, ist unkonzentriert und unruhig. Obwohl seine Schulschwierigkeiten unübersehbar sind, hält er sich für einen der besten Schüler. Mit Realität konfrontiert, weicht er in Fantasien und Lügengeschichten aus. Körperlich klagt er über vielfältige Befindlichkeitsstörungen (Kopfschmerzen, Bauchschmerzen, Gliederschmerzen, Einschlafstörungen).

Im Gespräch über die geschilderten Probleme wirkt der Patient sehr beunruhigt und aufgebracht und versucht geschickt, immer wieder seiner Mutter zu widersprechen. Stellenweise redet er sich zunehmend in eine Grandiosität hinein und erzählt Geschichten, die ihn in einem großartigen Licht erscheinen lassen. Aus der Schule wird berichtet, dass er Kritik anderer Kinder ganz schlecht ertragen kann, z. B. heftig zu weinen beginnt oder auf die anderen einprügelt. Zuhause berichtet er der Mutter von hervorragenden Schulleistungen. Schulaufgaben macht er so gut wie keine, während er in der Schule berichtet, er habe die gemachten Arbeiten zuhause liegen lassen. Aufgrund dieser Einstellungen gerät er im Umgang mit Gleichaltrigen mehr und mehr in die Position eines abgelehnten Großsprechers und Lügners, während er sich selbst den Eltern gegenüber als Opfer der aggressiven Gleichaltrigen beschreibt.

Der **strukturelle Befund** ist gekennzeichnet durch seine fehlende Frustrationstoleranz und Selbstidealisierung, die er unter Verleugnung der Realität aufrechtzuerhalten versucht. Dieser hochgradigen Selbstidealisierung wurde von Eltern und Großeltern von früh an Vorschub geleistet, indem bereits kleinste Erfolge als bewundernswerte Leistung gewürdigt und grenzsetzende Forderungen oder gar Frustrationen höchst selten an ihn herangetragen wurden.

Strukturelle Themen und strukturbezogene Interventionen im Therapieverlauf: Die therapeutische Strategie im Umgang mit seinen Fantasiegeschichten bestand darin, neutral zu beschreiben, was andere darin möglicherweise für Wahrheit und Erfindung halten würden. Dabei wurde nochmals differenziert zwischen Erwachsenen, die manchmal die großartigen Geschichten gerne glauben und Kindern, die darin kritischer sind. Die Therapeutin betonte, dass jeder sich freuen würde, wenn er ein Held wäre und dass es Spaß macht, sich solche Rollen auszudenken. Sie beschrieb umgekehrt, dass Kinder sich

unwohl fühlen, wenn sie denken, dass sie nichts wert wären oder wenn ihnen etwas nicht gelingt, das sie sich vorgenommen haben und dass es oft peinlich ist, wenn jemand merkt, dass es ihnen nicht gelungen ist.
Im Zusammenhang damit wurde versucht, die zugehörigen Affekte und Impulse zu benennen, z. B. Ärger und Enttäuschung, dass etwas nicht gelingt; Beschämung, dass andere den Misserfolg sehen; Hoffnung, bewundert zu werden und stolze Zufriedenheit, dass etwas gut geworden ist. Der Umgang mit diesen Themen lässt sich verdeutlichen an einem Beispiel aus einer der ersten Therapiesitzungen: Der Patient beschloss etwas großspurig, aus einem Stück Holz ein Gewehr zu basteln. Nachdem er eine Weile an dem Holz herumgesägt hatte und das Produkt als hervorragendes Gewehr lobte, konfrontierte ihn die Therapeutin mit dem Ergebnis, dass das Holz in keiner Weise wie ein Gewehr aussah. Sie bot an, ihn bei weiteren Versuchen zu unterstützen und während sie gemeinsam an dem Holz sägten und schmirgelten, beschrieb sie, wie ungeduldig man werden kann, wenn es nicht sofort so wird, wie man möchte; wenn Widerstände - wie ein Ast im Holz – auftauchen; dass man es am liebsten wegwerfen und zerbrechen möchte oder sich selbst wehtun könnte. Sie wies darauf hin, dass es bei einer gemeinsamen Bastelei leichter ist, mit Ärger und Enttäuschung umzugehen, dass man sich gegenseitig ermuntern kann durchzuhalten; dass man miteinander lachen kann und dass der eine sieht, wie der andere nicht aufsteckt und sein Ärger sich wieder legt.
Der Patient erlebte, wie im Verlaufe von drei Therapiestunden in gemeinsamer Anstrengung etwas Reales entstand, auf das er stolz sein konnte, ohne dass er noch viele großartige Fantasien darauf legen musste.
Der strukturbezogene Ansatz konzentriert sich in seinem Fall in immer neuen therapeutischen Episoden auf den Zuwachs an Frustrationstoleranz und Anerkennung der Realität vor dem Hintergrund des Selbstwerterlebens. Die Beschämung und narzisstische Kränkbarkeit lässt sich dadurch in Grenzen halten, dass die Versuche des Patienten, großartig zu sein, wohlwollend eingeschätzt und auch als bei Anderen vorkommend, geltend gelassen werden. Gleichzeitig wird aber auch immer wieder die äußere Realität beachtet und die Risiken ihrer Verleugnung diskutiert.

5. Schlussfolgerung

Strukturbezogene Psychotherapie bei Kindern und Jugendlichen ist dann notwendig, wenn die beschriebenen strukturellen Defizite die Lösung von Entwicklungs- oder milieubedingten Konflikten in der Realität oder die Arbeit an den intrapsychischen Konflikten im psychotherapeutischen Rahmen verunmöglicht. Inhaltlich versucht die strukturbezogene Therapie dem Patienten vor allem das im Laufe seiner Entwicklung nicht ausreichend ausgebildete Instrumentarium zur Differenzierung und Regulierung von Affekten zu vermitteln, da ein solches Unvermögen größte Auswirkungen auf die Selbstwertregulierung, das Sozialverhalten und das Leistungsverhalten von Kindern und Jugendlichen hat. Das beschriebene strukturelle Defizit im Affektbereich wird von Krause und Fabregat (in diesem Band) als fehlende Anbindung des affektiven Ausdrucks an die mentalen inneren Repräsentanzen interpretiert.

Ein Begriff wie Entwicklungstherapie (Fonagy 2000) wird dem komplexen Charakter des Geschehens nicht in vollem Umfang gerecht (Brisch 1999), denn es geht in der strukturbezogenen Psychotherapie nicht nur um Nachentwicklung, sondern um die Arbeit an den ungenügenden Anpassungsleistungen und den damit verbundenen Selbstwertproblemen. Darauf bezogen stellt der Therapeut Modelle zur Verfügung (wie machen es Andere, wie fühlt es sich im Körper an, welches Gefühl ist damit verbunden?). Im Miteinander mit dem Patienten werden fehlende Selbstmöglichkeiten benannt und erfasst und neue Strategien auf ihre Tauglichkeit im Umgang mit Alltagssituationen und deren emotionalem Kontext erprobt.

Von pädagogischen Ansätzen mit Kindern und Jugendlichen unterscheidet sich dieses Vorgehen dadurch, dass sich der Therapeut sowohl auf die altersgemäßen Aspekte des Verhaltens als auch auf die strukturellen Defizite gleichzeitig einstellt.

Die Abgrenzung von konfliktaufdeckenden, bewusstmachenden Interventionen wird in diesem Buch (Rudolf, Strukturbezogene Psychotherapie) diskutiert. Therapeutisch ist das „Kunststück" zu leisten, eine strukturbildende Atmosphäre zu schaffen, analog zu dem Verhalten einer Mutter gegenüber einem altersjüngeren, möglicherweise ganz kleinen Kind, das sich nicht selbst beruhigen kann oder Anpassungsleistungen nicht ohne Unterstützung bewerkstelligt, während der Patient gleichzeitig auf der Entwicklungsstufe seines Alters realitätsnah angesprochen und gefordert wird.

Die Fallbeispiele haben erkennen lassen, dass Überweisungsdiagnosen wie Aufmerksamkeitsdefizitsyndrom oder hyperkinetisches Syndrom genannt werden. Mit zunehmenden Möglichkeiten der neurobiologischen Forschung steigt in der Medizin auch die Neigung, Auffälligkeiten bei Kindern und Jugendlichen im Sinne von motorischer Unruhe oder motorischer Lahmheit und daraus folgende schulische Schwierigkeiten als Störungen des Gehirnstoffwechsels zu interpretieren und sie psychopharmakologisch zu behandeln. Sicher kann es für die Kinder und deren Umfeld zunächst eine Erleichterung sein, ein Medikament gegen störende Verhaltensauffälligkeiten zu bekommen. Andererseits besteht das Risiko, dass mit einer solchen Lokalisierung im Organischen der Blick für die Kontexte verloren geht, z.B. für die Anpassungsschwierigkeiten gegenüber einer sich komplizierenden Umwelt, einem wenig strukturgebenden familiären Erziehungsstil oder überfordernden Beziehungsgestaltungen. Auf ähnliche Weise waren jahrzehntelang viele kindliche Auffälligkeiten als Ausdruck von MCD, d. h. einer minimalen cerebralen Dysfunktion interpretiert worden, ehe durch umfangreiche kinderpsychiatrische Verlaufsstudien (Esser et al) gezeigt werden konnte, dass die MCD-Kriterien so vage sind, dass 70%

aller Kinder hier eingeordnet werden können. Nachdem sich die MCD-Diagnose wissenschaftlich als nicht haltbar erwiesen hat, besteht das Risiko, dass jetzt die oben genannten Syndrome die Omnibusfunktion für das Einsammeln aller kindlichen Auffälligkeiten übernehmen.
Anhand der Fallbeispiele sollte gezeigt werden, wie das Verhalten und Erleben von Kindern und Jugendlichen durch dafür geeignete therapeutische Interventionen im Laufe von Kurzzeit- oder Langzeittherapien strukturiert werden können. Im gelingenden Falle struktureller Stabilisierung ist der Patient anschließend in der Lage, sich mit seinen Konflikten im Rahmen aufdeckender oder konfrontierender Langzeittherapie auseinander zu setzen (Horn 2000).

Literatur

Barkley RA (1998) Attention deficit, hyperactivity disorder: A handbook for diagnosis and treatment.. New York: Guildford Press (2nd ed)

Barth DB (2001) Psychoanalyse, Entwicklungstherapie und Erziehung in der psychoanalytischen Therapie mit Kindern. Kinderanalyse 9: 22-40

Brisch KH (1999) Bindungsstörungen: Von der Bindungstheorie zur Therapie. Stuttgart: Klett Cotta.

Diepold B (1997) Borderline – Entwicklungsstörungen bei Kindern. Zur Theorie und Behandlung. Prax Kinderpsychol Kinderpsychiat 44: 270-279

Ekstein R (1973) Grenzfallkinder. München: Reinhardt Verlag

Fonagy P, Target M (2001) Die Ergebnisse von Psychoanalysen. Die Arbeit des Anna-Freud-Center. In: Stuhr, Leuzinger-Bohleber M, Beutel M (Hrsg) Langzeitpsychotherapie. Stuttgart: Kohlhammer, 71-92

Horn H (1988) Die Möglichkeiten des Kinder- und Jugendlichentherapeuten beim Umgang mit dem hyperkinetischen und aggressiven Kind. In: Franke U (Hrsg) Aggressive und hyperkinetische Kinder in der Therapie. Stuttgart: Urban und Fischer. 3. Aufl. 1997.

Horn H (2000) Psychotherapie mit Jugendlichen und jungen Erwachsenen. In: Rudolf G. Psychotherapeutische Medizin und Psychosomatik. Stuttgart: Thieme 478-484

Koch E, Arnscheid J, Atzwanger B, Brisch KH, Brunner R, Cranz B, DuBois R, Hußmann A, Renzel A, Resch F, Rudolf G, Schlüter-Müller S, Schmeck K, Siefen RG, Spiel G, Streeck-Fischer A, Wlezek C, Winkelmann K (1999) Werkstattbericht der Arbeitsgruppe Achse IV: Strukturniveau. Prax Kinderpsychol Kinderpsychiat 48: 623-633

Krause R, Fabregat-Ocampo M (2002) Struktur und Affekt (in diesem Band, S. 80)

Lempp PR (1996) Die autistische Gesellschaft. Geht die Verantwortung für Andere verloren? München: Kösel

Münchmeier R (2001) Aufwachsen unter veränderten Bedingungen – Zum Strukturwandel von Kindheit und Jugend. Prax Kinderpsychol Kinderpsychiat 50: 119-134

Resch F (2001) Struktur und Strukturveränderungen im Kindes- u. Jugendalter (in diesem Band, S. 116)

Rothenberger A, Hüter G (1997) Die Bedeutung von psychosozialem Stress im Kindesalter für die strukturelle und funktionelle Hirnreifung: Neurobiologische Grundlagen der Entwicklungspathologie. Prax Kinderpsychoth Kinderpsychiat 623-644

Rotthaus W (2000) Wozu erziehen? Entwurf einer systemischen Erziehung. Heidelberg: Kahlhauer System Verlag

Rudolf G (2000a) Emotion. In Rudolf, G. Psychotherapeutische Medizin 2000. Stuttgart: Thieme, 114-121

Rudolf G (2000b) Krankheitsdisposition und Symptombildung. In: Rudolf, G. Psychotherapeutische Medizin. Stuttgart: Thieme, 129-143

Rudolf G (2002) Strukturbezogene Psychotherapie (in diesem Band, S. 264)

Streeck-Fischer A (1999) Zur OPD-Diagnostik des kindlichen Spiels. Prax Kinderpsychol Kinderpsychiat 8: 580-588

Trott G (1993) Das hyperkinetische Syndrom. Heidelberg: JA Barth-Verlag